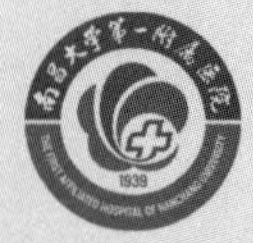

医院文化丛书

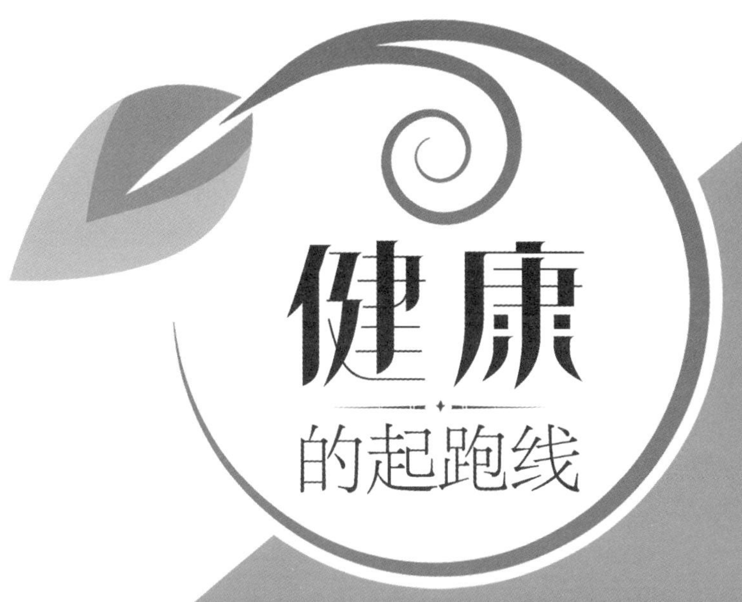

健康的起跑线

——家庭保健现代管理指南

主编

曹　英　王平红　张庚华

江西科学技术出版社

江西·南昌

图书在版编目（CIP）数据

健康的起跑线：家庭保健现代管理指南 / 曹英，王平红，张庚华主编 . -- 南昌：江西科学技术出版社，2023.1

（医院文化丛书 / 谭友文，张伟，李敏华主编）

ISBN 978-7-5390-8509-8

Ⅰ . ①健… Ⅱ . ①曹… ②王… ③张… Ⅲ . ①家庭保健—指南 Ⅳ . ① R161-62

中国版本图书馆 CIP 数据核字（2023）第 011879 号

国际互联网 (Internet) 地址：
http://www.jxkjcbs.com
选题序号：ZK2022419

健康的起跑线——家庭保健现代管理指南
JIANKANG DE QIPAOXIAN JIATING BAOJIAN XIANDAI GUANLI ZHINAN

曹 英 王平红 张庚华 主编

出版发行	江西科学技术出版社有限责任公司
社址	南昌市蓼洲街 2 号附 1 号 邮编：330009 电话：（0791）86623491 86639342（传真）
印刷	江西骁翰科技有限公司
经销	各地新华书店
开本	720mm × 1000mm 1/16
字数	300 千字
印张	20
版次	2023 年 1 月第 1 版
印次	2023 年 1 月第 1 次印刷
书号	ISBN 978-7-5390-8509-8
定价	75.00 元

赣版权登字：-03-2023-18

历　程

南昌大学第一附属医院院歌

（献给八十周年院庆）

1=F $\frac{4}{4}$

♩=120　赞美　亲切地

蒋泽先　作词

刘安华　作曲

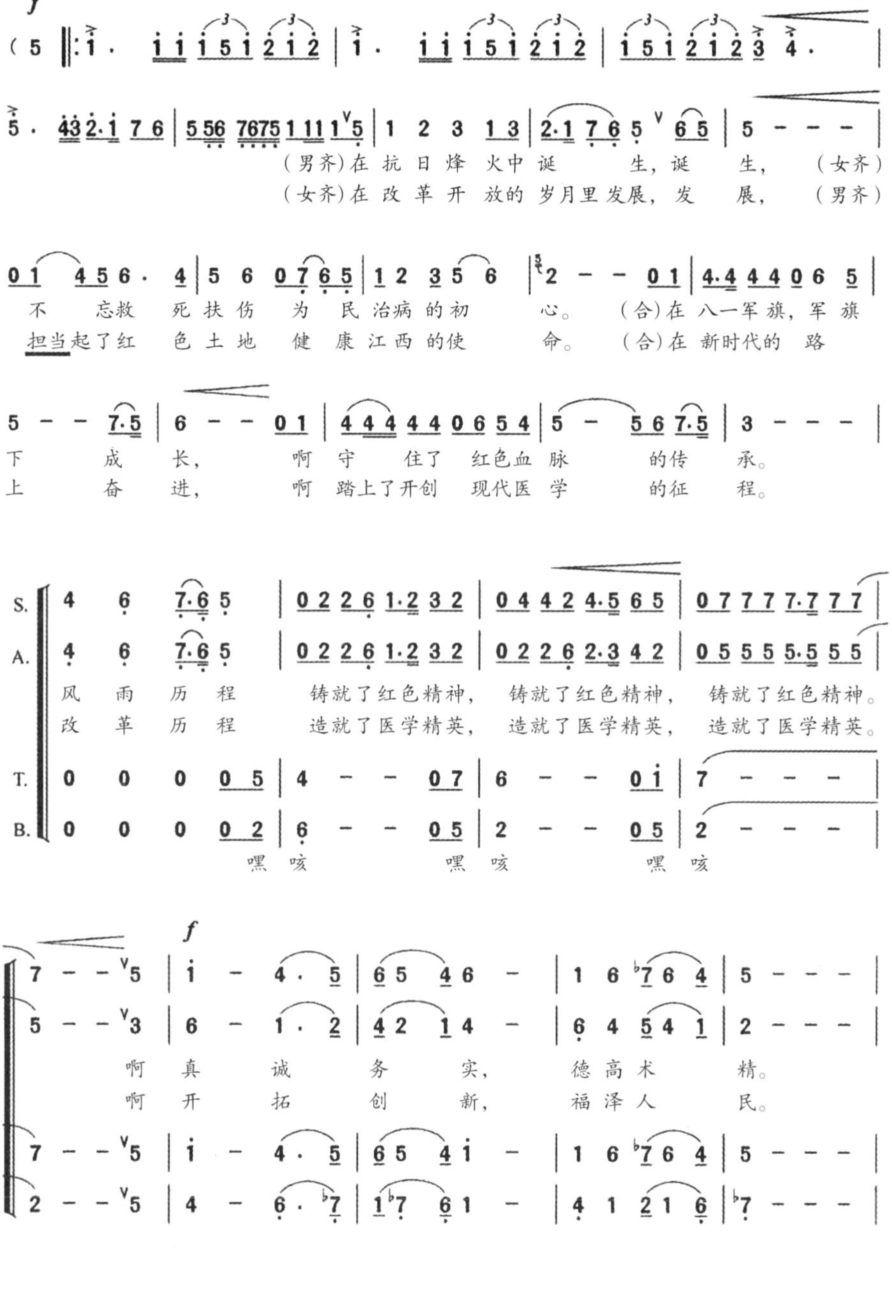

（男齐）在抗日烽火中诞　生，诞　生，（女齐）不忘救死扶伤为民治病的初心。（合）在八一军旗，军旗下成长，啊守住了红色血脉的传承。

（女齐）在改革开放的岁月里发展，发　展，（男齐）担当起了红色土地健康江西的使命。（合）在新时代的路上奋进，啊踏上了开创现代医学的征程。

S.

A.

风雨历程　铸就了红色精神，铸就了红色精神，铸就了红色精神。

改革历程　造就了医学精英，造就了医学精英，造就了医学精英。

T.

B.

嘿　咳　嘿　咳　嘿　咳

啊真诚务实，德高术精。

啊开拓创新，福泽人民。

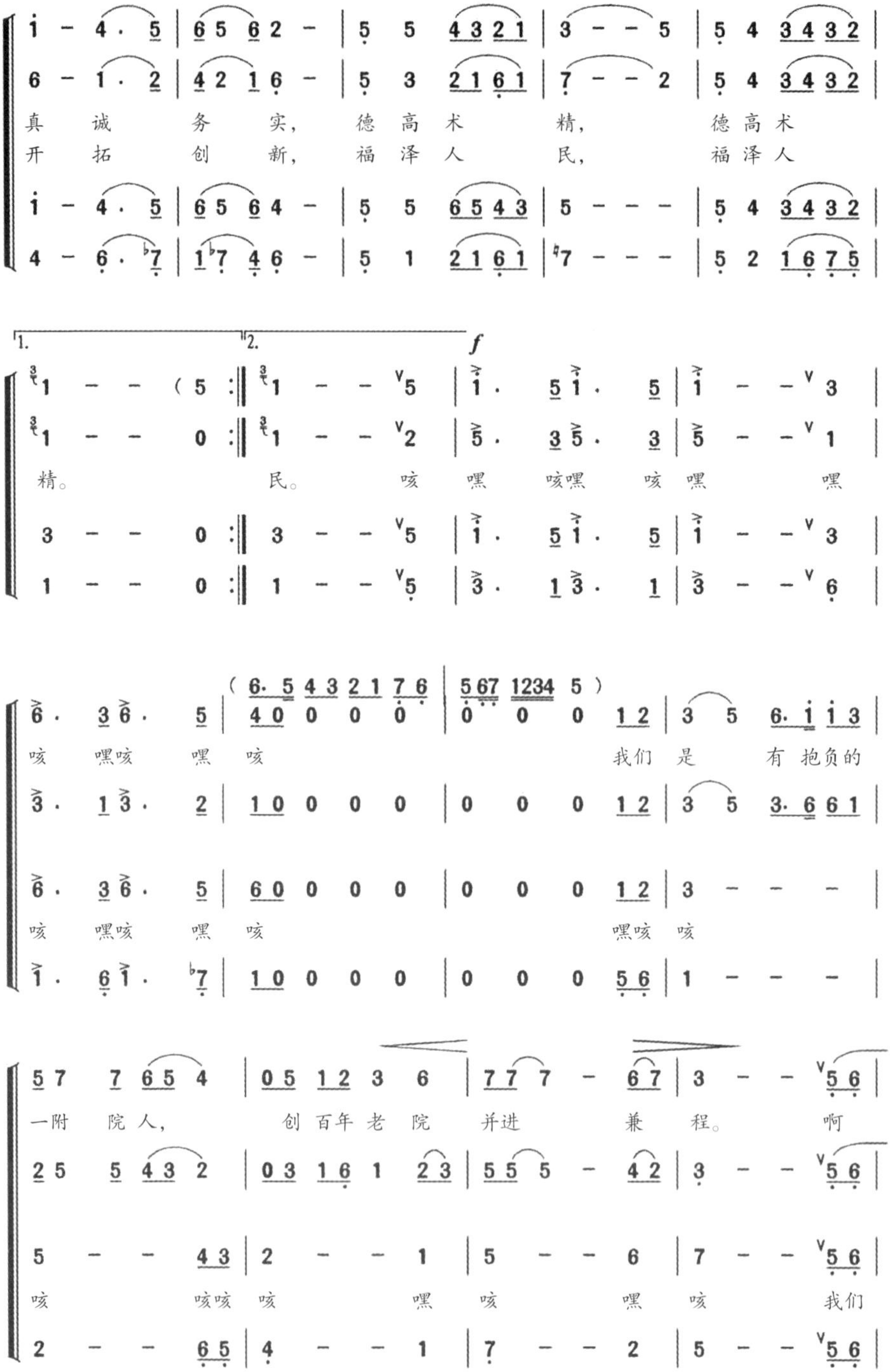

i̇ – 4 . 5 | 6 5 6 2 – | 5 5 4 3 2 1 | 3 – – 5 | 5 4 3 4 3 2 |
6 – 1 . 2 | 4 2 1 6 – | 5 3 2 1 6 1 | 7 – – 2 | 5 4 3 4 3 2 |
真　诚　务　实，德　高　术　精，德　高　术
开　拓　创　新，福　泽　人　民，福　泽　人
i̇ – 4 . 5 | 6 5 6 4 – | 5 5 6 5 4 3 | 5 – – – | 5 4 3 4 3 2 |
4 – 6 . ♭7 | 1 ♭7 4 6 – | 5 1 2 1 6 1 | ♮7 – – – | 5 2 1 6 7 5 |

1. | 2. *f*

1 – – （5 :‖ 1 – – 5 | i̇ . 5 i̇ . 5 | i̇ – – 3 |
1 – – 0 :‖ 1 – – 2 | 5 . 3 5 . 3 | 5 – – 1 |
精。民。咳　嘿　咳嘿　咳　嘿　嘿
3 – – 0 :‖ 3 – – 5 | i̇ . 5 i̇ . 5 | i̇ – – 3 |
1 – – 0 :‖ 1 – – 5 | 3 . 1 3 . 1 | 3 – – 6 |

（6· 5 4 3 2 1 7 6 | 5 67 1234 5）
6 . 3 6 . 5 | 4 0 0 0 0 | 0 0 0 1 2 | 3 5 6· i̇ i̇ 3 |
咳　嘿咳　嘿　咳　我们　是　有　抱负的
3 . 1 3 . 2 | 1 0 0 0 0 | 0 0 0 1 2 | 3 5 3· 6 6 1 |
6 . 3 6 . 5 | 6 0 0 0 0 | 0 0 0 1 2 | 3 – – – |
咳　嘿咳　嘿　咳　嘿咳　咳
i̇ . 6 i̇ . ♭7 | 1 0 0 0 0 | 0 0 0 5 6 | 1 – – – |

5 7 7 6 5 4 | 0 5 1 2 3 6 | 7 7 7 – 6 7 | 3 – – 5 6 |
一附　院人，创　百年　老　院　并进　兼　程。啊
2 5 5 4 3 2 | 0 3 1 6 1 2 3 | 5 5 5 – 4 2 | 3 – – 5 6 |
5 – – 4 3 | 2 – – 1 | 5 – – 6 | 7 – – 5 6 |
咳　咳咳　咳　嘿　咳　嘿　咳　我们
2 – – 6 5 | 4 – – 1 | 7 – – 2 | 5 – – 5 6 |

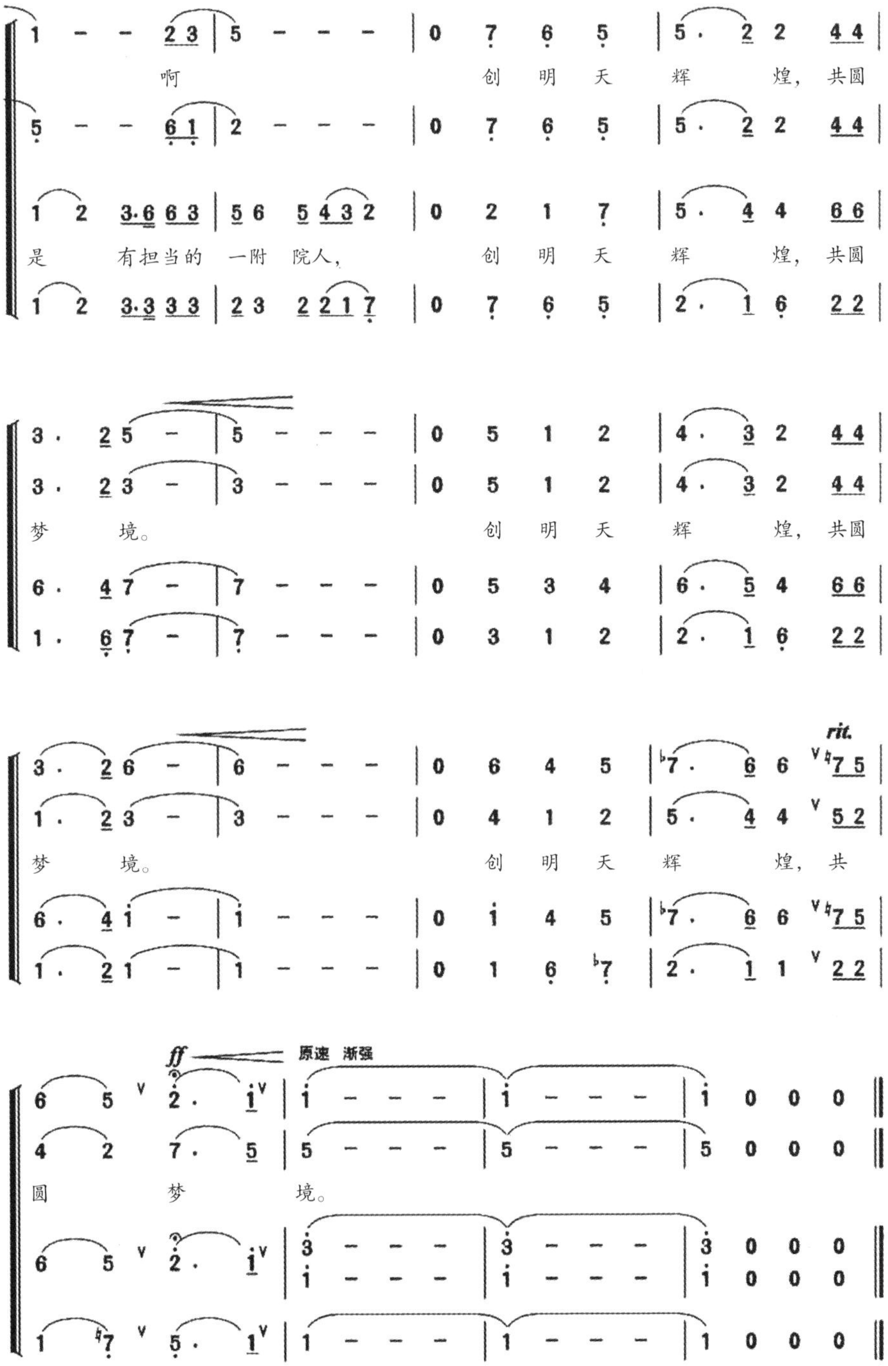

啊　　　创　明　天　辉　煌，共圆

是　有担当的　一附　院人，　创　明　天　辉　煌，共圆

梦　境。　创　明　天　辉　煌，共圆

rit.

梦　境。　创　明　天　辉　煌，共

ff　原速　渐强

圆　梦　境。

刘安华：著名作曲家，江西省歌舞团原团长，江西省音乐家协会名誉副主席

总序一

助力最大的民生：健康

◎谭友文

悠悠民生，健康最大。

习近平总书记在党的十九大报告中指出："人民健康是民族昌盛和国家富强的重要标志。要完善国民健康政策，为人民群众提供全方位全周期健康服务。"医院承担着为人民群众提供医疗健康服务的主体责任，是保障人民群众生命安全与健康的主力军。我们认真学习贯彻落实党的十九届六中全会和江西省第十五次党代会精神，站在实施"健康中国""健康江西"战略的高度，奋力谱写公立医院高质量发展新篇章。医院文化是医院管理最重要的内容之一。医院文化既表达了医院生命的活力，也是为全社会与患者服务的基础，对医院的发展和壮大有一定的意义。南昌大学第一附属医院（以下简称一附院）以正面教育凝聚正能量，以反面警示增强震慑力，坚持"医者德为先"的价值理念，强化德育意识，做到明大德、守公德、严私德。在讲好"一附院故事"、传承"一附院文化"上下功夫，通过文化建设带动全院医德医风和人文素养提升，让每一个职工以一附院为荣，每一位患者为一附院德术点赞，将医院打造成为值得患者性命相托的生命驿站。

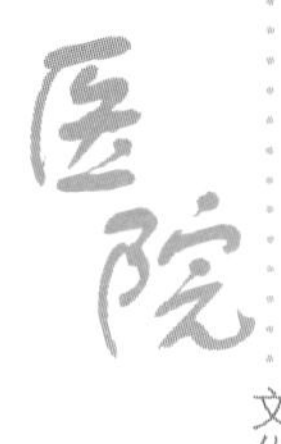

“没有全民健康，就没有全面小康，要把人民健康放在优先发展的战略地位。”医疗预防永远是医院工作的主线。医院必须立足于人民群众的需要，把人民群众对健康生活的美好向往作为发展目标，当好守护人民健康的勤务兵，练好为民服务的基本功。健康教育是为民服务的重要有机组成部分。

江西省第十五次党代会报告指出：“要健全公共卫生体系，为人民群众提供全方位、全周期健康服务，更好保障人民生命安全和身体健康。”

我们组织编写《医院文化丛书》的目的就是为了提高人民群众对健康的认识水平、对生命的呵护能力，达到医患共同应对疾病的目的，为社会经济发展提供有力的健康保障。编写这套丛书是凸显健康教育是为民服务的重要有机组成部分。公立医院助力“健康江西”建设。这套丛书立意高、内容新，不仅展现医院风貌，还解答了患者疑难，最终达到推进“健康中国”“健康江西”建设的目的。

一附院是有着红色优良传统的名牌医院，它有着忠诚的本色，军人的底色，江西的特色。以“品”字为要（品德、品质、品牌）是我们一附院人的目标；使“精”字入心（精微、精细、精准）是我们一附院人行动的指南；用“严”字贯穿（严谨、严格、严密）是治疗成效质量的保证；向“新”字迈进（新平台、新突破、新速度）是我们一附院人行走的新征程。一附院人将以“思安危、谋长远”的忧患意识，以“守廉洁、抓落实”的工作作风，以“作示范、勇争先”的担当气魄，统筹推进卫生健康事业高质量发展，为书写全面建设社会主义现代化江西的精彩华章贡献力量。本丛书是一附院人献给“健康江西”建设的又一种表达，它将助力最大的民生：健康。

希望读者批评与指正。

是为序。

总序二

做健康教育的主力军

◎张伟

健康是人的基本权利，也是人生的第一财富和社会生产力的基础；生命安全和身体健康是人生幸福的基础。失去健康，缺少安全，于个人、于家庭无快乐可言。一个国家没有人民健康，就不可能富强兴旺！

在抗击新冠肺炎病毒的过程中每个人都受到了教育和磨炼，都懂得了生命及健康的重要与宝贵。群众对健康的追求更强烈，对预防、自我保护的知识更渴望。健康教育普及健康知识，是提高全民健康素养水平最根本、最经济、最有效的措施之一。健全健康教育服务体系，提高全民健康素养水平的任务十分重要，十分迫切。为了拓展健康教育新媒体渠道和适宜技术，培训培养健康教育师资，南昌大学第一附属医院实行健康知识和技能核心信息发布制度，建立比较完善的健康素养和生活方式监测制度，促进健康素养监测结果应用。完善医疗机构、社区、单位、学校、公共设施、健康教育基地等重点场所健康教育功能，实施重点人群、重大疾病健康教育，促进健康教育基本公共卫生服务均等化。在这支队伍里医务工作者应该主动起到主导作用。

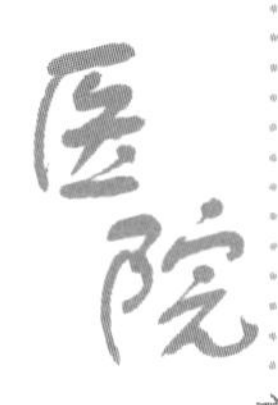

医生的工作是救死扶伤，医生是生命与健康的守护神。医生还有应该是健康教育的主持人、宣教人、传播人。健康教育的核心是教育人们树立健康意识、促使人们改变不健康的行为生活方式，养成良好的行为生活方式，以减少或消除影响健康的危险因素。通过健康教育，能帮助人们了解哪些行为是影响健康的，并能自觉地选择有益于健康的行为生活方式。这一工作参与的人越多越好、医务工作者应该主动自觉地成为这支队伍的排头兵：在党与政府领导下，参与全方位干预健康影响因素，全周期维护生命健康，全领域防控重大疾病，全面提升人民群众健康水平的工作。教育每一个人自觉树立健康意识，促使养成良好的行为生活方式，实现对生命、幸福、健康的美好追求，凝聚和激发建设健康江西的强大动力。

健康教育可以采取不同的方式：通过互联网、新媒体等加强网络空间健康教育的宣传和引导。撰写科普书也是一种方式。这是一附院第二套文化丛书。第一套丛书回忆了我们走过的历程，彰显了我们医院精英的风采。这套旨在帮助人们形成健康意识，降低或消除影响健康的危险因素，自觉地选择科学、文明、健康的生活习惯，促进健康行为生活方式和健康心态的养成。本书的内容有提升家庭护理、保健能力、疾病认识、早期发现、紧急救援、及时就医、疾病认识、合理用药、患者自我管理水平、医患沟通、残疾预防意识。

总序三

医患携手　管好健康

◎李敏华

这是南昌大学第一附属医院（以下简称一附院）编写的第二套医院文化丛书。上一套是生命系列，这一套是健康系列。

一附院正在走向百年，正走在挺进百强的路上，这是几代一附院人奉献的结果。《生命丛书》记录了几代生命摆渡人的业绩与追求。老一辈爱岗敬业，以院为家，尊重患者，服务社会；他们开拓创新，把无私奉献的精神献给了一附院，把自己的一生献给了祖国的卫生医疗事业，他们把美好的年华融进了医院发展的长河里。留下他们的名字，记录他们故事是医院文化工作的重要职责之一。第二套《健康丛书》则是面对患者，健康共管。

一附院历经80余年沉淀，“以病人为中心”“德高术精”的价值观与行为准则已是一代又一代人的行医标准。这套丛书的目的是帮助患者树立热爱生命呵护健康意识，改变不良健康的行为，养成良好的行为生活方式，学会自我管理健康。调动个人积极性，提高个人医学知识、积极预防、主动控制疾病发生与发展，提高生命质量。是“以病人为中心，服务患者”的又一种表达方式。

健康管理能让患者学会一套自我管理和日常保健的方法。如改变不合理的饮食习惯与不良的生活方式；减少用药量、住院费、医疗费；有基础病患者能降血脂、降血糖、降血压、降体重，达到降低慢性病风险的目的。这套丛书仍然是由一附院宣传部文化工作室组织医护人员编写，但本辑特邀请了部分基层医院专家参加，以展现基层医院行医就医一角。

第一册《健康的起跑线》由护理部负责、第二册《健康的平安路》由门诊部负责、第三册《健康的新桥梁》由工会、医务处，护理部多部门组织编写。第四册《健康的排头兵》由人事处负责。

《健康的起跑线》就是家庭基本保健。每一个温馨的家庭都是健康的起跑线。建好健康家庭，不让健康输在起跑线上是家庭的责任。家庭保健、家庭防病、家庭识病、家庭用药、家庭康复均是助力建设健康家庭的基础。

《健康的平安路》是引导患者走出就医与保健的误区，助力患者如何到智慧医院就医。从挂号开始、候诊就医，讲述病情到取药离院的全过程。对医学有了理解，与医生沟通又多了一条新渠道。

《健康的新桥梁》从多角度讲述医护人员如何有序地、到位地为患者做好服务工作，让医生知识与能力发挥到极致，让患者获得有效治疗及如期康复。是建立新医患关系所追求的目标。让健康知识得以传播，让医学事业得以发展，是医患关系学研究的内容。医患沟通的学问是医患关系学的一个组成部分。包括心理学，行为学、伦理学和医学法律学等。医患沟通的最终目的是医患和谐，双方合作；防病治病、呵护健康；提高医疗质量，提高国民健康素质；推动医学进步，促进医学发展，建设健康中国。

《健康的排头兵》讲述了医院的人才建设。只有名医，才有名科，才能打造名院。这些名医是医院医疗质量的保证。

生命与健康的理念是医院在建设和发展过程中逐步形成的物质文明和精神文明的总和，是医院软文化主体，执行的是人，是医务工作者思维与行为。医院软文化形成后则能对医院起着持续的推进作用。希望这几本书患者愿意阅读，发挥应有的作用。医患携手，管好健康。

编写人员

曹　英　南昌大学一附院　护理部主任　副主任护师

闵　燕　南昌大学一附院　护理部副主任　副主任护师

王平红　南昌大学一附院　护理部科护士长　副主任护师

张庚华　南昌大学一附院　护理部科护士长　副主任护师

赵　娜　南昌大学一附院　护理部科护士长　副主任护师

吴雪娜　南昌大学一附院　护理部科护士长　主管护师

金桂凤　鄱阳县人民医院　护理部主任　主任护师

钟海利　南昌大学一附院　药剂科　副主任药师

郑志燕　南昌大学一附院　药剂科　副主任药师

范雅琣　南昌大学一附院　急诊科护士长　副主任护师

汪春霞　南昌大学一附院　神经内科护士长　副主任护师

张　茜　南昌大学一附院　神经内科护士　主管护师

余小金　鄱阳县人民医院　神经外科、胸外科护士长　副主任护师

桂　芬　南昌大学一附院　耳鼻喉科护士长　主管护师

康琼琴　南昌大学一附院　口腔科护士　主管护师

庄织逆　南昌大学一附院　口腔科护士长　主管护师

杨　阳　南昌大学一附院　呼吸科护士长　主管护师
颜　琼　南昌大学一附院　心内科护士长　副主任护师
公　悦　南昌大学一附院　消化内科护士长　主管护师
冯珊珊　南昌大学一附院　内分泌科护士长　副主任护师
甘　琴　南昌大学一附院　治未病中心护士长　副主任护师
吴重洋　南昌大学一附院　高新区医务处处长　主管技师
周玉琛　南昌大学一附院　肿瘤科护士长　副主任护师
李菊菊　南昌大学一附院　肿瘤科护士　主管护师
黄爱红　南昌大学一附院　感染科护士长　副主任护师
胡　琳　南昌大学一附院　门诊部　主管护师
刘　琴　南昌大学一附院　门诊部　主管护师
郭珊珊　南昌大学一附院　门诊部　主管护师
李梦柔　南昌大学一附院　门诊部　主管护师
谢艳娇　南昌大学一附院　门诊部　主管护师
蒋泽先　南昌大学一附院　口腔科　教授

目录

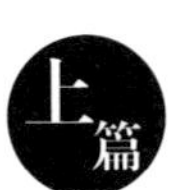

上篇 家庭保健基本知识

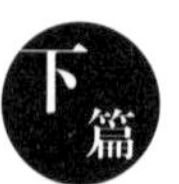

常见慢性病预防与基本保健知识

主编寄语

家庭是社会的基本细胞，是人生的第一所学校。不论时代发生多大变化，不论生活格局发生多大变化，我们都要重视家庭建设。家庭建设内容很多，家庭健康保健也是其中一部分。没有家庭的健康，就不会全民小康。个人是最小的非社会单位，个人内部不存在人际关系，也就不存在社会。社区是有许多人组成的，这些人是由家庭组成。家庭是自然形成的，不需要组织。所以说，家庭是社会的细胞，细胞都病了，还怎么组织成社会呢？真正对家庭细胞健康重要性的认识与时代、社会进步是分不开的。尤其是卫生革命，第一次卫生革命以防治传染病、寄生虫病和地方病为主要目标，采取抗生素、免疫接种、消毒、杀虫，灭鼠等社会卫生措施，使传染病发病率和死亡率大幅度下降；第二次卫生革命以慢性非传染性疾病为主攻目标，通过发展早期诊断技术，提高治疗效果，加强疾病和健康的危险因素监测，改变不良的行为生活方式，合理营养和体育锻炼等措施，努力降低慢性非传染性疾病的发病率和死亡率；第三次卫生革命以提高生命质量，促进全人类健康长寿和实现人人健康为奋斗目标，通过进一步树立健康新观念和大卫生观念，加强健康促进和健康教育，坚持可持续发展策略，保护环境，发展自我保健，家庭保健及社区保健等综合性措施，才有可能实现上述目标。

请记住几个关键词：生命质量、人类健康长寿、自我保健、家庭保健、社区保健。

20世纪70年代，恩格尔提出应当从生物医学模式转变为生物心理社会医学模式，以适应客观的需要。防治心血管疾病和恶性肿瘤，要靠各行各业及各部门的协作才能成功。这包括给人们提供体育锻炼和休息场所，丰富的业余生活，积极的休息和低胆固醇、低盐、低糖的食品。

饮食结构不合理，缺乏体育锻炼，吸烟、吸毒、酗酒，职业危害和有损健康的活动，都属社会行为，靠动员全社会、各行业才能解决。

日本采取行为医学措施（多吃新鲜蔬菜、水果和牛奶，少吃盐腌食品），20年内可使胃癌死亡率下降30%。全球每年有1400万15岁以下的儿童（绝大多数在发展中国家）死于六种可预防的传染病。这些地区的人不是不懂预防措施，而是社会因素妨碍了预防措施的实施。而家庭保健是实现自我保健的桥梁，家庭保健可以改变不良的生活方式，可以创造良好的家庭生活环境，有利于多种慢性疾病与传染病的预防和治疗，有助于生活质量提高。家庭保健包括医学理论知识与基本操作两大部分。本书就这样为你娓娓道来。

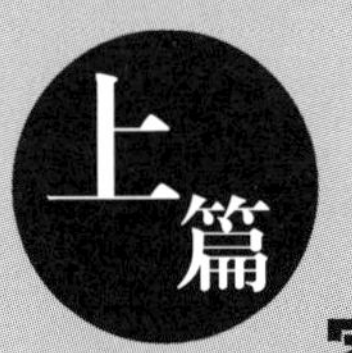

上篇 家庭保健基本知识

生命的健康从家庭开始，家庭是生命的起点，是人生健康的起跑线。生命在家中诞生、成长、成才。不要输在起跑线上，家即是健康开启的地方。大健康是随着时代发展而提出的一种理念，它涉及人的衣食住行和生老病死，关乎人生活中的方方面面。它所追求的不仅仅是身体健康，更是心理、社会、环境等方面的健康。而家庭作为人类的基本组成部分，也是人类社会化中的最小部分，保证一个家庭的健康便显得尤为重要。一个家庭里，每个人生理健康、心理健康、家庭环境健康，才可以给孩子一个良好的生活环境以及对未来的向往，才可能将家庭融入社会中，成为社会的一分子。健康需要每个人都保持着良好的生活习惯。要做到这些，至少要懂得一些医学知识，会一些医学操作。要知道正常的健康状态，也要知道异常的健康状态。家庭保健的基本知识就在于此。

第一章
最基本的人体生理正常与异常的知识

导语

世界上任何标准都是人为制定的，而人体生理解剖的正常标准是经过科学研究后的对比观察，最后由人类医学家协定而成。而健康人的十大标准却是医学家们制定的。这十条是：

1. 有充沛的精力，能从容不迫地担负日常生活和繁重工作，而且不感到过分紧张与疲劳。

2. 处事乐观，态度积极，乐于承担责任，事无大小，不挑剔。

3. 善于休息，睡眠好。

4. 应变能力强，能适应外界环境的各种变化。

5. 能够抵抗一般性感冒和传染病。

6. 体重适当，身体匀称，站立时头、肩、臂位置协调。

7. 眼睛明亮，反应敏捷，眼睑不易发炎。

8. 牙齿清洁，无龋齿，不疼痛；牙龈颜色正常，无出血现象。

9. 头发有光泽，无头屑。

10. 肌肉丰满，皮肤有弹性。

第一节　知道人体生理正常有利家庭保健

应该知晓的几项正常指标：

1. 心跳不止，生命不息

正常心率：每分钟75次。健康成年人安静状态下，心率平均为每分钟75次。正常范围为每分钟60~100次。成人安静时心率超过100次/min，为心动过速；低于60次/min，为心动过缓。心率可因年龄、性别及其他因素而变化，例如体温每升高1℃，心率可加快12~20次/min，女性心率比男性心率稍快，运动员的心率较慢。心率低于60次/min就是心动过缓，或药物性，或病理性的，再慢，生命就趋于停止。过速、过缓都是病，要警惕。

2. 做有温度的人

正常体温：36~37℃。临床上通常用腋窝温度（腋下夹紧温度计5min）来代表体温。在一昼夜中，人体体温呈周期性波动，清晨2~6时最低，下午13~18时最高，波动幅度不超过1℃。只要体温不超过37.3℃，就算正常。用我的爱心温暖你，那是爱的温度，不是人的体温。

3. “三高”不要自豪

血压值：成年人的正常血压是139~90/89~60mmHg。理想血压小于120/80，达到或超过140/90为高血压，不到140/90但是超过130/85为正常高值。低于90/60则是低血压。

血糖值：空腹血糖>7.0mmol/L或餐后2h>11.1mmol/L。如果符合上述标准，则已是糖尿病患者，应当在医生指导下治疗。

血脂值：①总胆固醇（TC）正常范围在5.23~5.69mmol/L。②甘油三酯（TG）正常范围差异较大，在0.56~1.7mmol/L。③高密度脂蛋白胆固醇（HDL-C）正常范围是大于1.00mmol/L。④低密度脂蛋白胆固醇（LDL-C）范围是低于3.12mmol/L。过去的年代“三高”成了富豪的代名词，个别“土豪”常常会炫耀地说：“我三高耶。”却不知，三高是脑梗心梗高血压的信号弹，三高者要管好自己的嘴。

4. 发福看腰、过重节食

体重指数（BMI）：18.5~23.9属正常。计算公式：体重（kg）/身高

（m）的平方。

腰围：男性≥ 90cm，女性≥ 80cm 为腹型肥胖。腰围是判断腹部脂肪蓄积，腹型肥胖的指标。腹型肥胖目前被认为是冠心病、代谢综合征的重要危险因素。如果体重指数尚未达到肥胖程度，但腰围已超标，说明你属于腹型肥胖。腹型肥胖比全身肥胖的人更危险，更容易受冠心病、糖尿病的“青睐”。

肥胖信号：一个月增重 3 斤。在体重刚开始往上“长”的时候就及时发现，并采取减肥措施，往往能收到显著效果。出现下列情况，常提示有体重增加趋势：稍稍运动就喘不过气来，有疲倦无力感，动不动就汗流浃背，出现下背，髋部及膝关节疼痛。最佳减肥速度：每月减重 2~4 斤。体重应在医生指导下逐步减轻。过快会导致体重反弹、厌食症、贫血、营养不良、月经不调、脱发、记忆力减退、骨质疏松等不良反应。管好自己的嘴，测测自己的腰。

5. 活人不要被尿憋死

24h 尿量：1000~2000ml，24h 尿量 >2500ml 为多尿。生理性多尿见于饮水过多或应用利尿药后。病理性多尿见于糖尿病、尿崩症，肾小管疾病等。夜间正常尿量：500ml。夜尿指晚 8 时至次日晨 8 时的总尿量，一般为 500ml，排尿 2~3 次。若夜尿量超过白天尿量，且排尿次数明显增多，称为夜尿增多。生理性夜尿增多与睡前饮水过多有关；病理性夜尿增多常为肾脏浓缩功能受损的表现，是肾功能减退的早期信号。除肾功能减退以外，夜尿增多还可能是男性前列腺增生、老年女性子宫脱垂、泌尿系统感染、糖尿病、精神紧张等原因所致。药物也可使排尿多，如一些降压药，使膀胱充盈。憋尿久而久之，有害身体。

6. 无痛血尿，警惕为要

尿红细胞计数（RBC）正常值：正常的尿清亮，微带黄色。0~3 个 / 高倍视野。尿红细胞 >3 个 / 高倍视野，称为镜下血尿。无痛血尿要十分警惕，排外泌尿系统的肿瘤。尿白细胞计数（WBC）正常值：5 个 / 高倍视野，称为镜下脓尿。尿中若有大量白细胞，多为泌尿系统感染，如肾盂肾炎、肾结核、膀胱炎或尿道感染。

7. 最简单的血液检查：血常规

白细胞计数（WBC）：4~10×109 个 /L 为正常范围。白细胞计数大于10×109 个 /L 称白细胞增多，小于 4×109 个 /L 称白细胞减少。一般地说，急性细菌感染或炎症时，白细胞可升高；病毒感染时，白细胞会降低。感冒、发热可由病毒感染引起，也可由细菌感染引起，为明确病因，指导临床用药，医生通常会查血常规，包括红细胞，血小板等。

血红蛋白 >110g/L。临床上以血红蛋白值判断贫血。90~110g/L 属轻度贫血；60~90g/L 属中度贫血；30~60g/L 属重度贫血。

8. 最关心的血型

两大血型系统 ABO 和 Rh。ABO 血型系统将血液分为四型：A 型、B 型、AB 型和 O 型。一般来说双方若有一人为 AB 型，宝宝就不可能是 O 型。双方若都是 O 型，则宝宝只能是 O 型。Rh 血型系统将血型分为两型：Rh 阳性型和 Rh 阴性型。在白种人中，85% 为 Rh 阳性血型，15% 为 Rh 阴性血型。在我国，99% 的人属 Rh 阳性血型，Rh 阴性属于稀有血型。

9. 何时骨头最硬（骨密度最高）

骨头最硬的年龄是 30~40 岁。人一生中骨密度最高（骨峰值）的时期一般出现在 30~40 岁，受出生后营养、发育和遗传等因素的影响，骨峰值有高有低。男性一般从 40 岁开始，女性一般从 35 岁开始，骨峰值开始下降，女性在绝经后 5 年内，男性在 70 岁以后，骨量丢失最快。骨峰值高的人，其骨内含钙量高，年老以后发生骨质疏松的程度较轻、时间较晚。因此，40 岁之前的人应该把握机会，保证每天足够的营养和钙的摄入，并积极参加体育锻炼，努力提高自己的骨峰值。

10. 甜蜜生活无需“糖”

千万不要因为糖尿病“没什么感觉”而拒绝治疗。血糖如果不好好控制，全身各器官都会受累。糖尿病预警信号：空腹血糖 >5.6mmol/L。当空腹血糖超过该标准时，糖尿病的发病率会显著增加，缺血性心脏病等心血管时间及糖尿病视网膜病变的发生率明显增加。

11.“孕”事应自知

精子存活时间 72h；卵子存活时间 24h。安全期避孕不一定安全。除了把排卵期搞错以外，还有一个不容忽视的因素就是：由于精子在女性体内可存活3天之久，因此即使当天不是排卵日，只要处于受孕期（排卵前4天至排卵后两天），女性依然很有可能受孕。

产前检查：9次最佳。除孕早期需检查一次以确定怀孕外，约需9次产前检查。一般孕20~36周，每4周检查一次；孕36周后，每周检查一次。9次检查时间分别是20周、24周、28周、32周、36周、37周、38周、39周、40周。孕期体重增加不宜超过15kg。孕前体重正常的妇女，孕期体重可增加11.25~15kg。孕前体重偏轻的妇女，孕期体重可增加2.6~18kg。孕前体重偏重的妇女，孕期体重增加应有一定的控制，为6.75~11.25kg。孕期体重增加会影响到胎儿的生长速度和体重。孕期体重增加过多过快，不仅会增加巨大儿的发生率，还会增加产后减肥的难度。反之，若体重增加过少，则会影响胎儿的正常生长发育。

孕妇用药：停经5~10周用药最危险。受孕最初两周，受精卵若受到药物影响可能有两种结局：一种是自然流产；另一种是受精卵自我修复损伤，并继续发育成一个正常胎儿。如果孕妇不小心在这个阶段服了药，可以静观其变。但受孕后3~8周（即停经5~10周）是胚胎器官分化发育的关键阶段，此时若接触有害药物，胚胎器官可能会因此致畸。由于大多数药物对胎儿的影响都集中在孕早期，而此时有相当多的孕妇还不知道自己已经怀孕了，为确保安全，准妈妈们应该在准备怀孕阶段就开始考虑用药安全问题。

12.吃吃喝喝不胡来

每天饮水1500ml以上：饮水量包括每天摄入的茶水、汤、水果等食物的总含水量。饮水的方式很有讲究，口不渴也要饮水，不要一次大量饮水，应饮白开水或清茶，不要用含糖饮料代替水。

每日用油25g为宜：烹调时最好用植物油，因为植物油含对心脏有益的不饱和脂肪酸较多。由于油的热量比较高，因此用量不宜过多，否则热量过剩，也会转化为体内脂肪，让人变胖。每天食盐量不宜超过6g。

盐是引发高血压的重要危险因素，口味较重的人应特别注意。每天的食盐量还应包括酱油、腌菜、咸蛋中的含盐量。

每天吃蔬菜400~500g。每天食用的蔬菜一半以上应为有色蔬菜，如

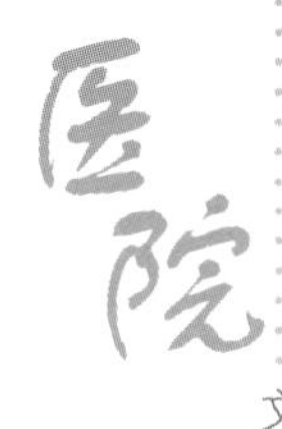

绿叶蔬菜、红黄色蔬菜。蔬菜富含维生素、矿物质、纤维素、热量很低。

（王平红）

第二节　认识疾病信号有利早期看病

家庭医学知识很多，除了预防外，认识自己身上的疾病信号应列为第一重要，信号就是症状、体征。要怎样注意？要怎样观察？要怎样察觉？这是知识，也是常识。

1. 急诊就医常见症状

（1）发热

当体温超出正常范围时，医学上称为发热，俗称发烧、发滚、发烫。

发热的原因很多，医学上分两大类：感染性与非感染性。

感染性发热原因是细菌、病毒、寄生虫、支原体等，只有细菌性感染才用抗生素。所以，医生对发热患者开出第一张检查单常是血常规，白细胞的高低能指导诊断和用药，有些高热患者是不需要用抗生素的。

非感染性原因很多，如无菌性炎症、癌肿、白血病、淋巴瘤、风湿热、甲状腺功能亢进，还有一种自主神经功能紊乱，如夏季热、妊娠性低热，这类发热一般不用抗生素。

根据发热温度分：低热 37.3~38℃、中度热 38.1~39℃、高热 39.1~41℃、超高热 41℃以上。

根据发热过程及特点分四期：

①骤升期：体温在 12h 内达 39~40℃。在家中可以急性物理降温，尤其是儿童高热会致惊厥（抽筋）。这类热型多见于大叶性肺炎、败血症、流行性感冒、急性肾盂肾炎、疟疾（俗称打摆子）或输液反应。

②缓升期：体温逐渐上升，几天后才达到高热。这类热型多见于伤寒、结核等。

③高热期：体温上升后在高热期间，保持一段时间。疟疾、肺炎、流行性感冒都可以持续数日。

④体温下降期：这时会出现皮肤潮湿、流汗、体温渐渐下降，有时是药物作用，有时是病因消除，进入好转阶段。

常见伴随症状有寒战、眼结膜充血、口腔出现疱疹、淋巴结肿大并有痛、皮下出血皮下出现紫斑、关节肿痛、皮疹等。以上症状可用简洁的语言告诉医生。

重要提醒：要注意自己发热时伴随的症状，这些症状对疾病的诊断和治疗有重要作用。现在不提倡酒精擦浴降温，如果不超过 38℃，可以先观察，再查血常规。看看白细胞高否再决定用药。

（2）头痛

头痛是指额、颞（俗称太阳穴）、枕部（俗称后脑壳、颈项）的疼痛。

头痛的原因有三种：

①颅脑病变指病变在颅内，常见的有：感染，如脑膜炎、脑炎、脑膜脑炎、脑脓肿；血管病变，如脑出血、脑血栓形成、脑栓塞、高血压脑病、脑供血不足、脑血管畸形；占位性病变，如脑肿瘤、颅内寄生虫；颅脑外伤，如颅内血肿、脑挫伤、外伤后遗症等；其他头痛性癫痫、偏头痛等。

②颅外病变常见的有：颅骨肿瘤；颈椎病；神经病，如三叉神经、舌咽神经痛；眼、耳、鼻、口腔、牙引起的疼痛。

③全身性疾病所致头痛：流感；高血压；酒精中毒；中暑；绝经期或月经期间等其他全身疾病。

病人要提供起病时间，头痛部位，头痛性质、程度，持续时间，加重、减轻或持续的情况及伴随症状，如恶心、呕吐、视力模糊、眩晕等，伴随症状对医生诊断起非常重要作用的。

根据这些症状，医生会决定做哪些检查。如考虑颈部疾病引起的头痛，会做颈椎影像检查；如果是刀割性头痛，在面部会三叉神经痛，但并非每个头痛病人都要做颅脑 CT。

案例：一名公务员头痛，首诊在社区门诊，拟诊断感冒、鼻窦炎。治疗方案是消炎与止痛；头痛减轻，停药三天后又出现头痛，医生嘱继续服药，病人自己加大量，见效，遂出国旅游。回国后恶心呕吐，又去社区门诊，医生诊断疲劳所致，建议休息。五天后出现喷射性呕吐，急送省级三甲医院，专家告知颅内有病变，急摄 CT 证实后，收住院手术。

（3）腹痛，俗称肚子痛

①急性腹痛是病人就诊的主要原因。腹痛多数是由腹部脏器疾病引起的，也有腹痛与腹腔外疾病、全身疾病有关。医生对急性腹痛常要观察，因为急性腹痛的原因很多，涉及多个脏器。常见的是：急性炎症，包括胃炎、肠炎、胰腺炎、阑尾炎；脏器阻塞或扩展，如肠梗阻（多见于儿童、老人）、肠套叠、胆道结石、泌尿系统结石、胆道蛔虫；脏器扭转或破裂，如肠扭转、肠绞窄、卵巢扭转、肝破裂、脾破裂、异位妊娠破裂；腹膜炎，多由胃穿孔、阑尾穿孔所致；一些复杂的疾病所致，如腹腔内血管阻塞。由腹腔外疾病所致，如心绞痛、肺炎、食管裂孔疝、铅中毒、尿毒症等等。

②慢性腹痛一般不需要急诊就医，但不能掉以轻心，要平诊去查明原因。常见的慢性腹痛有：脏器慢性炎症，如胃炎、胆囊炎、反流性食管炎、结核性腹膜炎等；胃肠道痉挛；胃、十二指肠溃疡；肝癌、肝脓肿；肿瘤压迫；胃肠功能紊乱。

③要记住腹痛时伴随的症状：发热、寒战；黄疸；恶心、呕吐、腹泻；发酸、嗳气；尿痛；剧痛、大汗淋漓、血压下降，有休克症状，属后者要急送医院。

④医生会根据症状开出各项检查。血常规：白细胞是否升高；尿常规：尿中有无红细胞；大便常规：是否有白细胞、脓球；淀粉酶：升高，有助诊断胰腺炎；若怀疑肝、脾破裂，还要做腹腔穿刺等等。

所以，当急腹症（肚子疼痛难以忍耐）的病人送到急诊科后，要医生立即给注射止痛针是错误的请求。再则，腹痛不是“止痛针”“止痛片”可以奏效的。腹痛的原因是内脏组织痉挛所致，要用解痉药物。急诊做 CT、摄片也是操之过急，每种病有每种病的检查方法。

案例：一名女性腹痛急诊就医，面色苍白，病人家属认为是阑尾炎，强烈要求输液止痛。医生观察诊断为异位妊娠破裂，家属质问：该女子系未婚，哪来怀孕？要求赔偿名誉损失，手术结果证实医生诊断正确，处理及时，否则有生命之忧。其父母对此诊断一直持怀疑心态，女儿未嫁，哪会怀孕？女儿告知，曾做人流一次。

病人家属胡乱提建议，或坚持己见，或大声吼叫会干扰医生思维。有自己的想法，可以平静地向医生建议，医生会作出解释。医生面对急诊病人，同病人家属心情一样，希望病人平安，希望早做出诊断。

（4）其他部位疼痛

除了头痛、腹痛，还有牙痛、背痛，面痛，关节痛，腰痛等。因为腰酸背疼经常发生，所以很多人都不太在意，认为只要在疼的地方抹抹药膏或随便吃些止疼药就行了，有的人甚至不做任何理会。

①头痛。患散光、近视、远视、青光眼等症的病人，用眼时间过长会引起头痛；副鼻窦炎，中耳炎也会引起头痛。另外，各种急性传染病、各种中毒、高血压、神经衰弱等也可引起头痛；中风、脑血管痉挛、脑膜炎、脑肿瘤等也会引起头痛。

②右下腹疼痛可能是急性阑尾炎，也可能是妇科的卵巢囊肿或早期宫外孕的先兆。

③后背疼可能是胆，胰腺发生病变。

④肩膀疼警惕有无心脏疾病。

⑤关节疼痛除了看疼痛科外，最好看看骨科。

⑥耳前疼痛排除中耳炎后，看口腔科，耳前疼痛多见颞下颌关节病。其症状特点是，张口时或张口过大时耳前疼痛，有时还会伴有咔嚓响声。

⑦牙疼不是病，痛起来就要命。其实牙疼是很多病的表现：龋齿即俗话所说“虫牙”，这需要及早治疗；所谓“火牙”是牙周病，常与糖尿病有关，早早患牙周病要查血糖；牙齿没见“有洞”，“有动”，不要轻易拔除，可能是神经痛。

⑧面痛大都与神经有关，可选口腔科或耳鼻喉科。

⑨如果在疼痛部位多出现红色水疱样丘疹，则可能是由水痘——带状疱疹病毒感染所致，通常与伤风感冒、工作劳累有关。

⑩最可怕的是骨痛，包括腰椎，胸前疼痛。一般为肌性或神经性疼痛，如胸前肋骨的肋间神经疼痛。但要十分警惕的是，一些晚期癌症的骨转移性疼痛，如一些肺癌、肠癌、胆管癌的病人都是因为骨痛才发现原发肿瘤。所以，要警惕！

许多疼痛的发生，大都有某病的症状或存在某种病的发生发展过程中，这时不要盲目滥服止痛药，要尽快去医院请医生查明病因，对症治疗。很多疼痛，自己很难辨别到底是什么地方出了毛病，如果盲目过早地服用止痛片，虽然可以暂时缓解疼痛，但由于服用止痛药后掩盖了疼痛的部位和性质，会不利于医生正确诊断和及时治疗。

另外，服用止痛药后让病人暂时感觉不痛了，实际上疾病可能在进一步恶化，如宫外孕发生大出血、阑尾炎继发坏死和穿孔，这种暂时的止痛会掩盖真实的病情，使病症加重，造成严重后果。

其他的疼痛，据资料显示，大约 30% 的成年人患有慢性疼痛，而且随着年龄的增大，很多疼痛还会增加。

这类疼痛治疗是一项综合工程，除了用药外，手术、理疗、按摩、针灸都是可供选择的治疗方法。疼痛要因人而异地提出治疗方案。

（5）眩晕、晕厥，抽搐、惊厥与意识障碍

以上这些症状如果发生在家中或单位，家属或同事一定会惊慌失措，这些症状要区别开来，要知道如何及时抢救送往医院。

①眩晕是病人感到自身或周围环境物体旋转或摇动的一种主观感觉障碍，一般无意识障碍，也就是平常所说的天旋地转。有时伴有恶心呕吐，这时可以让患者平卧，紧闭双眼，送往医院。

②晕厥也称昏厥。是由于一时性、广泛性脑供血不足所致短暂意识丧失状态。发作时病人因肌张力消失不能保持正常姿势而倒下。一般为突然发作，迅速恢复，很少有后遗症。如一些体弱女性在抽血过程中，遇到空气污染或天气闷热时、或自己空腹时很易倒下；青年男性在排尿时或体位改变时也会发生晕厥。

当病人晕厥后可解开衣衫，尤其是一些颈部衣领过高过紧的人，要宽衣。在人多处，可将患者抬到通风处平躺，意识短暂昏迷者可掐人中与合谷，意识清醒者可饮少许温开水，严重者抬送医院查明原因。

③抽搐是指全身或局部成群骨骼肌非自主或强烈收缩，常可引起关节运动或强直。

④惊厥是肌肉表现为强直性和阵挛性。常见小儿高热时，或常见腹泻、重度脱水。高热不退的小孩要送医院观察，找出高热原因，再针对

性用药。

⑤意识障碍根据不同程度分嗜睡、意识模糊、昏睡、昏迷。昏迷又分轻度、中度、深度。在嗜睡时，病人家属就要警惕，送往医院检查，以防病情发展。不要以为是一般的困倦想睡觉。

案例：一名女性拔牙后乘公交车回家途中晕倒，其丈夫急打电话给拔牙医生。医生冷静问清病情后，安慰道，请她平躺，饮几口糖水，闭目休息。不必叫“120”，不必送医院。医生的诊断是晕厥。

2. 平诊就医时常见症状

（1）皮肤黏膜下出血

皮肤黏膜下出血可能是身体止血或凝血功能障碍出了问题。常见的情况有：血液淤积在皮肤或黏膜下形成红色或暗红色斑，压之不褪色，根据大小可以分为瘀点，瘀斑，紫癜。自己可以观察有无牙龈、鼻腔出血。这要看血液科，首先查血常规，查出凝血时间，进一步查肝功能，必要时做骨髓穿刺。病人常平诊就医，一旦发现血液有问题，那就要“急诊”住院，不可拖延，不可掉以轻心。

案例：一名女性当身体与物体碰撞时，常发现皮下有紫色瘀斑，一直未介意。后在用牙签挑剔食物时，刺伤了牙龈，出血不止，自己用田七粉慢慢止住，一直未就医。经朋友诉说利害，在朋友陪同下，就诊口腔科查血常规，初诊为血小板减少，正常值为100~300g/L，遂到血液科住院。

（2）水肿

水肿是指人体组织间隙中有过多的液体积聚，使组织肿胀，如眼睑肿胀，颜面肿胀，下肢肿胀，水肿一般分全身性水肿和局部性水肿。全身性水肿多系全身疾病：

①由心脏病所致心源性水肿，一般从脚开始，向上延及全身；

②由肾病所致肾源性水肿，一般从头开始，从眼睑颜面向下；

③肝病引起的肝源性水肿，这已是肝病的中晚期，有腹水；

④营养不良性水肿，一般都有消瘦史；

⑤其他原因水肿，血管神经性水肿，女性经期水肿。

一些病人常忽视肾病，如急性肾炎，只当作双眼睑，颜面浮肿再来就医，再多见的是非心、肝源性的水肿，局部水肿多见丝虫病（橡皮腿）。儿童感冒后突然发现双睑或颜面水肿要怀疑患了肾炎，要急送医院查尿常规、测血压。

案例：病人系 14 岁少年，高热，腮腺区肿大，七天后，热退，腮腺区肿大也渐小，突然牙痛，眶下肿胀，遂到口腔科就诊。口腔科医生诊断为右眶下间隙感染，但发现双眼睑浮肿，怀疑有其他疾病，遂嘱查尿常规，测血压，发现尿里有蛋白，血压升高，进一步检查，诊断为急性肾炎，住入儿科。

（3）咯血

通常说咳血是喉及喉以下的呼吸道即通常说的气管，任何部位出血都经口腔吐出。若是少量的血，病人自己可以鉴别，这血是从口腔牙龈，鼻腔，还是消化道（食道）流出。若是从消化道出来的叫呕血，从口腔出来的叫牙龈出血，从鼻腔流出的叫鼻出血。

牙龈出血，多见牙齿松动，牙龈肿胀，一般没有咳嗽，只要吮吸口水就有少量鲜血。

鼻出血，一般从鼻孔，只有大量出血，才从后鼻孔到口腔。

呕血是食管、胃涌出后从口腔吐出。自己能辨别就能避免挂错号，因为这涉及口腔科、耳鼻喉科、呼吸科、消化科，最后还可能有血液科。

咯血，牙龈出血，患者常常分辨不清，早晨起床，刷牙出血，咬苹果、梨在水果上可见血齿印，吮吸一下口水有淡淡血迹，都是口腔出血，血从鼻腔流出均为鼻腔出血。

案例：一名女性晨起发现枕巾上有血，想找清楚是哪里出血，医生告知牙龈出血。但她依然不放心，因为她刷牙和进硬食未见出血现象，要求作肺部 CT，支气管内镜，喉镜全部阴影后才安心。在血常规正常情况下，其治疗方法是到口腔科进行一次全口牙洁治。

3. 日常不屑一顾的症状

有些轻微的不舒服症状可能是一些疾病的信号，也应到医院检查，及时就医。

（1）视力减退：双颞部胀痛。眼睛经常发烧，眼角干涩，看物不清。看灯光时，发现灯光周围出现彩圈，提示有可能患上了青光眼。其早期症状是出现虹视，彩圈近看较小，远看较大，紫色在内，红色在外，找眼科医生测测眼压。还要做一些其他检查，如肝功能、超声等。

（2）眼睑下垂：眼皮越来越厚重，还忽然有些下垂，早晨轻，晚上重。应该警觉是不是重症肌无力的先兆。严重的还有颅内动脉瘤。如果眼睑下垂是一侧性、突然的瞳孔散大，应立即到神经科治疗。

（3）唇舌麻木：嘴唇感觉麻木，嘴唇就会明显地变得干燥欲裂、麻木无味。饮量减少，身体日渐消瘦，可能是干燥口综合症状或肝病症状，不妨先到消化科或口腔科就诊。

（4）睡觉流口水：唾液分泌的调节完全是神经反射性的。如果睡觉时流口水，很可能是神经调节障碍所致。此外，口腔里的温度和湿度最适合细菌的繁殖，如果患了牙周病，可去口腔科就诊。

（5）手心出汗：手心出汗，手心持续性或间隔性发热、出汗，不妨去查尿常规，拍一张胸片，排除结核或肾盂肾炎。

（6）顽固性咳嗽：通常顽固性咳嗽，连续两周以上，又找不出病因，有可能是充血性心脏病或肺癌的信号，要去医院检查。

（7）要区分是胸口痛还是胃痛：有人把心脏病的先兆当成了胃痛！心脏病引起的胃痛很少会出现绞痛和剧痛，压痛也不常有，只是有一种憋闷的感觉，有时还伴有钝痛、火辣辣的灼热感及恶心呕吐感。应及时就诊让医生加以区分。

案例：有一位病人因胃痛、呕吐、一上班便挂了消化内科的号等待看病，在做化验时突然倒地不省人事，待急诊科医生、护士赶到现场，方知他患的是极易与胃病相混淆的下壁心肌梗死。

（8）皮肤瘙痒与容易感染，应该检查血糖。排除糖尿病才能认定是皮肤疾病。

（9）胃口大开：近期如果出现胃口好，多食多饮而体重却在减轻，尿量增多，应去就诊，有可能患上糖尿病。还有一种情况是：吃了饭没过多久就饿了，但身体明显消瘦，有可能患上甲状腺功能亢进症。

（10）自己观察肚脐：①向上形：肚脐向上延长，几乎成为一个顶端向上的三角形，得多留意胃、胆囊、胰脏的健康状况；②向下形：应注意预防胃下垂、便秘、慢性肠胃疾病及妇科疾病；③肚脐偏右要注意：

肝炎、十二指肠溃疡；④肚脐凸出：当腹部有大量积水或卵巢囊肿时，肚脐就会向外突出。以上可以通过胃镜、超声波检查初步得出结果。

（11）瘢痕变化：如果身上的一些慢性皮肤病，如烧伤或外伤后的瘢痕疙瘩或慢性皮炎等，最近忽然发生了一些莫名其妙的变化，一定要提高警惕。若经过治疗，这些病变反而增大，或者破溃、变硬、变厚、色素加深、角化过度甚至出血，应该警惕有皮肤癌的可能。要去皮肤科或肿瘤科检查。

（12）不自觉地保持着同一个姿势：①机械式端坐：坐下时，只有两手扶在膝盖上，或扶持床边才感到舒服，这是心脏在提醒你，是不是太疲倦了；②闭眼站立时身体摇晃：两脚靠拢直立闭眼，身体就大幅度晃动，这是提示小脑或脊髓功能可能出现了异常；③坐卧不安：体位变化频繁辗转反侧，坐也不是卧也不是，可能有胆石症、肠绞痛等隐患。

（13）全身无力：无精打采，可以去查血常规是否有贫血，查血糖，是否血糖升高，查电解质是否低钾。如果贫血，还要进一步检查原因，是造血系统出问题还是便血。

（14）心慌：自己感觉心脏跳动不适或过快，过慢或不齐可以先摸摸脉搏，测测心率和心律，前者是快慢，后者是节律不齐。再到医院就医，医生会先听诊，再做心电图。

（15）假牙与口腔溃烂：很多人喜欢找街头巷尾的游医镶牙，结果假牙松动，刺坏舌缘，割烂牙龈。患者常不在意，而这种溃烂，在一周内没有愈合，很易癌变。一定要警惕！好了又坏，坏了又好的溃疡叫口腔阿弗它溃疡或复发性口疮，而这种溃疡叫创伤性溃疡，两者区别是前者不会癌变，后者可以称为癌前病变。

（蒋泽先　桂芬）

第三节　学会看化验单

医学化验单很多，很专业，一些慢性病的老患者，大都能看懂点常用化验单。这对关注身体变化，就医调整药物有很多好处。

1. 怎样看血常规化验单

“血常规”检查主要有四项指标：白细胞数（WBC 计数）、红细胞数

（RBC 计数）、血红蛋白（HB）和血小板数（PLT 计数）。

①白细胞数（WBC）的多少反映身体抵御、杀灭致病微生物能力的强弱。成人的正常范围是 4~10G/L；新生儿的正常范围为（15.0~20.0）G/L；6 个月到两岁的正常范围为 11.0~12.0G/L。如果白细胞数减少通常是由于病毒感染、再生障碍性贫血、伤寒或疟疾、营养不良、极度衰竭，以及脾功能亢进和自身免疫性疾病等。白细胞数增多主要是由于急性化脓感染、炎症存在严重的组织损伤及大量的血细胞破坏、急性大出血和溶血、白血病及某些肿瘤等。

② RBC、HB 分别是红细胞和血红蛋白，是反映贫血的两个指标。当发生贫血、白血病、失血等时，这两个指标会减少；当发生呕吐、腹泻、缺氧和心肺疾病时会增多。

③红细胞（RBC）计数，正常范围是：男性 4.0~5.5T/L；女性 3.5~5.0T/L；新生儿 6.0~7.0T/L。红细胞增多的病理性原因有严重的肺气肿、肺源性心脏病、真性红细胞增多症、慢性一氧化碳（CO）中毒等。减少的病理性原因有缺铁性贫血、溶血性贫血、营养不良性贫血、再生障碍性贫血、失血性贫血等。

④血红蛋白（HB）正常范围为：男性 120~160G/L；女性 110~150G/L；新生儿 170~200G/L。其病理性原因与红细胞数相同，但在各种贫血时，由于红细胞与血红蛋白含量不同，二者的减少程度可以不一致。因此，同时测定红细胞和血红蛋白，对贫血类型的鉴别有重要意义。

⑤血小板数（PLT）的功能可不小，在止血、凝血过程中起着十分重要的作用。正常人每天血小板数有 6.0% ~10% 的波动，午后较早晨高，高原居民较平原居民高，妊娠中晚期升高，分娩后 1~2 天降低；剧烈活动和饱餐后升高，休息后又恢复到原来水平；妇女月经前降低，经期后逐渐上升。其正常范围为 100~300G/L。如果低于 100G/L，就要引起重视，因血小板数减少常见于急性白血病、难治性贫血、脾功能亢进、弥漫性血管内凝血等；如果血小板数大于 400G/L，也不能马虎，因在慢性粒细胞白血病、溶血性贫血及急性化脓性感染时，是增多的。血小板增多并不是好事，表示血液黏稠增高。老年人要预防脑血栓。

如果血常规检查不正常，一定要遵照医生的建议，进一步作相关的检查，切不可小看血常规报告。

2. 怎样看尿检报告

尿检是医院经常做的一项检查，由于检测项目多，并且报告的格式不统一，既有“+”“–”号（阳性和阴性），又有数字，检验项目的单位也不一样，到底该怎么阅读尿检报告呢？

尿常规项目根据临床诊断大致可分为四大类：肝胆疾病类、肾病类、糖尿病类以及泌感类。现逐一作出说明：

①肝胆类主要是胆红素（BIL）和尿胆原（URO），两项指标反映肝脏代谢血红素的能力和数量。正常情况下，尿胆红素为阴性，尿胆原为弱阳性；增高时，往往提示黄疸。

②肾病类项目有酸碱度（pH）、比重（SG）、隐血（BLD）和蛋白质（PRO）。正常参考值分别为 4.6~8.0、1.005~1.030、阳性和阴性。这些指标的改变提示损害的程度。

③糖尿病类主要包括：酸碱度（pH）、蛋白、比重、糖（GLU）和酮体（KET）。这些指标的检测有助于诊断相关并发症的发生和机体一些器官是否受到损害，如是否出现酮血症等。正常情况下，尿糖和酮体为阴性。

④泌尿系统感染的指标项目有白细胞（WBC）、红细胞和亚硝酸盐（NIT），当泌尿系统受到细菌感染时，尿中往往出现白细胞和红细胞，NIT 有时也会为阳性。

在阅读报告时，要客观地分析报告。因为有许多干扰因素影响到检测结果的准确性，如饮食因素、尿检中的一些干扰物等。所以，当尿常规检查出现异常时（称为假阳性），请不要太紧张和太忧虑；同样，当出现和临床表现不相一致的检验结果时，如阴性结果（此时称为假阴性），也不要盲目乐观、掉以轻心，一定要配合临床医生做进一步的检查和分析，以免延误病情。

3. 怎样看大便化验单

一般来说化验单上会列出“颜色、硬度、黏度、脓球、红血球、蛔虫卵、钩虫卵、微虫卵、日本血吸虫卵、姜片虫卵”这些检验指标。内容好像很多，其实很容易看懂。

①颜色：通常划分黄、绿、棕、黑和红，正常的大便颜色应该是黄色，绿色多是因为混杂色素的缘故，并无大碍。至于棕色、黑色和红色，你可要注意了，这可是患有胃、肠类疾病的信号灯。

②硬度：一般说来，“软、成形”为正常。“硬”是长期患有便秘的原因。是否呈液状，则是判断患者患有肠道类疾病程度的轻重。半液状程度较轻，液状程度就比较严重了。

③黏度和脓球：主要是衡量病况的轻重程度。出现黏液是肠黏膜受损所致，一般性痢疾病会出现此类现象。脓球，简单地说，是并发炎症的反应。这两项指标通常用“+”号来表示。没有，则表明正常；“+”号越多，病情越严重。

④红血球通常和颜色结合看：如果大便呈现红色但无红血球，是正常的，可能是吃了含有色素的食品。如果有红血球，说明消化道可能有问题。

各类寄生虫：在检验结果上看到“+”号越多，意味着患病的“元凶”越多。

4. 怎样看血脂化验单

目前临床上常用的血脂化验项目主要包括：总胆固醇 TC、甘油三酯 TG、高密度脂蛋白胆固醇 HDL–C、低密度脂蛋白胆固醇 LDL–C、载脂蛋白 A、载脂蛋白 B 等六项。因医疗条件不同，以上项目不一定都能检查。

① TC 正常值：3.36~5.78mmol/L（130~200mg/dL）。TC 值增加见于胆道梗阻、肾病综合征、慢性肾小球肾炎、动脉粥样硬化、高血压、糖尿病、传染性肝炎、某些慢性胰腺炎、自发性高胆固醇血症等。TC 值减少见于严重贫血、急性感染、甲状腺功能亢进、脂肪痢、肺结核、先天性血清脂蛋白缺乏及营养不良。

② TG 正常值：男性为 0.45~1.81mmol/L（40~160mg/dL）；女性为 0.23~1.22mmol/L（20~108mg/d）。值数增高见于高脂血症、动脉粥样硬化、冠心病、糖尿病、肾病综合征、胆道梗阻、甲状腺功能减退、急性胰腺炎、糖原累积症、原发性甘油三酯增多症。

③ HDL–c 正常值：0.9~2.19mmol/L（35~85mg/L）；如减少提示易患冠心病。

④ LDL-C 正常值：< 3.12mmol/L（120mg/dL）；如增多提示易患动脉粥样硬化所导致的冠心病、脑血管病。

⑤ A1 正常值：110~160mg/dl。

⑥ B 正常值：69~99mg/dl；它们可用于心脑血管风险度的估计，A1 下降和 B 增高提示有心脑血管病，还见于高脂蛋白血症和其他异常脂蛋白血症。

各医疗单位因使用的方法、实验的条件等差异，各项指标的正常值可能不完全相同。一般情况下，在化验单上都标有正常参考值，可对比测定的各项指标是否超过了正常范围。

5. 怎样看白带化验单

白带化验单一般有五项。

① pH 值：化验时常用 pH 值来表示酸性和碱性程度，正常 pH 值为 4.5，患有滴虫性或细菌性阴道炎时白带的 pH 值上升，可大于 5~6。

②阴道清洁度可分为四级：Ⅰ ~ Ⅱ度属正常白带，Ⅲ ~ Ⅳ度为异常白带，表示阴道有炎症。

③霉菌与滴虫：白带经过处理后在显微镜下可以根据其形态发现有无滴虫或霉菌，如存在滴虫或霉菌，不论其数量多少，均用“+”来表示，这一符号只说明该妇女感染了滴虫或霉菌，并不说明其感染的程度。

④胺试验：患细菌性阴道炎的白带可发出鱼腥味，是由存在于白带中的胺通过氢氧化钾碱化后挥发出来的异味。

⑤线索细胞：它是细菌性阴道炎的最敏感最特异的体征，医生根据胺试验阳性及有线索细胞即可做出细菌性阴道炎的诊断。

（康琼琴　庄织逆　桂芬）

第二章
日常生活保健常识与操作

导语

家庭的快乐来自健康。每个人每个家庭的健康都与日常生活密切相关，都从每天生活开始。比如早睡早起，赛过人参补身体；早吃好、午吃饱、晚吃少；饭后百步走，活到九十九。古老的中国早把养生保健融入日常生活中了。下面从早起刷牙说起。

第一节　刷牙开始了日常保健新一天

1.刷牙保健

当代中国人基本上知道一些刷牙的知识与一些正确的刷牙方法。记忆里，忘不了妈妈的刷牙教导：要养成刷牙的习惯，需要一把柔软适度、质量合格的牙刷，竖着刷，里外都要刷到；也要知道刷牙的注意事项：刷牙的力度要适当，不要太暴力，定时清理牙刷和牙缸，饭后刷牙要比饭前刷牙更重要。原本正确的刷牙方式应该是每天至少两次，每次刷牙的时间应该在2min以上，定期到牙科诊所做口腔保健检查。然而，长大了就是不认真，不规范。基本上是两极分化。一种是十分认真，十分在意，牙刷毛都刷弯了、刷断了；另一种是一天一次都不刷牙，即使刷牙也不认真；完全是应付。口臭，牙齿上布满了牙结石，又黄又黑，臭难闻，丑无比。

重提刷牙注意事项：

不要横着刷牙，牙齿本来就是竖纹的，长时间横着刷牙不仅清理不出牙垢，还容易使牙龈出血，损坏牙齿的健康；折断牙齿。这叫“楔状缺损”。

刷牙方法可以从以下几个方面进行刷洗：

①对于颊侧的牙面，可以采取牙刷与牙齿表面保持45° 的角度进行上下拂刷，尤其对于牙齿的邻间隙部位，要进行仔细的清理。

②对于咬合面可以采取横着刷洗的方式。

③对于舌腭侧要进行上下拂刷和横刷结合的方式。

④对于清理不净的牙齿，可以采用冲牙器或者是牙线对牙齿进行进一步的清理，以保证刷牙的干净。

提醒：

①刷牙出血者要到口腔科门诊检查。牙龈出血一般是两类原因：口腔局部原因。牙垢、牙结石、牙龈炎；口腔洁牙治疗就可以治愈，吃消炎药与止血药无效。洁牙后，要保持口腔卫生；全身原因。排除血液疾病、肝源性疾病。如血小板减少、脾功能亢进等。②口腔清洁后依然有臭味，要查有无幽门螺旋杆菌与胃病。③如果口腔黏膜有长期不愈的溃疡，一定要去口腔科找有经验的医生诊断，排外癌前病变。

2. 洗脸的保健

脸与身材是人交往的第一印象。“人有脸，树有皮”，脸既有生理上的重要性，也有心理上的重要性。护脸进入日常化。洗脸不仅仅是讲卫生，而且是青春永驻的标志，是心理“青春”的健康彰显。洗脸护脸，科学展现。

（1）用手洗脸

出于健康角度来讲，最好用手洗脸，因为手部的皮肤更光滑细腻，对脸上的皮肤摩擦更少，对皮肤的表皮没有损伤；在洗手过程中有按摩作用。洗完后，用毛巾擦干水珠即可；不出门的话，也可以让脸上的水分自然干。

一般人的毛巾都晾在洗手间，环境比较潮湿，所以要注意经常拿到外面去晒一晒，阳光可以杀死上面的细菌。

（2）正确的洗脸方法

①洗脸前先洗手。每次洗脸前请一定要把手洗干净。用洗手液或肥皂洗手，充分轻揉手心手背 30s，再用流动的清水把手冲洗干净再洗脸。

②洗面奶充分起泡，按摩要轻，重点部位要避开。混合偏油性的皮肤，一般都用泡沫型洗面奶。揉出泡沫后，先从额头开始，从上到下，不管按哪里，都不要超过 30 次，也不要用力过大，用力过大会长角质层。

（3）常规洗脸法

①视人而定。一般情况下早晚各一次，炎夏三次。

②春秋季节，早上应用较温和的乳液型洗面奶，晚上用清洁作用较强的泡沫型洗面奶，保湿最重要。也有人终身不用洗面奶，有污渍才用一点肥皂。一辈子清水洗脸，一样颜面红润。

③清洁用温水洗后再用冷水，冷热交替反复为脸部做运动。

用温水使毛孔张开，用洁面乳或洁面奶适度按摩，洗净脏污后，再用清水冲洗，最后一遍一定用冷水。

④最好不用热水，尽量使用流动的水。

⑤冲洗脸部洗面奶时，一定要用水把手洗干净了，再拧开水龙头，用手勺流动的水往脸部冲洗。

⑥冲洗用水，不用手和毛巾，擦脸用全棉干毛巾轻轻按在脸上，让毛巾吸干脸上的水分即可。

（4）边洗脸边按摩

边洗脸边按摩，以按摩为主。面部分三部分，从额部开始，用左右大拇指固定在颞部。活动腕关节四指从眉际间向上到发际再向颞部轻轻按摩。这是面部上 1/3；眉下到鼻翼两侧是面中 1/3，到颏部是下 1/3。按摩从上 1/3 开始，双手在额分别向外画圈，下了眉际是脸双颊，轻画圆形的按摩。即画圈，鼻翼两侧是眶下区，从鼻翼到鼻尖，鼻根处至双眉间，将嘴抿起，画圆形的按摩圈，加上上下下；眉与眼尾部圆形按摩。洗多少遍视自身情况而定。

提醒：

①每周洗一次，用力搓洗，然后用清水冲洗干净；

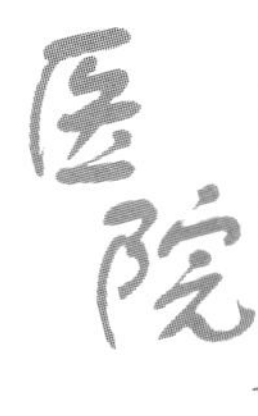

②晒干毛巾，紫外线可以杀菌。

3. 眼睛的保健

眼睛是心灵之窗。大脑中 80% 的知识是通过眼睛获取的，读书认字、看图赏画、欣赏美景等都要用到眼睛，眼睛能辨别颜色和亮度、光线等，将这些信息转变成神经信号，传送给大脑。人眼是望远镜放大倍数的基准，放大倍数是 1，口径就是人眼瞳孔的大小，它随着光照强度变化而变化，一般在 2~7mm 波动。

目前中小学学生近视在青少年中发病的概率逐年提高，小学阶段近视发病率在 20%~40% 之间，初中生近视发病率为 50%~60% 左右，高中生近视发病率可高达 70%。

在正常情况下，眼睛相当于一个照相机，包括角膜、晶状体、玻璃体，这些都是屈光介质的一部分。平行的光线从外面照进来，落在视网膜上成像，就可以清晰地看到外界物体。如果眼睛的屈光能力提高，比如晶状体前后径增长，或者眼轴增长，平行的光线经过成像以后会落在视网膜的前面，所以看远处的物体会模糊。

眼睛是十分娇弱的，轻微的擦碰就会受伤。双眼的保养却十分简单，做到以下几点：

①离屏幕尽量远一点。手机、电视、平板无不伤害眼睛，时间久了容易眼疲劳，应有节制，每天控制在 1~2h。建议眼睛与屏幕至少保持电子屏幕对角线长度 5~6 倍距离，如果看不清字，不妨放大字号。

②多眨眼。眨眼是保持眼睛湿润最简单的方式，看书、看屏幕时更要多眨眼。建议采取“20—20—20”原则，即每隔 20min 连续眨眼 20 下，眼睛离开屏幕 20s，望向 20 英寸（约 6m）远的地方，放松双眼。

③注意适时休息。每隔 30min 做一些眼部按摩，可以明目解乏，让你“眼前一亮”。工作学习之余，多抽时间放眼远眺。

④大晴天出门戴护目镜，可抵挡 99% 的紫外线，眼睛长期接触紫外线会使白内障等眼病风险增加。

⑤建议每周戴隐形眼镜的人，换成框架眼镜一次，不要戴隐形眼镜睡觉，接触隐形眼镜应彻底洗手，护理液要勤更换。

⑥眼疾患者注意手卫生，滴眼前后洗净双手，患者药品与他人用物

隔离，不与他人共用毛巾，避免交叉感染，在使用多种眼药时，每种药物间隔 5min，以保证药物充分吸收。流泪时应用干净的一次性纸巾擦拭，纸巾不可反复使用，只能擦拭面部泪液，不可擦拭眼睛，不要用手揉搓眼睛，洗脸时，应避免污水入眼，注意个人清洁。

⑦多吃深海鱼及绿色蔬菜，有助于防止自由基损害，预防眼部疾病。建议每周吃一次金枪鱼、三文鱼、沙丁鱼等，多吃西兰花、西葫芦、豌豆、胡萝卜等富含胡萝卜素的食物，可在体内转化成维生素 A，有益眼健康。

（李梦柔）

4. 洗澡的保健

洗澡的好处很多。中国自古就有澡堂子，有温泉处就有泡澡处。洗澡除了去污外主要是舒筋活血，消除疲劳。洗澡有以下学问。

（1）水温：应与体温接近为宜，即 40℃左右。若水温过高，会使全身表皮血管扩张，心脑血流量减少，容易发生缺氧；而水温过低则会使皮肤毛孔紧闭，不利于清除污垢，也会令体内热量散发不出来，浴后感觉四肢无力。

（2）时间：何时洗？洗多长时间？

起床洗澡：早起后洗澡，可以促进大脑兴奋，保证一天精神振奋，如果没吃早饭就洗，很容易发生晕眩，而且还会出现低血糖的情况，对于空气不流通的浴室来说是非常危险的，所以最好不要在早上起床以后马上洗澡，可以在饭后半小时，这样比较安全。

睡前冲澡：热水会使体温迅速升高，抑制大脑褪黑激素的分泌，如果洗完立刻上床，会令人难以入睡。很多人都觉得睡前洗个热水澡可以有助于睡眠，其实相反，可以选择在睡前两个小时洗澡，头发要吹干。

餐后洗澡

空腹不能洗澡，饱餐后同样不行。刚吃完饭，大量血液聚集在胃部，此时洗澡，全身血管就会扩张，而且还会使血流的速度增加，从而影响消化。洗澡一定要注意时间的问题，还要注意酒后一定不要马上洗澡，很容易出现血压下降的情况，甚至会出现中风或者是心脏病的情况发生。沐浴时间最好控制在 20min 以内。时间过长容易导致心脑缺氧、缺血。

如果是秋冬季节的话不适合每天都洗澡，一周两次，不然就会出现皮肤干燥的问题。

（3）顺序：据说 90% 的朋友洗澡顺序都是错误的。不正确的清洁顺序，会不知不觉地对皮肤和头发造成伤害，正确的洗澡顺序应该是：洗脸→洗四肢→洗身→洗头。这是因为，热气会使毛孔扩张，先洗脸可避免污物阻塞毛孔。洗脸的方向应由鼻子为中心向外圈清洗。在清洗四肢的时候一定要从远离心脏的地方开始，尤其是冬天天气比较冷的时候，要先用热水将双脚冲热，然后再清洗其他的部位，一定不要马上用水浇头部，以免出现头部血液流通不畅，出现脑血管疾病的发生。一先洗脸，当进入淋浴房后，热水产生腾腾蒸气，人体的毛孔遇热会扩张，脸上积累了一天的脏物，便会趁毛孔开启之时，潜入毛孔。当你先将脸洗干净，就不会有脏物进入毛孔。洗澡时洗脸要用温水，因为若长期使用偏高的水温会促使皮肤老化。二洗四肢。三洗身。四洗头，头发在蒸气里已经湿润了。先将头发在水中充分湿润后涂上洗发水，把头发置于顶部搓揉片刻，用清水冲洗干净，再均匀抹上护发素，轻轻按摩 3~5min，用宽齿梳顺、洗净。最后用清水彻底冲淋全身。洗毕。

提醒：

①不宜饭后立即洗温水浴，由于进食后大量的血液流向消化系统，如果高血压患者这时洗温水浴会因为皮肤血管扩张以及血流量增加，从而造成大脑和心脏的供血量减少，发生心脑血管意外。

②水温不要过热，水温过热会使皮肤血管扩张导致血压下降，容易发生心脑血管意外。

③不要动作过猛、过快，如果突然下蹲或者是身体前倾过猛，容易发生脑血管意外，或者是心肌缺血。

④不宜反复搓擦皮肤。正常皮肤表面有皮脂腺、汗腺分泌物及脱落的上皮细胞形成的酸性保护膜以及角质层，只有 0.1mm 厚，呈弱酸性，但它却是阻止病菌和有害射线入侵人体的第一道防线。这层“死皮肤”更换速度缓慢，最快的也需要 10 多天。洗澡时如果用毛巾在肌肤上反复用力搓擦，很容易损伤皮肤，使表皮角化层过多脱落，皮肤就会变得干燥，甚至发生皮肤瘙痒，还会让病菌和有害射线乘虚而入，使人易患毛

囊炎、疖肿等多种皮肤病。

⑤时间不宜过长，时间一长氧含量会大大下降，二氧化碳会明显升高，容易使高血压患者诱发心绞痛，同时高血压患者也不应该洗冷水浴。

⑥洗澡时要保证通风良好。

5. 洗脚的保健

（1）传统的足保健

用水洗干净脚，古称为沐足、足浴。现在有服务较好的足疗房，有对足部的保养，与肩颈、背部和足部的按摩。“人老先老腿”。自古以来经常用温水泡泡脚，是每个家庭都知道的事情。足部的自我保健，中医学认为，人体五脏六腑在脚上都有相应的穴位。足部是足三阴经的起始点，又是足三阳经的终止点，踝关节以下就有 60 多个穴位。如果经常用温水洗脚，能刺激足部穴位，增强血液运行，调整脏腑，疏通经络，从而达到强身健体、祛病除邪的目的。医学典籍记载：“人之有脚，犹似树之有根，树枯根先竭，人老脚先衰。”“热水泡脚，胜吃补药”因而早在几千年前，我国中医就很重视对双足的锻炼和保养，并运用足部泡脚按摩来防病治病，有助于放松身体，有利于睡眠。

（2）保健洗脚要领

①温度：一般保持在 40~50℃左右，水量以淹没脚踝部为好。

②时间：双脚放入温水中浸泡 5~10min，然后用手按摩脚心，按摩时动作要缓慢、连贯、轻重合适。刚开始速度要慢，时间要短，等适应后再逐渐加速。

③药物：足浴时，如果在热水中加入某些药物，可以防治脚癣、脚臭、脚干裂、脚汗过多、足跟痛、冻疮、下肢浮肿麻木、四肢不温、感冒、风湿性关节炎及夜尿频等。如泡脚治疗失眠的中药方：磁石、菊花、黄芩、夜交藤、生龙骨、合欢花；活血外伤中药方苍术，桃仁，怀牛膝防己，陈皮白芷，龙胆草，威灵仙，丹参、防风水煎后兑成温水洗脚，即把中药都倒入锅中后加入凉水，中药煎煮前，最好先用凉水浸泡药物约 30min，因为凉水能穿透植物的表面，使药物湿润变软，细胞膨胀，让有效成分能更容易溶解入水中。煮中药一般先用猛火，待水沸后改用小火，煎煮约 30min，煎药期间，将药搅拌 2~3 次，药煎好后，接一盆凉

水，把煎好的中药倒入盆中泡脚。

④穴位：足底有66个穴位，汇集了人体的六条经脉。通过按摩推拿的手法可以达到舒筋相关药物的功效，刺激足部的穴位，激发人体的经气，达到调理身体，治疗疾病的目的。其中有涌泉穴，经常地点、压涌泉穴，可以治疗病人的下肢麻痹、眩晕等病情。还有水泉穴，经常揉搓、按压水泉穴，可以治疗病人的足跟痛，或者是治疗病人的下肢肌肉出现萎缩等病症。经常地揉搓然谷穴，不仅可以使病人的足部、下肢肿胀或者是疼痛等症状得到明显的缓解。还可以治疗病人的腰背疼痛、四肢肿胀，出现足部肌肉萎缩等病症。例如：在足拇指下四指，脚心和靠足内侧边缘大约一寸是胃的反射区；脚心下缘到足跟处是肠道的反射区；脚底第一趾骨和第二趾骨间，呈带状名叫甲状腺，经常按揉有治疗失眠、情绪不安、肥胖的效果。

提醒：

洗脚时要注意，尽量避免用碱性强的肥皂洗手脚，以免去脂过多，使皮肤干裂。平时洗完脚要用毛巾揩干，然后搽些无刺激性的油脂或护肤膏。

6. 洗手要点

常言说“病从口入”，其实手才是罪魁祸首，它担任了病菌与口之间的运输工具。经常洗手是很好的卫生习惯。尤其是饭前更必不可少。大小便是人体的废物，含有各种细菌和寄生虫卵。寄生虫卵最易通过手的传输由口进入人体，导致蛔虫病、蛲虫病、绦虫病的发生。一些病如细菌性痢疾、急性肠炎、急性胃炎的发生和流行也与便后不洗手有密切关系。所以我们应该养成良好的洗手习惯。

洗手看似简单，却大有学问。许多人在洗手时，只是简单快速地搓洗一下手心、手背，就以为已经完成任务，正确的洗手应遵循以下七个步骤（七步洗手法的步骤）：

（1）掌心相对，手指并拢相互搓擦；

（2）掌心相对，双手沿指缝相互搓擦；

（3）一只手握另一只手大拇指旋转搓擦，交换进行；

（4）弯曲各手指关节，双手相扣进行搓擦；

（5）手心对手背沿指缝相互搓擦，交换进行；

（6）一手指尖在另一掌心旋转搓擦，交换进行；

（7）一手握另一只手腕部旋转搓擦，交换进行。

倡导正确洗手是健康干预最简单、最经济的措施之一。保持手部清洁卫生，不但可以降低腹泻等肠道传染病和肺炎等呼吸道传染病患病风险，同时也是个人卫生和社会文明的重要体现。

7. 进食保健要点

（1）细嚼慢咽

一日三餐，每天要进食。进食用的是口腔牙齿。为什么有口腔科？就是进食不当带来了很多口腔病。咀嚼不当患颞颌关节病，偏咀嚼即患颞颌关节病，患有牙齿磨损，颜面不对称；带来的病还是小事，大事是食物这一关经过口腔没有处置好得不到营养或加重了胃的负担，患上了消化系统疾病。所以，咀嚼这一个环节十分重要。用牙齿磨碎食物就叫咀嚼。是狼吞虎咽还是细嚼慢咽？是慢慢品味，还是囫囵吞枣？

孔子说过“食不厌精，脍不厌细”。其实，这强调的是饮食过程中的从容，也是养生之必需。孔子追求精细，也是一种合乎营养学的饮食平衡。

食物的精、细不仅需要加工，还需要细嚼慢咽，才能得到食物营养，更重要的是，在咀嚼这类身体的“加工”过程中，能舍得花时间的人，肯定不会贪婪，大脑的“饱中枢”因为有时间完成神经反射，而足以感觉到饱，就此发放不再吃的神经命令。

所以，现代养生的一大要素是吃饭慢，按照营养学规矩，每口能咀嚼 30 次为最好，这样的咀嚼肯定避免了饕餮导致的过食，但估计没几个人做得到。之所以营养学家反对快餐，鼓励吃粗粮，是因为快餐热量高，更重要的是，粗粮因为咀嚼起来费时费力，更容易让大脑有饱的感觉。孔子那个时代不懂现代营养学，但是他从容的人生哲学仍旧可以使他对饮食养生无师自通。

如果一个人一直吃细粮，那他就该增加粗粮的比例来改变饮食结构。相反也一样，如果始终吃粗粮，就有可能纤维素摄入足够，但蛋白质不足，他就需要多吃细粮甚至精肉。孔子那个时代也如此，之所以他提出

“食不厌精”，就是因为当时的食物太不够精了，“不厌”属于一种生活追求。细嚼慢咽既保护了口腔功能又获得了营养，还收获了进食的享受。

（2）颞下颌关节紊乱病

从解剖学看，下巴能动是因为耳前有一个关节，叫颞下颌关节。有颞下颌关节紊乱综合征的病人，往往有偏侧咀嚼史、磨牙症史，他们过大张口、喜欢吃偏硬的食物，这样的病人要去除病因，需戒除狼吞虎咽、囫囵吞枣的不良习惯，当然还有其他病因，例如心理状态、外伤等。表现为下颌运动异常，主要包括张口受限、不能张口或者张口过大，还有些病人会出现张口歪斜的情况。如果有以下这些症状，建议患者到医院就诊。

①疼痛：疼痛区域主要包括耳前关节区域、双侧咀嚼肌以及颞部等，所以这种疼痛往往会与牙疼，还有一些其他疾病如耳朵疼之类都会混淆，在临床上容易被忽视。

②弹响：大家都知道张口的时候关节处于交锁的轴，而这个轴在运动时的正常情况下是没有声音的，有的病人在大张口或者咬硬物的时候，会发现自己的关节区有这种嘎嘣嘎嘣的声响，叫弹响。大部分病人如果只有嘎嘣嘎嘣响可能不要紧，如果有一些病人已经出现非常大的声音，说明有可能关节盘有穿孔，或者有揉纸团嘶嘶的声音。

这种疾病的治疗建议可以尽量吃软流食，尽量减少咀嚼，尽量休息，可以做局部的热敷处理、理疗等辅助的治疗。如果疼痛明显，也可以进行封闭疗法，患者通过相关检查显示关节内存在结构异常，手术治疗也是一种选择。

（康琼琴　庄织逆）

第三章
家庭吃穿住行简要保健知识

导语

人生的存在第一要素是吃穿住行。没有则会饿死、冻死；即使饭来张口，衣来伸手也不能死吃硬撑。没有吃不能生存，有得吃才叫生活。生活的目的是走在理想健康的道路上，生命的多彩在于人生的多彩，生命连着运动，运动后需要休息。衣食住行维持生命的存在。如果连起码吃穿住行保健都不懂，在通往理想的路上就会偏移到看病的路上。家庭吃穿住行保健知识十分重要，一切从简要地讲起。

第一节　吃与健康

1.膳食营养六要素

俗话说“民以食为天”，膳食营养不但是组成人体器官组织的重要来源，也是维系生命活动不可或缺的要素。

营养素是指食物中能向机体提供能量、构成机体成分、满足组织细胞生长发育与修复具有生理调节功能的化学物质。现代营养学将营养素分为六大类：蛋白质、脂类、碳水化合物（含膳食纤维）、维生素、矿物质和水。

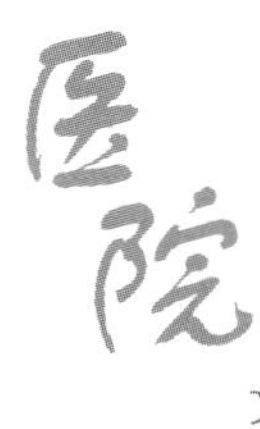

（1）蛋白质——生命的基础

食物中的蛋白质来源，一种是动物性的，如鱼、肉、禽、蛋等；另一种是植物性的，如豆类、五谷杂粮等。黄豆的蛋白质含量很丰富，高达40%左右。其他如瘦猪肉中含蛋白质16%，鸡蛋含15%，大米含8%左右。我们日常的蛋白质主要是由米、面等粮食中供给。如果将几种不同品种的食物混在一起吃，则可互相补充，提高人体对蛋白质的吸收和利用，增加营养价值。

（2）脂类——人体热能的重要来源

食物中的脂肪来源，有动物性的和植物性的，如猪油、牛油、羊油、鱼肝油及花生油、菜油、豆油、麻油等。油和肥肉，长期多吃动物油类，可因胆固醇过高而引起动脉粥样硬化等疾病。在植物油中，胆固醇含量较少，它还有一种叫亚麻油酸的物质，可以增强微血管壁的弹性，对预防血管破裂有一定的好处。

（3）碳水化合物——人体热能的主要来源

又称糖类，是人体热能的主要来源，每克能产生4大卡热量。人的体温，活动时用的力气，有60%~70%是食物中的碳水化合物供给的。大米、面粉、高粱、玉米、山芋等各种粮食和食糖，是含碳水化合物最多的食物。

（4）维生素——人体不可缺少的物质

维生素A能促进人体生长发育，增加抵抗力和维持眼睛的正常功能。在动物的肝脏、鱼肝油、牛奶和禽蛋中含量较多。在蔬菜中胡萝卜含有一种胡萝卜素，经消化后在小肠内能自动转化为维生素A。长期缺少维生素A可发生夜盲症，同时皮肤干燥、粗糙。

维生素B_1广泛存在于五谷杂粮的表皮中，能辅助发育，维持肠胃正常功能，增进食欲，人体一般每天需要维生素$B_1$1.5mg。

维生素B_2能辅助正常发育，防止眼炎、口角炎、舌炎。在动物的心、肝、蛋类和豆类中含量较多。在谷类和蔬菜中含量较少。长期缺乏维生素B_2可引起口角炎（俗称火气）、唇炎、舌炎等疾病。人体每天能在食物中得到维生素$B_2$1.5mg即可。

维生素C能促进机体蛋白质的合成，抗坏血病，辅助正常发育。维生素 C 在新鲜蔬菜、青椒、水果中含量丰富，人体每天需要 75mg 左右。长期缺少维生素 C，身体抵抗力就会降低，血管发脆，容易出血。维生素 C 遇到空气和高温容易被破坏，但只要经常能吃到足够的新鲜蔬菜瓜果，并注意合理的烹调方法，一般是不会缺少维生素 C 的。

维生素 D 能帮助人体对钙、磷的吸收，促进牙、骨的正常发育。在动物性食品如肝、蛋、乳类和鱼虾中含量丰富。经常晒太阳，可使皮肤内的麦角固醇，脱水胆固醇等转化为维生素 D。孕妇、哺乳期妇女和婴幼儿对维生素 D 的需求量单靠晒太阳是不够的，还需从饮食中适当增加。婴幼儿如缺乏维生素 D，易得佝偻病。

（5）矿物质——人体需要的无机盐

矿物质也叫无机盐，主要有钙、磷、铁、碘等四种。

钙是组成骨骼和牙齿的重要材料，并能调节生理机能。成年人每天需 0.6g 钙，儿童、青少年更需多一些。乳类、苋菜、菠菜、豆类和豆制品以及鱼、肉、禽、蛋中都有。缺乏钙质，容易发生软骨病。

磷也是组成骨骼和牙齿的重要物质，来源于乳类、蛋类、粗粮等广泛的动、植物食物之中（每天需 1.3~1.5g）。

铁是造血原料之一，组成红细胞，参加体内氧的运送和组织呼吸过程。豆类、菠菜、荠菜、芹菜初猪肝、牛肝等内脏中含量较多。成人每天需 12~15mg 铁质。长期缺少铁质的人，会发生贫血。

碘是组成甲状腺素的重要成分。海带、紫菜等海产品和海鱼中含碘丰富；食盐中也含有碘。

（6）水——生命存在的介质

水是人体必需的营养素，是生命存在的介质。如果体内没有水，一切体液循环、营养吸收和各种新陈代谢就会停止，生命也就结束了。人不可一天没有水。

2. 合理膳食五部曲

第一曲——食物多样，谷类为主

每天的膳食应包括谷薯类、蔬菜水果类、肉禽鱼蛋奶类、大豆坚果类等食物。建议平均每天摄入 12 种以上食物，每周 25 种以上。谷类为主是平衡膳食模式的重要特征 . 每天摄入谷薯类食物 250~400g，其中全谷物和杂豆类 50~150g，薯类 50~100g；膳食中碳水化合物提供的能量应占总能量的 50% 以上。

第二曲——多吃蔬果、奶类、大豆

蔬菜水果是平衡膳食的重要组成部分，奶类富含钙，大豆富含优质蛋白质。餐餐有蔬菜，保证每天摄入 300~500g 蔬菜，深色蔬菜应占 1/2。天天吃水果，保证每天摄入 200~350g 新鲜水果，果汁不能代替鲜果。吃各种各样的奶制品，相当于每天摄入液态奶 300g。经常吃豆制品，适量吃坚果。

第三曲——适量吃鱼、禽、蛋、瘦肉

鱼、禽、蛋和瘦肉摄入要适量。每周吃鱼 280~525g，畜禽肉 280~525g，蛋类 280~350g，平均每天摄入总量 120~200g。优先选择鱼和禽。吃鸡蛋不弃蛋黄。少吃肥肉、烟熏和腌制肉食品。

第四曲——少盐少油，控糖限酒

培养清淡饮食习惯，少吃高盐和油炸食品。成人每天食盐不超过 6g，每天烹调油 25~30g。

控制添加糖的摄入量，每天摄入不超过 50g，最好控制在 25g 以下。每日反式脂肪酸的摄入量不超过 2g。足量饮水，成年人每天 7~8 杯（1500~1700ml），提倡饮用白开水和茶水，不喝或少喝含糖饮料。儿童、青少年、孕妇、乳母不应饮酒。成人如饮酒，男性一天饮用酒的酒精量不超过 25g，女性不超过 15g。

第五曲——多吃无益，兴新食尚

有句谚语说得好："若要小儿安，常带几分饥与寒"。这是告诉年轻的父母们不要给孩子吃得太多、否则反易生病。为防年轻人逢年过节暴饮暴食，老人们又总是会告诫我们"青菜豆腐保平安"。中医有句话叫"胃不和则卧不安"，是说多吃会使胃消化不良还会引起失眠。珍惜食物，按需备餐，提倡分餐不浪费。选择新鲜卫生的食物和适宜的烹调方式。食物制备生熟分开、熟食二次加热要热透，学会阅读食品标签，合理选择食品。多回家吃饭，享受食物和亲情。传承优良文化，兴饮食文明新风。

第二节　行与健康

生命在于运动！哪里有生命，哪里就必然会发现某些运动形式存在。运动保健的方式很多，如散步、跑步、体操、练功及各种体育运动，均可有效地锻炼身体。运动保健最根本的宗旨是以健康为目的进行非竞技性的、较和缓而非剧烈的运动。人各不相同，有胖有瘦，有高有矮，体质有强有弱，应该选择适宜自己的锻炼方式，根据自己的条件和生活环境进行运动保健。无论哪种运动，只要持之以恒，就能达到强身健体、延年益寿之目的。

（1）简单易行——散步

散步是日常生活中最简单易行，又老少皆宜的健身运动。虽然运动量不大，但健身效果却明显。不受年龄、体质、性别、场地等条件的限制。人们常说："饭后百步走，能活九十九""百练不如一走"。最好一次走 3km 或 30min 以上，每周最少运动 5 次。散步之所以能健身，是由于不拘形式，从容悠闲地散步，通过四肢、躯干的协调动作，可使全身肌肉、关节、筋骨都得到适度的运动，使人全身气血畅达，给人以轻松愉快、悠闲自得的感受，有助于缓和神经系统的紧张，减轻白天紧张学习或工作带来的身心疲劳。同时饭后散步，还有利于食物的消化和吸收。

（2）有氧运动——跑步

跑步健身是通过提高人体有氧代谢能力和增强心肺功能而达到的。长期坚持跑步锻炼，可以增强呼吸功能，使呼吸变得深而慢，肺活量增大，从而加大血氧交换，促进新陈代谢。同时也使心脏功能增强，心肌收缩力增强，心搏出量增加，血液循环加快，可减少血中胆固醇在血管内的沉积或在血管壁的附着、对预防动脉硬化、冠心病等心血管病是十分有益的。跑步还能消耗体内多余能量，有效地预防肥胖症。

（3）刚柔并济——太极拳

太极拳是一种拳术与气功相结合的健身运动。它巧妙地融合了气功与拳术的长处，动静结合，刚柔相济，相得益彰，在全身运动的基础上侧重腰脊及下肢的锻炼。运动量适中，老少皆宜。可以用来强身，也可以陶冶性情，还可以锻炼意志。既适用于强健者增强体质，又适用于体弱多病者的康复锻炼。

（4）不同寻常——反序运动

反序运动是与我们日常生活的习惯动作完全相反的运动。如爬行、倒立、倒行、赤足走路、伸懒腰等。做反序运动对身体有什么好处呢？研究发现，这项运动能使人体的神经、肌肉等运动器官得到全面锻炼。因为日常生活中的某一习惯动作只能使一部分肌肉、神经得到锻炼，而与之对应的另一些肌群则缺乏应有的锻炼。做反序运动，则可弥补这一缺陷，使身体得到全面的锻炼。

①爬行：与人常态下的直立相比较，爬行动作由于心脏位置的降低，更有利于全身的血液循环。同时，由于爬行动作使身体的重心分散到四肢，从而使腰背椎负荷大大减轻，并且对腰背部肌肉也是一种极好的锻炼。因此，对于患有腰背、脊柱病的中老年人更有好处，方法是用双手和双膝着地爬行，每日两次，每次 15min 即可。

②倒行：人长期向前走，会使肌肉出现经常活动和不常活动的部分，影响肌肉的能量平衡。而倒着走、正可弥补前行的不足，给予不经常活动的肌肉以刺激，促进人体平衡。每日两次，每次走 15min 即可。

③赤足走路：人体的脏器、五官、大脑等所有组织器官，在足底部有自己特有的反射区，是人的生命活动的一个缩影。赤足走路，由于人体重力作用，足底与地面摩擦，就可以在足底各反射区起按摩作用，从而调整整体功能，达到强身健体的作用。

④伸懒腰：对上肢和躯干部乃至全身肌肉都可起到一种反向牵拉，从而使全身肌肉得到舒展、放松。对长期从事固定体位工作的人，如站立、坐立、蹲立或弯腰工作的人会大有好处。因此，当你工作劳累之际，稍停片刻，可以伸一伸懒腰，缓解缓解疲劳。

（5）肌肉按摩——拍打运动

拍打运动是一种很好的肌肉按摩运动。它可以促进血液循环，解除局部肌肉的紧张，使被拍打的局部关节得到适度活动。同时，拍打产生的冲击波可传至肌肉和内脏器官，从而促进血液循环，并使内脏得到一定的锻炼。

具体做法是：取站立姿势或坐于椅子上，两腿自然分开，全身放松，两眼平视前方、颈直胸挺，举起双臂、先用空心拳同时捶打颈部，左手捶打左侧，右手捶打右侧。先从后颈开始，逐渐向上捶打，直到前额部；再从前额部向后打，直到后颈部。如此反复8次，然后改用虚攀，双臂自然甩动，交叉拍打肩部和后背；再从上而下拍打胸部、腰部及双腿，往返重复，每侧各往返8次，拍打动作应先轻后重，先慢后快，不宜过猛。拍胸部、腹部、腰背部时，动作要稍轻，不可重拍，以免损伤内脏。

运动前准备，运动后整理；循序渐进，持之以恒；因人而异，因地制宜；劳逸结合，顺应节气。

第三节　住与健康

1. 睡好子午觉

俗话说，养生有三大法宝：三寒、两倒、七分饱，“两倒”则是指要睡好“子午觉”，所谓子午觉，是指在子时和午时按时入睡，子时是从23时到凌晨1时，夜半子时为阴阳大会、水火交泰之际，称为合阴，是一天中阴气最重的时候，也是睡眠的最佳时机，子时之前入睡有利于养阴；午时则是从11时到13时。这也是阴阳交会的时候，此时阳气最盛，称为合阳，此时午睡有利于养阳。

子午觉的主要原则是“子时大睡，午时小憩”，即晚上一定要在22时左右就准备睡觉，子时（23时）之前最好入睡。对于不得不从事熬夜工作的人，与其一直熬到凌晨三四点钟，不如在子时睡上一会儿，因为这段时间的睡眠效果远远超过其他时间段。午觉则只需在午时（11~13时）休息30min即可。午睡时间过长，不仅浪费宝贵的时间，而且会扰乱人体生物钟，影响晚上睡眠。但是午觉一定要睡，即使睡不着，也要闭目养神，以利于人体阴阳之气的正常交接。

2. 睡时不开灯

“凡卧讫，头边勿安灯，令人六神不安”，这句话说的是睡觉的时候，头边不要安放灯具。否则会让人六神不安。这句话放在今天依然有道理。每个人的大脑内都存在着一个松果体。松果体的功能之一就是在夜间人体进入睡眠状态时分泌大量的褪黑素。研究发现，褪黑素在23时至次日凌晨时往往分泌最旺盛、天亮之后一旦出现光源，就会停止分泌。褪黑

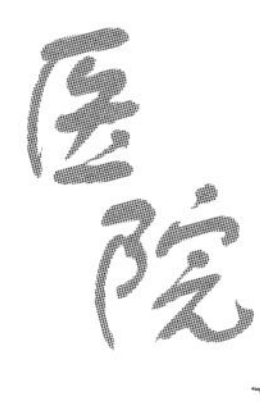

素的分泌不仅可抑制人体交感神经的兴奋性使血压下降心跳减慢同时也能让心脏得到休息，进而增强机体的抵抗力，消除疲劳。

夜幕降临，床头灯的光线会使人的自然生理节奏陷入混乱状态，同时还会抑制松果体在夜晚正常分泌褪黑素。从中医的角度来说，人体需要登夜相辅才能达到阴阳平衡。在灯光中睡觉，过亮的灯光会让人体以为还处于白天，于是阳气就继续循环从而造成经气紊乱，人也易感疲劳。

3. 卧室植物摆放要得当

很多朋友喜欢把自己的卧室用花草装点一番，觉得这样富有生活情调，但是大家在关注卧室美丽时尚的同时也要注意卧室健康。

对于有呼吸道支气管炎、气管炎、哮喘的患者来说，室内最好不要摆放鲜花。而对于过敏体质的人来说花粉、花香都有可能引起过敏反应出现胸闷咳嗽症状。由于花粉能引起病人打喷嚏对手术伤口愈合不利，因此动过手术的患者最好暂时远离鲜花，特别是花粉较多的鲜花。

百合花香气浓烈容易造成人体神经中枢兴奋，如果闻得时间久了还会引起头晕甚至失眠。喜欢养水仙的市民要格外注意，因为水仙茎叶中的无色透明黏液有毒，误食可能引起呕吐、腹痛、腹泻等不良反应，严重的还会导致晕厥。

卧室内植物数量不要太多。一般 12~16m^2 的空间内，大型绿叶植物不要超过 3 盆，小型的不要超过 5 盆。

新房卧室里面最适宜选择四季常青的花木，或能吸收有毒气体的品种，如吊兰、文竹、仙人掌、龟背竹、常青藤等。吊兰、芦荟可消除甲醛的污染使空气净化；而龟背竹在夜间有很强的吸收二氧化碳的特点，比其他花卉高 6 倍以上；美人蕉对二氧化硫有很强的吸收性，菊花、铁树、生长藤可以减少苯的污染。

4 卧室窗帘要选好

窗帘在卧室的布置中也比较有讲究。它不仅关乎卧室装饰的美观，也关乎卧室气氛的营造，而且还与睡眠及健康息息相关。

先来说说卧室窗帘的隔音效果。卧室选用双层窗布或隔音窗帘，不仅可以防止光线太早“溜”进室内，还具有一定的减噪效果。布艺窗帘有非常好的吸音效果、质地以棉、麻为主。一般来说越厚的窗帘吸音效果越好，一条质地好的窗帘可以减少 10%~20% 的外界噪声。如果你或家人睡眠有障碍，对外界的声音很敏感，那就考虑用较厚的棉麻类窗帘吧。

接下来谈一谈卧室窗帘的遮光问题。良好的卧室窗帘应具有阻挡强光和紫外线的功效。遮光布做成窗帘的形式有两种：一种是做成布帘式的。采用的遮光布比较轻、薄易折叠，一般利用尼龙搭扣，将选好的窗帘和遮光布合二为一，让有涂层的一面朝外，以阻挡强光的照射。还有一种是做成卷帘式的，通常是将遮光布进行处理后使其平整且富有垂感可直接做成卷帘。

通常来说，双层的窗帘更好。一层轻薄的纱帘，可以在白天拉上适当调节室内亮度，使眼睛免受强光刺激。另一层用棉质厚布帘透气性较好，并能保证一定的保暖性，特别是晚上，可以避免受凉。同时厚重的窗帘能营造静谧环境，有利于睡眠。窗帘的颜色不能太暗，不能太亮。比如黑色的太暗容易使居室看起来阴暗，影响人的情绪；白色和红色的则太亮，一般以深蓝色的窗帘为佳。

第四节　穿与健康

1. 四季穿着

春季天气变暖，是万物生长及复苏的季节，白日渐长，夜间渐短。春季气温变化较大，因此在衣着方面总的要求是：一方面要宽松舒展，另一方面又要柔软保暖，并且还要做到衣服不可顿减。

夏季天气逐渐转热，人们极易感到闷热、困倦和烦躁不安，盛夏酷暑。首先，要做好防暑降温工作，在太阳照射最厉害的时候避免外出，如果必须外出的话，可以采取一些措施，如打遮阳伞、戴遮阳帽、戴太阳镜等。外出时，应少穿化纤类衣物，以避免大量汗出时不能及时散热，最好选择质地柔软的丝、绸、棉、麻纺织品等宽大通风的轻便服装，以达到隔热防暑的目的。

秋季虽然白天天气有时仍旧炎热，需要打开空调，但白露节气来临后不宜穿过于暴露的衣服，露背装、露脐装皆不合时宜了。中医和民间素有“白露身不露，寒露脚不露”的说法。“一场秋雨一层寒”，特别是老年人、体弱多病者，更要注意随着外界气温变化及时增减衣服，出门时最好带一件外套。夜卧时，床头备一条薄棉被十分必要，且需换上长袖衣物入睡，衣物可以单薄些，薄而不露。古语云“寒从脚起”，对于耐寒能力差的人，在白露过后，尤要注意足部保暖，尽量不要穿着露趾的凉鞋、拖鞋，不要冒雨湿脚走路，以防寒气侵体。

冬季是阴气盛极、万物闭藏之季节。冬季的衣着中，内衣应保暖贴身，以棉布材料为最好（化纤制品保暖性能差，也容易引发皮肤过敏等发生）；外衣应稍稍宽大，棉、毛、皮质均可，但不管哪种材质，均应柔软、轻便、保暖性能好，不可过于臃肿厚重。鞋袜也应松软、轻便、保暖，不宜过于厚重。总之，冬季衣服、鞋袜要让人穿着舒适暖和、保证气血流通、行动方便为宜。

冬季要特别重视头部、胸背和足部的保暖。俗语说：“冬季戴顶帽，胜加一件小棉袄。”所以出门时，特别是体弱者与老年人应戴一顶帽子，胸背部最好加一件毛或皮的背心，这样有利于保持心、胸的温暖，增强上呼吸道的抗寒能力，减少呼吸道、心血管慢性疾病的复发与加重，行动干活也方便。每天应注意收听天气预报，注意随气候的变化增减衣服，特别是寒潮过境、大风降温天气，一定要注意增添衣服，不但应戴帽，还应戴围巾、手套，以保持全身与末端血液循环畅通，减少与预防感冒、冻伤等疾病的发生。

2. 不同人群的穿着

（1）婴儿

其衣着主要是保温防寒，但是要求穿着方便，穿上衣衫或包上襁褓以后，以婴儿活动仍可自如为原则，同时尽可能使用柔软、轻松、吸水性好的棉布料制作为好。

婴儿的外衣可根据季节适当选用各种针织品、绒毛布、毛线衣等作为料子或直接选购合适的成衣婴儿服。由于婴儿长得快，且外出机会少，也可用大人穿旧的普通衣服改制。

如用手摸得孩子背部有汗时，即应脱去一件，如孩子的胸或背部起了鸡皮疙瘩，应适当添些衣服。要是内衣被汗湿了，就应及时更换，以免汗凉后受寒感冒。两岁以后的孩子一般能够自己脱去容易脱的衣服，但要自己会穿衣则要等到三岁半以后才行。孩子对气候的适应能力比成年人差，一旦气候变化应勤穿、脱衣服，这是必要的，也是防止疾病的重要措施，但切莫过分。有的家长生怕孩子睡觉时受凉，把孩子的头闷在被窝里，这样易使孩子生病。因为被窝里空气污浊，会影响呼吸，甚至造成窒息。小孩子最好从小单独睡，如为防止踢被子，可在被头上缝一条或几条软而宽的带子缚在床上。

（2）孕妇

随着妊娠月份增加，由于生理上的改变，人的体形就会发生变化。如乳房增大，腹部增大且逐渐向前突出。有的孕妇在妊娠后期，还出现足背不同程序的浮肿。为保持身体平衡，使上身呈后弯状。此时，孕妇应相应选择宽畅、舒适、轻便、保腰和清洁卫生的穿着。从生理卫生这个要求上看，特别要注意以下几点：

衣着必须清洁卫生，因妊娠期人体分泌物多，直接接触人体的内衣、内裤如汗衫、衬衫、衬裤、衬裙以及其他包括胸罩、孕妇腹带、床单、被褥等都要清洁卫生。产后如果用了不卫生的胸罩、衬衣，细菌会自乳头侵入以致引起乳腺炎。

不得勒紧身体，衣着需要宽舒，以免妨碍血液循环，假如腹上部勒得过紧会压迫子宫。另外，吊袜带也不可勒得过紧，否则引起下肢浮肿或静脉血管隆起。有下肢足部浮肿的孕妇更要注意鞋袜的宽畅，要求鞋袜柔软合适。

不得压迫乳房，可选戴孕妇专用或具有保护孕妇乳房效果的胸罩。要求胸罩简单舒适，有利呼吸，一般用棉布或柔软通气的料子做成的胸罩为好。睡觉时应取下胸罩，以防受压。

（3）老年人

在春天，要抓住调养生气的大好时机，衣着要暖热相称，要适合舒展筋骨、扭扭服、拍拍腿，打打太极拳、老年操的需要，要求衣裤宽畅自如，衣带松舒，使形体舒缓合乎生理；在夏天，酷暑的热天，老年人的衣着最好选择质地柔软，颜色浅淡的丝、绸、棉、麻纺织品等宽大通风的轻便服装，以达到隔热防暑的目的；秋天气温逐渐下降，同时又是由夏入冬的过渡季节，有时会出现“一天有四季，一雨便成冬”的情况，这对于老年人特别是体质比较虚弱的老年人，适应这种天气往往需要有一个过程。因此，老年人不仅要早卧避风寒，早起从新爽，注意气候变化，随时增减衣服；冬天，老年人特别畏寒怕冷，把过冬视为过关。这是因为老年人随年龄的增加，生理机能衰退，对气温变化适应能力差的缘故。因此，在冬季要注意防寒保暖。由于老年人一般肌肉都逐渐萎缩，动作乏力，活动量减少，因此要求衣服宽大松软，易穿易脱，保暖性能好。患有气管炎和胃溃疡的人，除穿棉衣外，最好再增加一件背心，有利保护心肺和胃的功能。常发关节疼痛的老人，制作寒衣时最好在贴近肩胛、膝盖等关节部位加厚棉花或皮毛，也可单独制作棉垫或皮毛垫。

（张庚华　甘琴）

第四章
家庭四季防病简要知识

导语

治未病是中国最早预防疾病的家庭保健理念。家庭保健就是在家里通过良好的生活习惯，包括衣食住行，适量的运动，良好的心态等方面进行各种保健行为，做到小病不拖延，大病早发现，身体健康不患病或少患病，以达到呵护家庭成员健康、预防、康复疾病的目的。在维护好卫生健康的同时，还能助力倡导文明的家庭环境。

随着人们生活水平的提高，大家也越来越重视身体健康，重视保健。以注重饮食，加强体育锻炼为主导，再根据自身特点，选择一些家庭保健用具，培养家庭保健好习惯。这一切行动都要建立在知晓一些医学知识的基础上。岁月在流逝，时间在沉淀；生活在继续，疾病在施虐。如何在繁忙的日子里，享受慢生活的馈赠，家庭保健知病防病应是每个家庭的日常生活的话题。

第一节　预防疾病的最好办法是养成好习惯

不管疾病有多少，从发病的速度来分有两大类：急性病与慢性病。如胃穿孔与胃炎，关节炎与关节外伤。从疾病源传播的方式分传染病、非传染病。常见的传染类疾病有；手足口病、麻疹、流行性感冒、风疹、

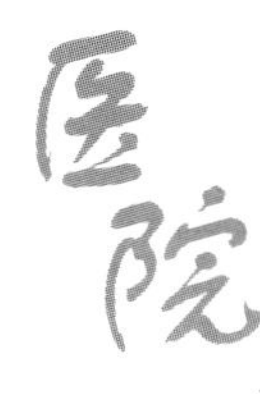

猩红热等。从发生的解剖分，常见的消化系统疾病有：肝病、胰腺疾病、肠道疾病、胃病等。泌尿系统疾病常见的有肾结石、肾癌、前列腺疾病等。内分泌系统疾病常见的有：甲状腺疾病，糖尿病，肾上腺功能疾病等。呼吸系统常见的疾病有：肺炎、哮喘、支气管炎等。循环系统疾病常见的有：高血压、冠心病等。血液系统疾病常见的有：贫血、白血病；皮肤疾病常见的有：湿疹、过敏性皮炎、风疹、白癜风、红斑狼疮、癣等。口腔疾病常见的有：龋齿、牙周炎、舌炎、口腔溃疡、口腔癌，鹅口疮、口臭等。眼科疾病：斜视、近视、泪囊炎、过敏性结膜炎。耳鼻喉常见的疾病有：鼻炎、中耳炎，慢性喉炎，鼻咽癌。神经系统疾病，需要手术的叫神经外科，也叫脑外科。保守治疗的叫神经内科。

医学研究表明，对人类健康和生命的主要威胁是可以预防和及早发现的，其中一个强有力的手段就是自我保健。世界上绝大多数影响健康和导致英年早逝的问题，都可以通过养成良好的生活习惯来预防。这就是不吸烟，少饮酒，均衡饮食，锻炼身体，保持心理平衡，找到适合自己最好的生活方式，面对流行全球的新型冠状病毒感染（以下简称新冠病毒感染），每个中国人都养好了良好的习惯。外出戴口罩，尤其是进入人员密集的场所和闭塞的空间：地铁、高铁、飞机、公交车时自觉戴好口罩，尽量减少接触公共场所的公用物品；勤洗手；从外面返回、或者咳嗽手捂过口鼻，以及饭前便后，用洗手液、肥皂流动水洗手，或用消毒液消毒。有人编写了顺口溜：出门戴口罩，别去凑热闹。开窗勤通风，少吃不熬夜。思念不串门，微信互转告，时刻讲卫生，健康最重要。这些好习惯起到了良好的预防作用。

好习惯很多，比如生活习惯。早睡早醒，保证充足的睡眠时间；不熬夜；保持室内空气流通及家庭卫生；咳嗽、打喷嚏时用手肘遮住口、鼻，不随地吐痰；口鼻分泌物用纸巾包好，弃置于有盖垃圾桶内；垃圾分类。

饮食习惯。注重均衡营养，三餐要有规律，荤素搭配合理；不暴饮暴食；多吃新鲜的蔬菜和水果；多饮水，不抽烟，适量饮酒。

运动习惯。坚持适当运动，保持自身良好的抵抗能力。平时要制定适合自己的锻炼计划，多参加户外有氧运动，增强体质，有利于心肺功能，有利预防呼吸系统疾病、心脑血管疾病。

做好个人防护：不适及时就医，时刻注意自身、家人及周围人员的健康状态，一旦出现咳嗽、发热、乏力、胸闷、呼吸困难等不适时，及时就医或劝导就医。就医时主动告诉医生自己近期的活动情况，是否去过疾病流行地区，是否接触过疑似患者，自己发病后又接触了什么人等。

好习惯很多，好习惯很细。好的习惯会让身体更健康、人生更精彩。习惯的养成并非易事，也不是一朝一夕的速成，需要坚强的决心和顽强的意志，不是每个人都能做到的。有人健康无疾，有人体弱多病。诚如跑步，目的是减肥也好，是锻炼身体也罢，养成经常跑步的习惯才叫良方。“三天打鱼两天晒网”是没有作用的，甚至起反作用。停止跑步后反弹很厉害，像发面一样，体重噌噌上涨。习惯难以养成的主要原因是不能自律。通往理想的航道有很多曲折，但最简单、最经济的方法是：养成好习惯。

第二节　春季疾病的简单预防

1. 识病知病

（1）呼吸道传染病。春季是传染性疾病的多发季节，常见的传染病有：流行性感冒、麻疹、水痘、风疹、鼻炎、手足口病等疾病。尽管已是“吹面不寒杨柳风”的季节，“倒春寒的厉害”可以让人防不胜防。传染病都是呼吸道传染病，可通过空气、短距离飞沫或接触等途径传播。人员比较密集的地方一旦出现传播，会带来很大的影响。一年四季都会遭遇呼吸道感染，但春季是多发时节。有时，对一些疾病的预防真是举手之劳，堵住了呼吸道的传播途径就可以了。戴口罩、不聚集。交流有距离，勤洗手，像预防新冠病毒感染一样。

（2）过敏症。过敏性鼻炎、皮炎。春季对于敏感体质的人来说的确是个难熬的季节。会出现鼻塞，皮肤瘙痒，甚至出现荨麻疹、眼周、嘴唇水肿。注意看天气预报，风大、空气中浮尘多，柳絮花粉飞扬、自己把自己“密封”起来，让容易引起过敏的因子不落在皮肤上，更不能让小虫叮咬。感觉皮肤发干，用护肤剂，有些人对护肤剂过敏，会呈现干燥红肿现象，这时去医院皮肤科选择性用药。

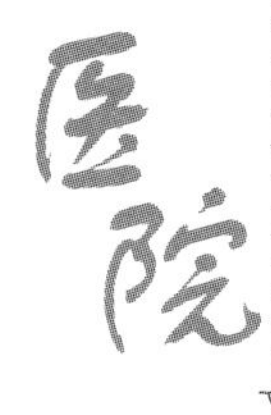

2. 春季疾病日常的自我预防

（1）食物预防：多食蔬菜和水果。食梨、甘蔗、萝卜、草莓、紫葡萄等深色水果，它们富含抗氧化剂，可以对抗造成免疫细胞破坏和免疫功能降低的自由基。少量或禁食鱼、虾、蟹、羊等腥发之物，鸡、鸭、鹅等禽类食物以及葱、姜、蒜、辣椒、芫荽、酒类等刺激食物或油炸等难以消化的食物。

（2）药物预防补充维生素 C 和维生素 E：它们有抗感染功效，并可减轻呼吸道充血和水肿。

（3）养成体育锻炼习惯：适度运动可以使血液中白细胞介素增多，进而增强免疫细胞的活性，消灭病原体，达到提高人体免疫力的目的。

（4）保证充足睡眠：人在睡眠时，机体其他脏器处于休眠状态，而免疫系统处于活跃状态，白血球增多、肝脏功能增强，从而将侵入体内的细菌、病毒消灭。

（5）保持室内空气流通，良好的通风可消除 80% 自然菌；尽量不去、也不带孩子去人群密集场所。

（6）民间验方。蒸脸：将沸水倒入大口碗，把脸置于其上约 15min，或更简单，仅需将热毛巾盖在面部或长点时间的热水浴，都有助于治疗过敏性皮炎。喝冰糖银耳汤，对皮肤有良好的滋养效用，减少瘙痒。

（7）注意皮肤清洁。

（8）限制多脂多糖饮食，忌饮酒与刺激性食物，多喝水。

（9）避免蚊虫叮咬，尽量少到不洁的水域或草丛中游玩。

（10）如果孩子有发热咳嗽鼻塞上呼吸道症状不要自行用“消炎药”。观察一天，或去儿科就诊。

第三节　夏季疾病的简单预防

炎炎夏日不仅温度高，湿度也较大，多变的气候、湿热的空气为病菌滋生和传播提供了温床，人体的消耗增加使抵抗力减弱，季节性疾病也随之上身。做好防暑降温工作的同时，更应注意夏季多发疾病的预防和保健。

1.识病知病

夏季感冒也称暑湿感冒。

夏季的特点是闷热、湿度较大，人们容易贪凉。天热流汗使会消耗大量的能量，夏天胃口比较差，没有足够的营养及时补充，使体内的抵抗力下降。中医认为，夏季人体阳气浮跃于体表，随出汗而外泄，使卫气不足，暑热湿气耗损脾阳，而致脾气不能正常运化，大量出汗又消耗了能量和水分，如不及时调整，人体的抵抗力下降，很易感冒。风寒风热之搅，更易感受暑湿之邪。暑湿感冒是受湿热之邪所侵的暑湿伤表，卫阳郁阻，又被称为热伤风，以三伏天多见，多因天气潮湿、饮食不节或久居空调室内引起，发病特点表现为头痛如裹、咽喉疼痛、发热、出汗后热度不减，头昏脑胀，身重倦怠，心烦口干等不适症状。其次，还会出现消化道症状，如腹泻、呕吐等。

健康提醒：

（1）高温会消耗大量的体液，注意多喝白开水，饮水要少量多次，一般每次以300~500ml为宜。必要时可以喝点淡盐开水。

（2）睡眠对治疗夏季感冒有帮助，要保证8h的睡眠时间。膳食要合理，多吃青菜、番茄、黄瓜等维生素含量高的食物；多吃瘦肉，增加蛋白质。

（3）不要无节制地冷饮冷食。这是导致夏天感冒的又一个因素。

（4）不要贪图凉爽，热得满头大汗时用冷水冲头或洗冷水澡，睡觉时对着电扇吹个不停，长时间开空调，冷热温差太大是夏季感冒的主因。不要在冷气设施的地方呆得时间过长，科学使用空调、电风扇等，不要把室内温度调得太低。一般情况下，室内与室外温度之差不超过7℃。

（5）要带孩子进行适宜的户外活动。不立即进入室温太低的房间。在空调房间内睡眠，一定要给孩子穿上薄长袖衣裤，到了室外再脱掉。如孩子感冒，要及时就医，尽量避免并发症的发生。

预防：

（1）保持室内外环境卫生和个人卫生，室内应经常开窗，使空气流通。不宜长时间开着空调，温度尽量调节在26℃左右，缩小室内外温差，避免在有过堂风处睡觉，以免受凉发病。尤其禁忌满头大汗时用冷水冲

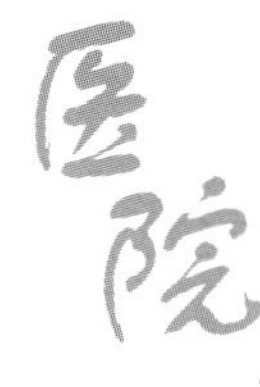

头或洗冷水澡。

（2）饮食上要科学合理地安排，不要暴食暴饮，不食高脂肪食物和不洁的食物，多吃水果、新鲜蔬菜、优质蛋白质、多维生素食物，以清淡为主，忌油腻辛辣燥热食物。注意多喝白开水，饮水要少量多次，一般每次以 200~300ml 为宜，必要时可以喝点淡盐开水。尤其要少喝冷饮，以免损伤脾胃阳气，脾胃运化失衡，水湿内蕴。

（3）个人要注意劳逸结合，运动适量，防止出汗过多、过度劳累，保证充足的睡眠，7~8h 为宜，适当午休，不要熬夜，改变不良的生活习惯、建立良好的生活规律，增强机体免疫力。

健康小贴士：怎样辨别风寒感冒和风热感冒？

感冒分为两种。一种是普通感冒，一种是流行性感冒。在传染病流行期间，体温超过 37.3℃以上，伴有或不伴有头痛、流涕、鼻塞、咳嗽等症状时，应佩戴口罩前往医院的发热门诊进行诊治，以排除传染性疾病。

平时人们所说的感冒是一年四季常见的疾病。西医将感冒统称为上呼吸道感染，往往给予抗病毒或抗生素治疗；中医认为，感冒是人的体质虚弱、生活失调、卫气不固、外邪乘虚侵入时所致，常常将普通感冒分为风寒感冒和风热感冒进行辨证治疗，了解一些感冒的相关小知识可以及早进行防治，可以从以下几个方面进行区分：

（1）季节

风寒感冒：多发生于气候寒冷季节，比如初春、深秋和冬季是风寒之邪外袭、肺气失宣所致。

风热感冒：多发生于气候温暖季节，如春季、初夏和初秋等是风热之邪犯表、肺气失和所致。

（2）症状

①鼻塞

风寒感冒：鼻塞声音重，打喷嚏、常流出清鼻涕。

风热感冒：鼻塞、鼻流浊涕，若热势重，可流出黄稠浊涕。

②咳嗽

风寒感冒：风寒感冒咳嗽，喉咙痒，且咳痰较多，痰液清稀，舌质淡红，舌苔薄白。

风热感冒：风热袭肺，导致肺失清肃，风热煎浊津液则咳嗽且咳痰黄稠，舌质边尖色红，舌苔薄黄或黄厚。

③恶寒发热

风寒感冒：由于风寒之邪侵袭肌表，而寒邪又属于阴邪，其性凝闭，人体阳气受到遏制，故而表现为发热较轻而比较怕冷；同时又由于毛孔受到闭塞，故而无汗（恶寒重、发热轻、无汗）。

风热感冒：因外感风热而非风寒，故而表现为以发热为主，其畏风寒程度较轻，或仅仅表现出怕风；同时风热为阳邪，热蒸肌表，导致肌腠疏懈，故而可见虽有汗出而病情并不缓解（恶寒轻、发热重，汗出而不解）。

④口渴

风寒感冒：寒邪本身就属于阴邪，不易耗伤人体阴液，所以在初期不口渴不会出现贪饮的情况，喝水时也喜欢喝热饮。

风热感冒：风热为阳邪，阳从火化，容易伤及阴津，初期会出现口渴喜凉饮的情况。

⑤头痛

风寒感冒：寒邪凝滞，由于寒邪束表，人体阳气被寒所扼不能散发，因此常表现有头痛、身体疼痛之症。

风热感冒：则多表现为面目红赤、头脑胀痛。

（3）辨证治疗

风寒感冒：应以辛温解表为主，常选用麻黄、荆芥、防风、苏叶等解表散寒药。可选用伤风感冒冲剂、感冒清热冲剂、九味羌活颗粒、通宣理肺丸、川芎茶调颗粒等药物治疗。

风热感冒：应以辛凉解表为主，常选用菊花、薄荷、桑叶等清热解毒药。可选用金银花口服液、清开灵颗粒、感冒退热冲剂、板蓝根冲剂、银翘解毒丸、莲花清瘟胶囊等药物治疗。

（4）茶饮粥食

红糖姜茶：姜、红糖。将这两种材料准备好之后用适量开水进行冲泡，然后代替茶水趁热进行饮用。具有很好的驱散风寒的作用，适合风寒感冒的患者服用。

紫苏粥：大米、紫苏叶。将大米洗干净熬粥，粥熬好之后加入洗干净的紫苏叶，搅拌均匀粥开之后就可以起锅趁热服用。适合风寒感冒的患者服用。

桑菊薄荷饮：桑叶、菊花、薄荷、蜂蜜少许，加适量水，煮沸，代茶频服。桑叶清肺热，菊花疏散风热，明目平肝，薄荷为疏散风热之要药，能迅速解除发热头痛等症状。适合风热感冒的患者。

薄荷粥：薄荷煎取药汁候凉，取粳米加水煮粥，待粥将成时，加入薄荷汁及适量冰糖。稍温即服，得汗最佳。薄荷为疏散风热之要药，加粳米、冰糖制粥，能促使出汗，又有护胃作用。对新感风热者最适宜。

健康提醒：感冒后应注意：

①卧床休息，保证充足睡眠。

②充分饮水，少吃油腻、煎炸、生冷的食物，饮食调治以清淡为宜。

③注意环境通风和清洁，勤洗手，戴口罩，少去人员密集的公共场所，保持 1m 社交距离，防止交叉感染，保持良好的个人卫生习惯。

④平时多注意体育锻炼，增强抵抗力。

（吴重洋　刘琴）

细菌性痢疾

肠道疾病是夏季的高发病，食物中毒、腹泻病发病的高峰期。而细菌性痢疾是最常见的肠道传染病，它除了与苍蝇繁殖活动有关外，还和天热人们喜欢吃生冷食品引起胃肠功能紊乱有关。每个家庭做好防暑降温的同时，注意夏季多发疾病的预防，完全可以避开疾病的侵袭。

健康提醒：

①要养成良好的卫生习惯，做好饮食和个人卫生，防止病从口入，严格做好炊具、食具及食物的清洁工作，生、熟食物要分开，饭前便后要洗手，喝开水不喝生水，不吃生冷不洁食物，尽量少吃易带致病菌的食物，如螺蛳，贝壳，螃蟹等水海产品，食用时要煮透蒸透。

当天的食物不要放在第二天再吃，天热很容易变质，细菌容易生长；打开的水果，如西瓜等要尽量吃完，不然用保鲜膜封好，放到冰箱保存，但是时间也不要超过 24h。

②夏季人的体能消耗量大，喝水多，削弱了胃肠功能和抗病能力，再加上各类细菌、病毒生长繁殖快，水源食物、环境容易受污染，易引起腹痛、腹泻、肠鸣音亢进等胃肠道不适。

老鼠、苍蝇、蚊子、蟑螂等在夏季是繁殖高峰期，它们携带的各种病原体易污染水源、食物、环境，易造成传染病的发生。当出现腹痛、腹泻、欲泻不爽，里急后重、水样便、黏液血便等症状时要警惕霍乱、副霍乱、痢疾、伤寒、病毒性肝炎等肠道传染病的出现。七八月还是食物中毒的高发期，这主要是因为气候炎热，细菌易繁殖，人们吃了被细菌污染的食物后发病。引发食物中毒的病菌有很多，如大肠杆菌、弧菌等。细菌性食物中毒的症状多表现为畏寒、发热、恶心、呕吐、腹痛、腹泻，可集体发病。严重者还会引起脱水、血压下降、酸中毒甚至休克。

③搞好环境卫生，及时清除各类垃圾杂物，疏通小沟、小渠、污水管道，清除各种积水、蚊蝇孳生地，消灭蚊蝇鼠害，查找清除蟑螂卵鞘和蟑迹，彻底消除蟑螂栖息和繁殖场所。

④水果、蔬菜食用前要反复清洗，肉类和海鲜食品一定要新鲜，熟透再食用。不吃腐败变质变味的食物，食物应充分加热，放置过久的不宜再吃，一旦发现中毒症状，应立即停止食用可能引起中毒的食物，并向急救中心呼救，同时保存食物，以便提供给卫生部门进行检疫。

中暑

中暑是指在温度或湿度较高、不通风的环境下，因体温调节中枢功能紊乱而发生的以中枢神经和循环系统功能障碍为主要表现的急性疾病。中暑是夏季常见疾病。一般来说，重体力劳动者、年老体弱者、慢性病患者、孕妇等容易出现中暑。办公族虽然在空调房内办公，但如果工作强度过大，时间过长，睡眠不足、过度疲劳等，这些诱因也易导致中暑的出现。先兆中暑主要表现为头晕、头痛、耳鸣、眼花、口渴、全身无力及步态不稳等症状，轻度中暑则出现体温升高、面色潮红、胸闷、皮肤干热或面色苍白、恶心、呕吐、大汗、血压下降、脉搏细弱等症状。如果上述症状进一步加重，出现突然昏倒或大汗后抽搐、出冷汗、全身乏力、意识模糊等症状，则为重症中暑。

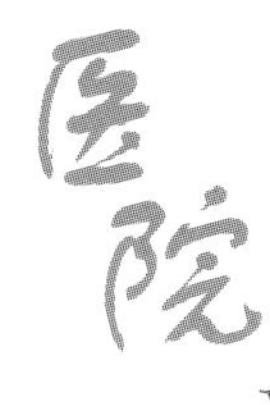

紧急处理：

如果中暑，轻者要迅速转移到阴凉通风处仰卧休息，解开衣扣、腰带，敞开上衣；适量饮水，可服用十滴水、藿香正气滴丸等防治中暑的药品。如果患者体温持续上升，可以用温水毛巾擦浴全身。如果中暑症状严重，应该立即送往医院诊治。

健康提醒：

①夏季室外工作者应避开10至16时的高温时段，做好防晒的防护措施，涂抹防晒霜，使用遮阳伞、遮阳帽等。衣着宽松吸汗，利于大量出汗时散热。每天多喝水，保证1.5~2L的正常饮水量，劳动强度大者酌情增加，少量多次饮用。出汗多时，及时补充淡盐水。身边配置一些人丹、十滴水、藿香正气水等药物，以备不时之需。

②久坐的办公族也应及时补充水分。不要突然进出温差很大的空调房间，室内外温差不超过5℃为宜。外出受热归来最忌"快速冷却"。不要立即吹空调、吹电扇、喝冷饮、洗冷水澡。这样会使全身毛孔快速闭合，体内热量难以散发，甚至引起脑部血管快速收缩而出现脑部供血不足的现象。

③夏季活动时间长，出汗多，消耗大，应适量多吃鸡、鸭、鱼、肉等优质蛋白质，补充人体代谢需要。多食夏季的时令蔬菜瓜果，如西瓜、冬瓜、苦瓜、西红柿等，补充水分和维生素。适当饮用菊花茶、薄荷茶、金银花茶等清热解毒、消暑解暑的茶饮。

健康小贴士：老人"热中风"

夏季炎热，出汗较多，老年人体内水分比年轻人要少，生理反应迟钝，在夏天容易"脱水"。"脱水"会使血液黏稠，对患有高血压或心脑血管等病的老年人发生中风的概率会增高。

健康提醒：

①要注意补充水分。做到"不渴时也常喝水"。

②有过中风史的病人，家属要时时注意病人症状。一般来说，头昏头痛、半身麻木酸软、频频打哈欠等都是中风前的预兆。

③防暑降温要适时适中，饮食结构要科学合理，多吃凉性食物如苦瓜、莲子等。常备药物做到有备无患。

皮肤病

夏日紫外线照射量增多、气温上升、潮湿多雨，各种昆虫大量繁殖，有利于各种真菌、细菌的繁殖和生长，衣服穿得少，皮肤裸露在外面容易受到日晒，容易出汗，皮肤潮湿，如不及时擦净和保持干燥，真菌便会侵害皮肤，病菌感染，皮肤受困扰。常见有：汗液排泄不畅的夏季皮炎，痱子、湿疹等；强光照射后的日光性皮炎；节肢动物叮咬后的丘疹样荨麻疹、隐翅虫皮炎；接触患癣的人或动物及公用生活用具，都可能发生传染。最常见的皮肤癣病是足癣，也就是“脚气”，喜欢穿皮鞋的人容易得脚气，因为皮鞋不透气，脚部的湿度和温度增高。

健康提醒：

①保持室内空气流通，散热措施得当，使室内温度、湿度适宜，衣服宜宽大、清爽、吸汗，避免汗渍，保持皮肤清洁干燥，清洗后及时用毛巾擦干。不宜穿闷气、不通风的衣裤；多喝水，稀释汗液里化学成分的浓度。

②要尽量避免日光暴晒，尽量减少高温外出，室外活动时，应穿着宽松的长袖衣裤，并戴太阳帽、打遮阳伞，做好防护，适当涂抹防晒霜。日光性皮炎患者少吃光感性强的食物，如灰菜、荠菜、芹菜、无花果等。

③久放的衣服、被褥，使用前要拿到太阳下暴晒；少去林木繁盛花草多的地方，野外工作、外出旅游时，在树林里、草丛或潮湿处，最好穿长衫长裤，减少皮肤暴露，或在皮肤暴露处涂抹驱蚊液等防虫药物；勿拍打落在身上的隐翅虫，可吹落处理。

④保持皮肤干燥、勤洗手足，注意不要共用拖鞋、浴盆等，养成良好的卫生习惯，勤换袜子，保持足部干燥，避免穿不透气的鞋、袜。

⑤很多青壮年男士容易在夏天感染体癣和花斑癣（汗斑）。预防体癣、股癣等真菌性皮肤病须保持皮肤干燥、卫生，如洗澡、洗脚后一定要把水分擦干，远离湿热环境。

（2）日常的自我预防

①注意饮食卫生，预防食物中毒。必须遵守以下饮食原则：新鲜、清洁，不吃不洁、腐败变质食品和生食水产品。

②预防肠道传染病。5月至10月为细菌性痢疾的高发季节，应注意

饮食、饮水卫生，做到喝开水、食用安全卫生食品，养成勤洗手等良好的卫生习惯。

③防蚊灭蚊，预防乙脑。

④预防呼吸道传染病。保持室内自然通风，少去拥挤和通风不良的场所，接种麻疹、风疹、流感等疫苗。

⑤注意用眼卫生，谨防红眼病。不要使用公用脸盆和毛巾。

⑥防止中暑。做好防晒工作，还要保证有充足的睡眠，经常洗温水澡，多吃新鲜的蔬菜和水果，适量地饮用一些淡盐水、绿豆汤、酸梅汤等清凉饮品。多喝白开水和淡茶水。

⑦预防热中风，适当地调整空调的温度，让室内和室外的温差尽量缩小，空调房内注重通风，有助保持室内空气湿润。晚上睡觉前要关上窗户，或将窗户开一窄缝，拉上窗帘，睡觉时盖好被子，防止空调温度过低着凉。

⑧中医饮食保养祛湿防病。饮食应清淡、多样化，多食营养丰硕的果蔬和蛋白质，适当食用姜、葱、蒜、醋，既能杀菌防病，又能健脾开胃，可多食绿豆、百合、黄瓜、芽菜、鸭肉、冬菇、紫菜、西瓜、番茄、赤小豆、南瓜等食物，也可以选择一些除湿的食物，如薏仁有健脾利湿、补肺清热作用；丝瓜、木瓜可以通络去湿；马齿苋可去肠胃湿邪；竹叶、荷叶、西瓜翠衣等可以解暑利湿；少量食用辣椒有助清除体内湿气。

⑨女性尽量不要穿超短裙，以防膝盖受寒导致风湿病。衣物宜选择质地轻柔、干爽、透气性佳的面料。

⑩雷雨天外出需留意雷电暴雨的危险，不要在离电源、大树和电杆较近躲雨；在空旷场地也不要将金属骨架的雨伞扛在肩上；雷雨天气时不宜接触电器装备；回避湖泊、池塘。

（庄织逆）

第四节　秋季疾病的简单预防

秋季气温渐渐变凉，气候多变。秋季气候的特点是干冷。受冷空气刺激，空气湿度较差，温差开始增大。有两种人会不适应，一是幼儿、二是慢性病患者。

1. 识病知病

（1）心血管病人。秋天气温变化大，空气干燥，俗称秋燥。秋燥会使人的情绪易波动，容易引起血压升高，诱发中风，脑血栓，所以有“多事之秋”之说。除了要按时口服降压药物以外，可以多吃点滋阴润燥的食物，如山药等，能缓解情绪，使血压平稳。

平时要注意预防高血压，避免突然剧烈的运动，如患有高血压病，记住早晚测量一次血压。

（2）肠胃疾病。秋季也会出现一些肠胃方面的疾病，或是首发，或是复发。平时要注意合理的饮食，注意增强肠胃的适应。

（3）秋季还是过敏性皮肤疾病、哮喘、感冒等疾病的高发季节，因为秋季的早晚温度变化相对较大，空气中过敏物较多，易引起呼吸道疾病，要注意避免过敏原的接触，特别是对于过敏体质，或者本身就有呼吸道感染疾病的患者尽量减少外出，减少到公共场所聚集。

（4）关节炎患者，痛风病患者也容易在秋季复发，平时要注意保暖。秋季也是传染病多发季节，尤其是季节性流感、甲流感、麻疹、风疹、水痘、手足口病等传染病易在学龄前儿童中出现暴发。

2. 日常的自我预防

预防秋季疾病，同样从各方面的小细节做起，只有避开了致病因素，坚持科学的生活习惯、养生方式，才可以远离“多事之秋”。

（1）养成良好的卫生习惯，勤洗手、不随地吐痰，避免与他人共用水杯、餐具、毛巾、牙刷等物品。

（2）加强体育锻炼，增强体质。

（3）注意饮食卫生，不随便吃路摊食物、不喝生水。

（4）衣服不能穿得过多，但早晚的时候要适时增减，防止在温差大的情况下出现感冒。

（5）早晨起来不要待在温度变化特别大的环境中，不要从被子里突然一下子就到有冷空气的地方去，要适当过渡一下。

（6）对孩子要特别关照：

①不与可疑患病儿童接触，防止交叉感染。

②在家做好教育工作以及防止传染病常识的宣传。

③经常开窗通风，保持室内空气流通，多参加户外活动，增强抵抗疾病的能力。

④麻疹、流行性腮腺炎、流行性感冒、水痘、风疹等多种呼吸道传染病可以通过接种相应的疫苗来预防，可带孩子到当地卫生院或疾控中心接种门诊接种。

⑤保证孩子充足睡眠，多喝水，多吃蔬菜水果，增加机体免疫能力，尽量避免去人多拥挤的公共场所。

⑥关注身体健康状况，特别是感冒发烧、咳嗽、头痛、乏力、出疹、嘴巴肿痛等现象，发现疑似病例应及时就医，做到早发现、早诊断、早治疗。

⑦秋季气候的突然变化无常，孩子身体的抵抗力差，不能完全适应。所以在这个季节，家长一定要注意给孩子适时地增减衣物，包括夜间的盖被。

⑧儿童秋季腹泻发病初期表现为上呼吸道症状：流涕、咳嗽、发热、咽部疼痛等感冒症状，一两天后大便每日数次，伴有呕吐、腹痛，容易被误诊为肠胃型感冒。秋季腹泻具有明显的季节性，起病快，体温较高（一般为38~40℃），大便次数多，有时甚至每日大便次数达数十次，多为水样或蛋花样，较大幼儿大便呈喷射状，无特殊腥味及黏液脓血。大便化验正常或有少许的白血球。由于频繁腹泻与呕吐，食欲低下，患儿容易出现不同程度的脱水现象，严重者可能出现电解质紊乱，更严重的还可能出现合并脑炎、肠出血、肠套叠或病毒性心肌炎而危及生命。出现这些症状要及时就医。

⑨呼吸系统感染后，孩子会出现一些打喷嚏、流鼻涕、鼻塞、咳嗽、发烧的临床症状。最好先到医院让医生诊断一下，是细菌性的感染还是病毒性的感染。从症状上来说不太好区分，但在治疗上有很大的差别。同样的发烧和感冒，如果是病毒性感冒，往往是一个自限性的疾病，抗生素治疗没有什么用，只会带来抗生素的副作用；病毒性感冒应该用一些抗病毒的药，才是对症治疗。

⑩秋季初防治红眼病。红眼病的传染方式主要是接触传染。预防红眼病主要是控制传染源，隔离病人，患者所用毛巾、手帕、脸盆、眼镜

等须经常消毒，并与健康人分开，健康人可点消炎眼药水预防，不用脏手和衣袖揩眼睛，儿童抵抗力弱，尽量少去人群中玩，并保持手、眼卫生，不与患病家人共睡。

（桂芬）

第五节 冬季疾病的简单预防

1. 冬季常见病

（1）呼吸道传染病。常见呼吸道传染病有：流行性感冒、麻疹、水痘、风疹、流行性脑脊髓膜炎（流脑）、肺炎等。其中，由流感病毒引起的流行性感冒，具有很强的传染性，其发病率占传染病之首位。

呼吸道传染病表现的共性为发热、乏力、头痛、咳嗽，流涕等症状。呼吸道传染病主要通过空气中的飞沫、尘埃进行传播。病人在讲话、咳嗽、打喷嚏时会从鼻咽部喷出大量的含有病原体的黏液飞沫悬浮于空气中，被易感者吸入即可造成传染，并可造成大面积流行。因此，戴口罩是最好的防范方法。流感病毒的预防与上述呼吸道传染病预防一样：勤洗手、多喝水，保持空气流通，加强营养、加强锻炼、合理作息、防寒保暖，及时发现、及时就诊。传染病流行季节前可进行相应的预防接种，如流感、肺炎、麻疹、流脑等疫苗预防相应的呼吸道传染病。

①流感和感冒

危害：最需提防的就是流感和普通性感冒的侵袭。流感的最大危害是引发并发症甚至危及生命，它会加重潜在的疾病，如心肺疾患，老年人以及患有各种慢性病或者体质虚弱者患流感后容易出现严重并发症，病死率较高。年老体弱者、儿童患有慢性病者和免疫力低下的人容易感染流感或感冒。普通性感冒如果治疗不当也很容易发展成支气管肺炎。

症状：流感表现为起病急骤、畏寒、高热、头痛、肌肉关节酸痛、全身乏力、鼻塞流泪、咽痛干咳，发烧在39℃以上，还会引发肺炎等并发症。

预防：除了接种流感疫苗外，要注意随温度变化选择衣物，注意保暖；要增加户外活动，增强体质，提高抵抗力；要多喝水，多吃水果，多服用维生素C；要注意通风，每天开窗通风0.5~1h。此外，还要尽量避免出入公共场所等。流感主要通过飞沫传播，到人多的地方最好戴口罩，注意卫生，勤洗手。而感冒主要通过接触传播，不但要注意气温变化，还应尽量避免接触感冒患者，接触感冒患者或他们碰触过的东西后要洗手。

②慢性支气管炎

原因：慢性支气管炎一般是由感染、长期吸烟等因素引起的。一般来说，老年人、吸烟者、患有慢性病和免疫力低的人（如患有冠心病、高血压、糖尿病、肺结核、肿瘤等），在冬季都容易发作慢性支气管炎，而且容易发展成肺气肿，严重的甚至会发展成肺心病。这是因为在秋冬换季时，如果受凉，抵抗力又差，就会引起慢性支气管炎的急性发作，严重的甚至病情会持续 1~2 个月，有的直到天气转暖时才会缓解，而且病情也容易反复。

预防：首先要在生活起居上多注意。饮食要适度，少吃辛辣的食物，多吃蔬菜和富含维生素 C 的水果；要注意保暖，别着凉，对于慢性支气管炎的高危人群来说，“秋冻”不可取；要注意通风换气，早晨起来或者白天阳光比较好时最好通风 0.5h 左右，因为室内空气污染也会引发或加重病情；要加强锻炼，锻炼时要注意不能大口呼吸，最好是口鼻交替呼吸。已经患有慢性支气管炎的病人可以学做呼吸操，还可以打肺炎疫苗、流感疫苗来减少慢性支气管炎的发作次数。

③哮喘

病因：受寒风的刺激很容易诱发哮喘，发生肺部感染也容易诱发哮喘。冬季很多地方包括家中容易门窗紧闭，导致室内空气污浊，家中养宠物，在宠物的皮毛以及其他过敏原的刺激下，容易诱发哮喘。运动不当也可能会诱发哮喘。有过敏史的人容易发作哮喘，患有过敏性鼻炎的人，或有慢性支气管炎也可能合并哮喘。

预防：远离过敏原、注意保暖、药物预防，坚持用药控制，哮喘患者不要嫌用药麻烦，一定要坚持用药。哮喘患者认为该病不能根除，懒得看病，这是不对的。要定期去医院复查肺功能、调节用药。注意运动不能太剧烈，有条件的哮喘患者还可以记哮喘日记，并记录下数据，这对到医院看病、医生诊断病情很有帮助。减少疲劳，包括运动不能太剧烈。

（2）肠道传染病与传染源有细菌性痢疾、肠炎、食物中毒、伤寒、副伤寒、霍乱等。病人或肠道传染病带菌者是传染源。

症状：肠道传染病临床表现的共性为胃肠道症状。多有腹泻，腹痛，呕吐伴发热，头痛等全身症状。

预防：肠道传染病主要通过粪—口途径传播，即病菌随粪便、呕吐物排出体外，污染的水、食物（蔬菜、瓜果、水产品、奶制品等）或其他生活用品，再经口食入而传播。不良的生活习惯是感染和传播的重要因素。

（3）关节痛

原因：冷空气能引发关节病痛的发作。当日温度变化在3℃以上，气压变化大于10百帕以上，相对湿度变化大于10%以上，关节痛病人就会多起来。而且疼痛发作也可能出现在天气变化的前一天，这就是“旧伤疼痛明日雨”的由来。

预防：有关节炎和其他伤痛的患者，平时要加强锻炼，以改善和调节关节功能，减少关节病痛。在天气变化前采取保暖、驱湿措施。

（4）冻疮

病因：冻疮是因天气寒冷引起的局限性皮肤炎症损害。经常发生在肢体的末梢和暴露的部位，如手、足、鼻尖、耳边、耳垂和面颊部。中医学认为冻疮的发生是由于患者阳气不足，外感寒湿之邪，使气血运行不畅，瘀血阻滞而发病。因而在冬季，体寒的人往往出现冻疮症状。

预防：加强适合自身条件的体育锻炼，如跳舞、跳绳等活动；利用每天洗手、脸、脚的间隙，轻轻揉擦皮肤，至微热为止，以促进血液循环，消除微循环障碍，达到“流通血脉”的目的；利用温差泡手，取一盆15℃的水和一盆45℃的水，先把手脚浸泡在低温水中5min，然后再浸泡于高温水中，如此每天重复三次，可以锻炼血管的收缩和扩张功能，减少冻疮的发生。

（5）心脑血管疾病

病因：寒冷的气候会使人的血管收缩，使血压增高或血压不稳定，心脏负担加重，容易引发心脑血管疾病。如果冬季老年人数日或数周有乏力、头晕、烦躁、胸部不适，活动时心悸、心绞痛或心绞痛发作频繁、剧烈、持久的情况，就该小心是否是心脑血管疾病找上门。

预防：尽可能保持身体温度的稳定。保持情绪稳定，避免精神紧张和情绪激动。要注意劳逸结合，适当增加体力活动，定时、定点休息，防止过度疲劳。控制体重，过度肥胖会使心脏负荷加重，应该限制总热量的摄入，平时多吃富含纤维素的食物，保持大便通畅，防止便秘。高血压患者要坚持服药，按时检测血压，注意及时降压。老年人最好随身携带硝酸甘油、速效救心丸等药物，以备发病时及早服药，一旦发病要尽快和急救机构联系。

（王平红）

第五章
常见的家庭急救知识须知

导语

一定有人看过这样的报道：七八岁的孩子看见大人突然倒地，他匆匆跑近身边，为倒下的大人施救，居然救活了。国外有这样的要求：小孩子从小就被教怎么做人工呼吸，心肺复苏术等抢救术。每个人从小就养成并学会了几招救人的技术。

无论何时、何处都要有预防意外的意识。俗话说“世事难料”“我们不知道不幸与明天哪个先来”，常见的急救知识须知就是预防不幸的“药方”之一。这章讲述的就是这些抢救术。

第一节　心肺复苏术

生死瞬间。

这瞬间是多“长”？ 4min，你知道吗？

医学上叫黄金 4min。心脏一旦停止跳动，如果得不到即刻抢救，在 4~6min 之后就可造成人体重要器官组织不可逆的损伤。有数据表明，所有猝死病人中，约有 90% 发生于医院以外的各种场合，绝大部分病人根本来不及被送去医院，救护车也不可能在几分钟内到达病人身边。因此一旦发现心搏骤停，应立即在现场实施心肺复苏术进行急救。所以，学会心肺复苏术，“救”在身边！救人一命胜造七级浮屠。

1. 如何进行心肺复苏?

心肺复苏简称CPR，是指由于各种原因，导致呼吸、心脏骤停所采取的抢救措施，即应用胸外按压形成暂时的人工循环并恢复心脏自主搏动和血液循环，用人工通气代替自主呼吸并恢复自主呼吸，达到促进苏醒和挽救生命的目的。当面对如此紧急的情况，等待“120”救援往往会错过抢救生命的最佳时机。应该怎么做?

第1步：评估周边环境是否安全

发现伤者倒地后，为了保障自己、伤患者和旁人的安全，首先要观察、了解整个现场的环境情况，确定现场是否安全。如果周围环境存在危险因素，可在不威胁自身安全的情况下，将其转移至安全地带，在做好自我防护的情况下进行救护。

第2步：快速识别和判断心搏骤停

采取轻拍或摇动患者双肩的方法，并大声呼叫：“喂，你能听见我说话吗?”判断患者有无反应，同时立即检查呼吸和大动脉搏动。判断有无有效呼吸时，可观察患者面部、呼吸情形和胸廓有无呼吸起伏。成人和儿童检查其颈动脉，方法是食指和中指的指尖平齐并拢，从患者的气管正中部位向旁滑移2~3cm，在胸锁乳突肌内侧轻触颈动脉搏动。婴儿可检查其肱动脉。检查时间应至少5s，但不超过10s。

第3步：拨打“120”急救电话

当患者无反应，如果现场有一位以上的救护者，其中一人应立即拨打“120”急救电话，同时另一人开始对伤患者进行心肺复苏术。如果现场只有一位救护者，则救护者应立即举起手臂，同时高声呼救：“快来人救命啊！有人晕倒了，快打‘120’，然后来帮我！”寻求帮助时语气要坚定、清楚，不要让对方有迟疑的机会。有条件的话同时获取自动体外除颤仪（AED）。

第4步：胸外按压

一旦判断患者发生心搏骤停，或不确定是否有脉搏时，均应立即开始胸外按压。胸外按压是对胸骨下段有节律地按压，通过增加胸内压或直接挤压心脏产生血液流动，可为心脏和脑等重要器官提供一定含氧的血流。按压时，应让患者仰卧于坚实的平面上，头部位置尽量低于心脏，使血液容易流向头部。如果患者躺卧在软床上，应将木板放置在患者身下，以保证按压的有效性。为保证按压时力量垂直作用于胸骨，施救者可根据患者所处位置的高低，采取跪式或站式（需要时，用脚凳垫高）等不同体位进行按压。

（1）胸外按压的部位：成人胸外按压的部位是在胸部正中，胸骨的下半部，相当于男性两乳头之间的胸骨处。婴儿按压部位在两乳头之间稍下方的胸骨处。

（2）胸外按压的方法：按压时，施救者一只手的掌根部放在胸骨按压部位，另外一只手平行叠加在其上，两手手指交叉紧紧相扣，手指尽量向上，保证手掌根部用力在胸骨上，避免发生肋骨骨折。按压时，身体稍前倾，双肩在患者胸骨正上方，双臂绷紧伸直，以髋关节为支点，依靠肩部和背部的力量垂直向下用力按压。按压和放松的时间大致相等，按压时应高声匀速计数。

2. 如何保证高质量的心肺复苏?

（1）保证按压频率和按压深度：按压的频率为100~120次/分（15~18s完成30次按压），按压深度至少为5cm，但不超过6cm，应避免过度按压和按压深度不够。8岁以下儿童患者按压深度至少达到胸廓前后径的1/3，婴儿大约4cm，儿童大约5cm。当按压频率大于120次/分时，按压深度会随着频率增加而减少。

（2）按压期间，保证胸廓完全回弹：按压放松时，手掌根部既不要离开胸壁，也不要倚靠在患者胸壁上施加任何压力。因为在心肺复苏的按压过程中，只有当按压放松使胸骨恢复到自然位置时，胸廓才可以完全回弹。胸壁回弹产生胸内负压，静脉血回流到心脏，增加心脏的血流。按压期间倚靠在胸壁上会导致胸壁无法完全回弹。不完全的胸壁回弹可使胸内压增加，导致回心血量和心肌血流减少，冠脉灌注压降低，影响复苏效果。

（3）尽量减少胸外按压中断：应尽量减少胸外按压中断的次数及缩短每次中断的时间，或尽可能将中断控制在10s以内，从而增加在CPR过程中冠脉灌注与血流。

（4）不要过度通气：CPR 期间，通气量不宜过大。过频、过多的通气将增加胸腔内压力，减少静脉回心血量，降低心排血量。过多通气亦可导致胃胀气，胃内容物反流，加大误吸性肺炎的风险。

（5）对于未置入高级气道的成人患者，不论单人与双人心肺复苏，按压与通气之比均为 30∶2。对于儿童和婴儿，单人心肺复苏时，按压/通气比例同成人，但当双人心肺复苏时，按压/通气比例为 15∶2。因为儿童和婴儿发生心搏骤停多是由于呼吸因素所致。

（6）按压者的更换：为保证高质量的胸外按压，避免按压者疲劳和胸部按压质量降低，有两个或多个施救者时，应每 2min 改变按压和通气的角色。有 AED 时，提示“分析心律”时交换角色。换人操作时间应在 5s 内完成，以减少胸部按压间断的时间。

第 5 步：开放气道

常用开放气道方法包括：

（1）仰头抬颈/颌法：适于没有头和颈部创伤的患者。方法是：患者取仰卧位，施救者站在患者一侧，将一只手置于患者前额部用力使头后仰，另一只手食指和中指置于下颏骨部向上抬颏/颌，使下颌角、耳垂连线与地面垂直。

（2）托颌法：此法开放气道适用于疑似头、颈部创伤者。方法是：患者平卧，施救者位于患者头侧，两手拇指置于患者口角旁，其余四指托住患者下颌部位，在保证头部和颈部固定的前提下，用力将患者下颌向上抬起，使下齿高于上齿。

第 6 步：人工通气

如果患者没有呼吸或不能正常呼吸（或仅是叹息），应立即给予口对口人工通气。

（1）口对口人工通气：在保持气道通畅和患者口部张开的位置时进行。施救者用置于患者前额的手拇指与示指捏住患者鼻孔，用口唇把患者的口完全罩住，进行缓慢人工通气。施救者实施人工通气前，正常吸气即可，不需要深吸气。通气完毕，施救者应立即脱离患者口部，同时放松捏闭患者鼻部的手指，使患者能从鼻孔呼出气体。

每 30 次按压后，通气两次，每次通气应持续 1s，使胸廓明显起伏，保证有足够的气体进入肺部，但应注意避免过度通气。如果患者有自主循环存在，但需要呼吸支持，人工通气的频率为每分钟10~12次，即每5~6s给予人工通气一次。婴儿和儿童的通气频率为12~20次/分。

不实施心肺复苏的情况：

一般情况下，发现心搏骤停患者应立即实施CPR。但在下列情况下可以不实施CPR：

（1）施救者施救时可能造成自身严重损伤或处于致命的危险境地（如感染传染性疾病）；

（2）存在明显不可逆性死亡的临床特征（如尸体僵直、尸斑、斩首、身体横断、尸体腐烂）；

（3）患者生前有拒绝复苏遗愿（DNAR），此项应根据具体情况谨慎决定。

心肺复苏效果的判断：

判断心肺复苏是否有效，可注意观察：

（1）颈动脉搏动：停止按压后，触摸颈动脉有搏动，说明患者自主循环已恢复。如停止按压，搏动亦消失，则应继续进行胸外按压。按压期间，每一次按压可以摸到一次大动脉搏动，说明按压有效。

（2）自主呼吸出现：如果复苏有效，自主呼吸亦可能恢复。

（3）瞳孔：复苏有效时，瞳孔由散大开始回缩，如瞳孔由小变大、固定，则说明复苏无效。

（4）面色及口唇：复苏有效时，可见面色由紫绀转为红润。如若变为灰白，则说明复苏无效。

（5）神志：复苏有效，可见患者有眼球活动，睫毛反射与对光反射出现，甚至手脚开始抽动，肌张力增加。

3.“救命神器AED”，你知道过吗？

自动体外心脏除颤仪，简称AED，俗称“傻瓜电击器”，是专门为非医务人员研制的一种专用急救设备，携带方便、易于操作、使用安全。其工作原理是通过电击来纠正心律。猝死最常见的原因是一种致命性的心律失常，医学上称为室性纤维颤动，简称“室颤”。使用AED可以通过一次或多次电击迅速消除室颤，纠正心律，恢复心跳，被认为是抢救猝死最有效的方法。学会使用 AED 比学会徒手心肺复苏术更简单，能使猝死的抢救成功率提高几倍至几十倍。

AED 的操作：

AED 自带电池，打开之后就会有语音提示，抢救者按照语音提示进行一步一步简单的操作即可。

（1）拿到 AED 后，首先按下电源键，通常是绿色的按钮。然后把伤患者胸前的衣服解开或剪开，用干布擦去伤患者胸部的汗水。

（2）听到仪器语音提示：将电极片贴到病人的皮肤上。这时去除电极片上的贴膜，将两张电极片分别贴于指定位置。一张贴于伤患者右胸上部，另一张贴于伤患者左侧腋窝下。电极片上画有具体位置，照着图示贴好即可。

（3）听到仪器语音提示：将电极片的插头插到闪灯旁的插孔内。这时按照提示连接导线插头。

（4）听到仪器语音提示：不要接触病人，正在分析心律。这时确保没有任何人接触伤患者的身体，停止人工急救，仪器会自动分析病人的心律。如果病人心律不正常，AED 就会开始自动充电，为下一步电击做准备；如果病人有正常心律，AED 则不会自动充电。

（5）当自动充电完毕，SHOCK（电击）键会连续闪烁，同时听到语音提示：可电击心律，请电击。这时再次确认没有任何人触碰患者，大声喊出“所有人都离开！”然后按下 SHOCK 键（红色按钮），等待电击完成。

注意事项：

（1）如果施救对象是溺水者，或者胸口有水渍、汗渍，必须先擦干皮肤，再贴电极片。以免电击时，电流直接通过皮肤表面的水渍，而无法电击到心脏。

（2）电极片必须直接贴在皮肤上，贴身衣物、束缚带、膏药等全部都要去除，更不能有金属物品，如胸罩内的金属托。如果胸毛过多，使电击无法粘贴到皮肤上，应该立即剔除胸毛。

（3）确保仪器分析心律、充电、电击过程中没有人接触伤患者，否则会干扰仪器的正常工作，还有被电击的危险。

（4）如果伤患者已经恢复心跳，不要关掉 AED 或拿开电极片，等待医护人员前来处理。

（5）如果伤患者在电击后仍未恢复知觉，需要立即继续徒手心肺复苏。这时必须断开 AED 的电流再进行操作。

（6）当取得 AED 设备并能够使用时，不宜突然停止徒手心肺复苏操作，直到连接导线插头，语音提示：不要接触病人，正在分析心律时方可停止，保证中断胸外按压的时间不超过 10s。

第二节　气道异物阻塞施救

气道异物阻塞并不陌生，喝水被呛、吃东西被噎等都属于气道异物阻塞，只是轻度气道异物阻塞，自己能解决。发生了重度的气道异物阻塞，自己无法解决，便造成窒息，甚至没有解决因缺氧致死亡。因此，家人和自己发生气道异物阻塞时反应一定要快，要迅速排出异物、解除阻塞、纠正缺氧，才能保住性命。

1. 哪些人容易发生气道异物阻塞?

（1）婴幼儿：5 岁以下的儿童是气道异物阻塞的高发人群，婴幼儿的吞咽功能发育不完善，牙齿未长齐，同时在进食时容易啼哭、嬉笑、玩耍，还有些婴幼儿喜欢用手抓各种玩具往嘴里塞。这些都是导致婴幼儿容易发生气道异物阻塞的原因。

（2）老年人：老年人的吞咽功能退化，尤其是患有脑血管的老年人，以及牙齿脱落的老年人，都是容易发生气道异物阻塞的高危人群。

（3）饮食习惯不好的成年人：成年人虽然具有自我保护的能力，但如果饮食习惯不好，如进食过快、过猛，或进食时说笑、抛食花生米，以及醉酒等情况下，同样容易发生气道异物阻塞。

2. 如何及时发现气道异物阻塞?

（1）气道部分阻塞者，患者能用力咳嗽，但咳嗽停止时出现喘息声。气道完全阻塞者，患者不能说话和咳嗽，出现痛苦表情并用手掐住自己的颈部。

（2）亲眼目睹异物被吸入者。

（3）昏迷患者在开放气道后，仍无法进行有效通气者。

以上情况中，如患者出现特有的窒息痛苦样表情（手掐咽喉部“V”形手势），此时应立即询问：“你卡着了吗？”如患者点头表示肯定，即可确定发生了呼吸道异物阻塞。如无以上表情，但观察到患者具有不能说话或呼吸，面色、口唇青紫，失去知觉等现象，亦可判断为呼吸道异物阻塞，应立即施救。

成人气道异物阻塞的处理：

①腹部冲击法：国外叫海姆利克氏手法，用于神志清楚的患者，此方法也适用于1岁以上的儿童。施救者站于患者身后，用双臂环抱其腰部，一手握拳，以拇指侧紧顶住患者腹部，位于剑突与脐的腹中线部位，另一手紧握该拳，用力快速向内、向上冲击腹部，反复冲击直至异物排出。

②自行腹部冲击法：为患者本人的自救方法，患者一手握拳，用拳头拇指侧顶住腹部，部位同上，另一手紧握该拳，快速、用力向内、向上冲击腹部。如果不成功，患者应迅速将上腹部倾压于椅背、桌沿、护栏或其他硬物上，然后用力冲击腹部，重复动作，直至异物排出。

③胸部冲击法：当患者是妊娠末期或过度肥胖时，施救者无法用双臂环抱患者腰部，可使用胸部冲击法代替海姆利克氏手法。施救者站在患者身后，上肢放于患者腋下，将患者胸部环抱。一只拳的拇指侧在胸骨中线，避开剑突和肋骨下缘，另一只手握住拳头，向后冲击，直至异物排出。

对意识丧失者的施救方法：

施救者应立即开始CPR，按30∶2的按压/通气比例操作。如通气时患者胸部无起伏，重新摆放头部位置，注意开放气道，再次尝试通气。每次打开气道进行通气时，观察喉咙后面是否有堵塞物存在，如果发现易于移除的异物，小心移除；如异物清除困难，通气仍未见胸廓起伏，应考虑采取进一步的抢救措施开通气道。

3. 小儿气道异物梗阻的处理？

（1）对于有意识的1岁以上儿童发生气道梗阻时的处理方法同成人的海姆利克氏手法。

（2）对于有反应的婴儿推荐使用拍背/冲胸法，即施救者取坐位，前臂放于大腿上，将患儿俯卧位于其上，手指张开托住患儿下颌并固定头部，保持头低位；用另一只手的掌根部在婴儿背部肩胛区用力叩击5次，拍背后保护婴儿颈部。小心将婴儿翻转过来，使其仰卧于另一只手的前臂上，前臂置于大腿上，仍维持头低位，实施5次胸部冲击，位置与胸外按压相同，每次1s。

（3）如能看到患儿口中异物，可小心将其取出；如不能看到异物，重复上述动作，直至异物排出。

（4）对于意识丧失的小儿应立即实施CPR救治。

第三节　酒精中毒

酒精（乙醇）中毒俗称“醉酒”，是日常生活中最常见的中毒之一。

1. 什么是急性酒精中毒?

急性酒精中毒是指由于短时间摄入大量酒精或含酒精饮料后出现的中枢神经系统功能紊乱状态，多表现行为和意识异常，严重者损伤脏器功能，导致呼吸循环衰竭，进而危及生命，也称为急性乙醇中毒。

2. 引起急性酒精中毒的原因有哪些?

急性酒精中毒是由于服用过量的乙醇或酒类饮料引起的中枢神经系统兴奋及抑制状态。酒精自消化道吸收后，随血液循环进入各内脏和组织，尤其是作用于中枢神经系统，能抑制大脑皮层的机能，出现一系列精神及神经系统的表现。

3. 急性酒精中毒会有怎样的临床症状?

急性酒精中毒者一般有饮酒史，呼出气、呕吐物有强烈酒精气味。中毒症状出现迟、早也各不相同，与饮酒量、血中酒精含量呈正相关，也与个体敏感性有关。一般分为三期：

（1）兴奋期：血乙醇浓度>0.5g/L，头昏、乏力、自控力丧失，自感欣快，语言增多，有时粗鲁无理，易感情用事，颜面潮红或苍白。

（2）共济失调期：血乙醇浓度>1.5g/L，表情动作不协调、步态笨拙、语无伦次、眼球震颤、躁动、复视等。

（3）昏迷期：血乙醇浓度>2.5g/L，表现昏睡、颜面苍白、体温降低、皮肤湿冷、口唇微绀。严重者>4.0g/L深昏迷心率快或慢，血压下降，呼吸慢而不规则有呼吸道阻塞和鼾音，甚至可因呼吸衰竭而死亡。

急性酒精中毒还可导致胃黏膜损伤，或因剧烈呕吐导致贲门撕裂症，两者均表现为急性上消化道出血，呕吐物中可见红色液体；还可诱发急性胰腺炎、急性肝坏死、心绞痛、急性心肌梗死、急性脑血管病、肺炎、跌伤等。

4. 怀疑急性酒精中毒时如何做好紧急处置？

（1）兴奋期与共济失调期的醉酒者，取侧卧位休息，保持安静，此时体温降低，应注意保暖，避免受凉。可吃些梨、橘子、西瓜、萝卜等，有解酒作用，并能补液利尿。

（2）可以使用筷子、压舌板刺激舌根催吐，减少机体对酒精的吸收；昏迷期禁止催吐或口服洗胃，以免导致窒息。

（3）必要时及时拨打“120”急救电话。如醉酒者呼吸、心跳停止，应立即进行心肺复苏术。

5. 醒酒的误区：饮咖啡和浓茶解酒

用咖啡和浓茶解酒并不合适，喝浓茶（含茶碱）、咖啡能兴奋神经中枢，有醒酒的作用。但由于咖啡和茶碱都有利尿作用，可能加重急性酒精中毒时机体的缺水，而且有可能使乙醇在转化成乙醛后来不及再分解就从肾脏排出，从而对肾脏起毒性作用；另外，咖啡和茶碱有兴奋心脏、加快心率的作用，与酒精兴奋心脏的作用相加，可加重心脏的负担；咖啡和茶碱还有可能加重酒精对胃黏膜的刺激，用咖啡和浓茶解酒并不合适。

6. 如何预防急性酒精中毒？

建立良好的生活习惯，少量合理饮酒对人体可能有一定益处，避免长期大量饮酒是预防酒精中毒的主要措施。学习了解过量饮酒时对身体的危害，以及长期酗酒对家庭社会的不良影响，原有心、肝、肾疾病、胃肠道溃疡及胃酸过多兼有消化不良者，禁用酒精性饮料。

国家《车辆驾驶人员血液、呼气酒精含量阈值与检验》（GB19522-2004）标准规定，车辆驾驶人员血液中的酒精含量大于或等于 20mg/100ml，小于 80mg/100ml 的驾驶行为即为饮酒驾车；车辆驾驶人员血液中的酒精含量大于等于 80mg/100ml 的驾驶行为即为醉酒驾车。

7. 头部外伤的急救

头部是身体中枢的部位，颅骨的主要作用是起到支持和保护脑部等重要器官的作用。当受到暴力的作用，就很容易导致出现有颅骨结构的改变，从而影响中枢系统。颅脑损伤的患者要采取急救处理注意事项：

（1）发现患者有明显的颅脑损伤，一定要先检查患者的自主呼吸以及大动脉的搏动情况，如果患者已无生命迹象，一定要及时给予心肺复苏术。

（2）注意检查患者气道是否合并有梗阻，颅脑损伤患者常合并有明显的呕吐，应及时清理分泌物，解除患者呼吸道梗阻的情况。

（3）检查颈椎是否合并有损伤，如合并有颈椎损伤，应用颈托固定。若现场没有颈托，可以用衣物、毛巾这一类比较柔软的制品固定患者的颈部，避免患者颈部活动发生再一次的损伤。

（4）检查患者的体表是否有明显的出血，头皮血管非常丰富，可以就地取材，卷些毛巾对患者伤口进行压迫止血。

（5）注意观察患者的鼻腔和耳腔内是否有异常的流液。若有流液切忌去进行堵塞。因为大部分流液都是脑脊液流出，如果强行堵塞的话，有可能会出现颅内感染。

（6）关于颅内损伤是否合并有其他并发症，有些颅内损伤有可能合并有肺，或者胸腹腔内的损伤。

（7）在受伤初期要对患者禁水。

（8）及时地拨打“120”，等待急救人员抵达现场。颅脑损伤时都会出现头部流血等现象，要用干净的毛巾或者是衣服覆盖住伤口并且适当加压，减少大出血。

（9）颅脑损伤的患者往往会伴随着恶心呕吐，可将头偏向一侧，防止误吸。

（10）如果伴随着昏迷，要观察瞳孔的变化，如果患者出现瞳孔散大，要急送医院，不能耽搁时间。

头部受外伤治疗后恢复注意事项：

①症状较轻的患者应鼓励尽早自立生活和恢复活动，注意劳逸结合。瘫痪肢体处于功能位，瘫痪肢体各关节被动屈伸运动，以不劳累为宜

（每天 3~4 次，每次 0.5h），健侧肢体主动运动。

②颅骨缺失的患者要注意保护缺损部位，尽量少去公共场所，外出戴安全帽，在手术后 6 个月做颅骨修复术。例如，脑挫裂伤可留有不同程度的后遗症，对有自觉症状（如头痛、头晕、耳鸣、记忆力减退、注意力分散等）的患者，给予恰当的解释和宽慰，鼓励患者保持乐观情绪，主动参与社交活动，树立健康心理。

③饮食上要进食高热量、高蛋白、丰富维生素、清淡易消化的饮食（鱼、肉、蛋、牛奶、豆浆、新鲜蔬菜水果等），宜少量多餐，勿暴饮暴食。禁烟酒、辛辣、生冷等刺激性食物。勿饮浓茶、咖啡、可乐等兴奋大脑的饮料。

④有癫痫发作者不能单独外出、攀高、游泳、骑车，遵医嘱长期定时服用抗癫痫药，随身携带疾病卡（注明姓名、诊断、地址、联系电话等）。当遇到癫痫发作时的紧急处理方法：迅速将患者放在安全的地方平卧，解开衣领和袖口，让呼吸道保持通畅。把头偏向身体一侧，让唾液和呕吐物流出，以免发生窒息。可拿毛巾或纱布将牙齿垫开，以避免患者咬伤自己的舌头，若口腔中有假牙，则要取出假牙。保持呼吸道通畅，等待患者慢慢苏醒过来，若持续发作可紧急呼叫“120”将患者送到医院。一定不要用力按压患者胳膊、腿，以制止抽搐，很容易发生骨折，也不需要掐患者人中穴位。

⑤康复训练：脑损伤后遗留的语言、运动或智力障碍在伤后 1~2 年内有部分康复的可能，应提高信心，进行康复训练。如原有症状加重，头痛、头晕、呕吐、抽搐、手术切口发炎、积液等应当及时前往医院就诊。在出院 3~6 个月后门诊影像学复查。

（郭珊珊）

第四节　常用家庭急救常识

1. 鱼骨卡喉

鱼骨卡喉后，应立即停止进食，张大嘴发“啊”的声音，让家属借助光线或手电筒，看清鱼骨所在部位，再用镊子夹出。若未发现鱼骨，则鱼骨可能卡在更深的喉咽部位，应去医院就诊。鱼骨取出后，在短时间内仍然会有咽喉部异物感。这是局部黏膜擦伤的缘故，不必介意。有两个误区：

误区之一：有人喜欢采用吞咽大的干饭团的方法，把卡喉鱼骨吞入胃里。该方法对小的鱼骨可能有效，对稍大一些的鱼骨则无效，有时反而会因挤压而刺得更深。

误区之二：有人认为，多次吞服食用醋使鱼骨溶解。其实，食醋在咽喉部停留的时间很短，根本不可能溶解鱼骨。

2. 飞虫进耳

小飞虫突然钻进耳道后，千万不要用手指或其他东西去掏它，以免小飞虫越钻越深，万一钻破鼓膜，可引起听力下降。正确的做法是到黑暗的地方，用手电光照着耳道，利用昆虫的趋光性，用光引出飞虫。也可以在耳道内滴几滴烹调油，使飞虫的翅膀浸湿而无法张开，再用耳勺将虫掏出耳道。若上述方法不奏效，应去医院就诊。

3. 打嗝

在吸进凉气或由于其他因素，可能会引起打嗝（打呃）不止。尽量屏气，有时可止住打嗝。让打嗝者饮少量水，尤其要在打嗝的同时咽下。 婴儿打嗝时，可将婴儿抱起，用指尖在婴儿的嘴边或耳边轻轻搔痒，一般至婴儿发出笑声，打嗝即可停止。如打嗝难以止住，倘无特殊不适，也可任其自然，一般过会儿就会停止。如果长时间连续打嗝，要请医生诊治。中老年人或生病者突然打嗝连续不断，可能提示有疾患或病情恶化，需引起注意。

3. 脚踩铁钉

足部被铁钉刺进后，首先须立即把钉子完全拔除，然后进行下述应急处理。

（1）拔除钉子后，应挤出一些血液，因为钉子常扎得很深，容易感染。

（2）去除伤口上的污泥、铁锈等物，用纱布简单包扎后，速去医院进一步诊治。

（3）踩到细铁钉或铁针，如铁钉或铁针是断钉、断针，切勿丢弃，可将相同的钉针一起带到医院，供医生判断伤口深度做参考。

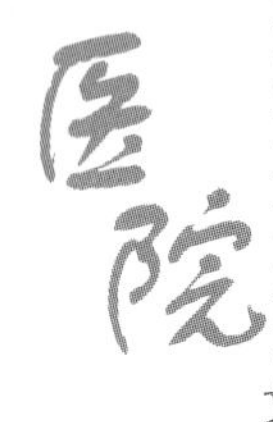

（4）扎进钉子，尤其是锈钉子、带泥土的钉子，最易患破伤风，须速去医院注射破伤风毒素。

4. 异物入眼

任何细小的物体或液体，哪怕是一粒沙子或是一滴洗涤剂进入眼中，都会引起眼部疼痛，甚至损伤眼角膜。

急救办法：首先是用力且频繁地眨眼，用泪水将异物带出去。如果不奏效，就将眼皮捏起，然后在水龙头下冲洗眼睛。注意一定要将隐形眼镜摘掉。

绝对禁止：不能揉眼睛，无论多么细小的异物都会划伤眼角膜并导致感染。如果异物进入眼部较深的位置，那么务必立即就医，请医生来处理。如果是具有腐蚀性的液体溅入眼中，必须马上去医院进行诊治；倘若经过自我处理后眼部仍旧不适，出现灼烧、水肿或是视力模糊的情况，也需要请医生借助仪器来治疗，切不可鲁莽行事。

4. 扭伤

当关节周围的韧带被拉伸得过于严重，超出了其所能承受的程度，就会发生扭伤，扭伤通常还伴随着水肿。

急救办法：在扭伤发生的24h之内，尽量做到每隔1h用冰袋冷敷一次，每次0.5h。将受伤处用绷带包好，并将受伤部位垫高。24h之后，开始给患处换为热敷，促进受伤部位的血液流通。

绝对禁止：不能随意活动受伤的关节，否则容易造成韧带撕裂，恢复起来相对比较困难。

5. 炸伤

（1）如果炸伤眼睛，不要去揉擦和乱冲洗，最好滴入适量消炎眼药水，并平躺，拨打“120”或急送有条件的医院。

（2）如手部或足部被鞭炮等炸伤流血，应迅速用双手为其卡住出血部位的上方，如有云南白药或三七粉可以洒上止血。如果出血不止又量大，则用橡皮带或粗布扎住出血部位的上方，抬高患肢，急送医院清创处理，但捆扎带每15min要松解一次，以免患部缺血坏死。

6. 手指切伤

（1）如果出血较少且伤势并不严重，可在清洗之后，用创可贴覆于伤口。不主张在伤口上涂抹红药水或止血粉之类的药物，只要保持伤口干净即可。

（2）若伤口大且出血不止，应先止住流血，然后立刻赶往医院。具体止血方法是：伤口处用干净纱布包扎，捏住手指根部两侧并且高举过心脏，因为此处的血管是分布在左右两侧的，采取这种手势能有效止住出血。使用橡皮止血带效果会更加好，但要注意，每隔 20~30min 必须将止血带放松几分钟，否则容易引起手指缺血坏死。

7. 脑溢血

有高血压病史的人，由于气温骤降或情绪激动，突然发生口齿不清甚至昏迷。应急送医院，同时做到以下几点：

（1）切勿大声叫喊或猛烈摇动昏迷者，否则只会使病情迅速恶化。

（2）将患者头侧转。由于脑压升高，患者极易发生喷溅式呕吐，如不及时清除呕吐物，可能导致脑溢血昏迷者因呕吐物堵塞气道窒息而死。因此病人的头必须转向一侧，这样呕吐物就能流出口腔。

（3）家属可用冰袋或冷毛巾敷在病人前额，以利止血和降低脑压。

8. 家庭急救误区

（1）急性腹痛忌服用止痛药。应尽快去医院查诊。

（2）腹部受伤，内脏脱出后忌立即复位。脱出的内脏须经医生彻底消毒处理后再复位。防止感染造成严重后果。

（3）使用止血带结扎忌时间过长。止血带应每隔 1h 放松 15min，并做好记录，防止因结扎肢体过长造成远端肢体缺血坏死。

（4）昏迷病人忌仰卧。应使其侧卧，防止口腔分泌物、呕吐物吸入呼吸道引起窒息。更不能给昏迷病人进食、进水。

（5）心源性哮喘病人忌平卧。因为平卧会增加肺脏瘀血及心脏负担，使气喘加重，危及生命。应取半卧位使下肢下垂。

（6）小而深的伤口忌马虎包扎。若被锐器刺伤后马虎包扎，会使伤口缺氧，导致破伤风杆菌等厌氧菌生长，应清创消毒后再包扎，并注射破伤风抗毒素。也忌忽视小伤口。表面的小伤口一般都能自行愈合，但如果遇到锈铁钉等刺伤时，尽管伤口很小，也要高度重视。受伤后除尽快清洗、消毒伤口外，还应该到医院注射破伤风抗毒素，以避免破伤风杆菌感染。

（7）腹泻病人忌乱服止泻药。在未消炎之前乱用止泻药，会使毒素难以排出，肠道炎症加剧。应在使用消炎药痢特灵、黄连素、氟哌酸之后再服用止泻药，如易蒙停等。

（8）触电者忌徒手拉救。电器起火后首先要切断电源，切忌用水泼带电的电器。发现有人触电后应立刻切断电源，并马上用干木棍、竹竿等绝缘体排开电线。忌惊慌失措，鲁莽扶救。

（9）忌一律平卧。不要以为所有患病者都必须平躺，例如心脏功能衰竭的患者就适合于坐位，平躺反而会加重病情。肚子痛的患者有时侧卧曲膝可以减轻疼痛，不可勉强平卧。

（10）忌胡乱用药。在遇到家里人发病时，如心绞痛发作时用硝酸甘油。这对缓解病情、争取抢救时间非常重要。但其他病，一定要了解药物的适应症、用量及用法，切忌自作主张，随便服用。

（11）忌一概喝水。很多人在遇到患病的人时习惯于给病人灌水，有时这样做是没错误的。给昏迷患者灌水可能引起窒息，胃肠道外伤及肠梗阻的患者喝水会加重病情。

（12）忌随意搬动。外伤的患者，如车祸，不能随意搬动，更不能一个人勉强拖动患者，可能加重损伤（如脊髓损伤等）。

（范雅琣　王平红）

第六章
基层医院如何做好家庭保健知识普及

导语

中国是农业大国，农村有 8 亿人口，占全国人口总数的 57%。只有发展好农村经济，让农民过上宽裕的生活，才能保障全体人民共享经济社会发展成果。积极发展农村卫生事业是建设社会主义新农村的重要内容。加强农村健康教育，提升农村人口健康水平，对加速我国农村经济发展和社会进步有着重要意义。健康教育在我国起步较晚，农村更为薄弱。农村大部分地区经济文化落后，卫生条件差，农民卫生知识和卫生资源匮乏，不良生活习惯导致的慢性疾病患病率在农村已有上升趋势。这不但给农民的身心健康带来威胁，也给农民的经济利益造成损失，成为农民脱贫致富和农村经济发展的重要制约因素。

近 20 年来，高血压、冠心病、糖尿病等慢性病的患病率在农村明显上升，并成为主要“杀手”。

农村卫生知识与疾病预防是我国卫生工作的重点，关系到农村生产力、农村经济、农村社会发展。因此，普及农村家庭卫生知识与疾病预防属当务之急。

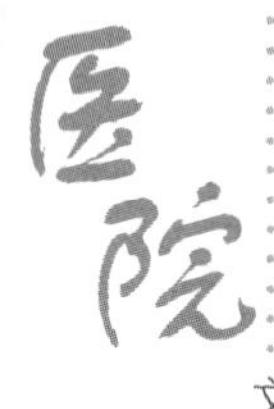

第一节　营造良好卫生环境、共创健康卫生家园

1. 饮水卫生

农村改水工作既是提高生活水平，也是呵护健康的重要工作。水是生命之源，生活饮用水受污染可以传播痢疾、霍乱等肠道传染性疾病，还可能引起中毒。因此，保护健康，要注意生活饮用水的安全、卫生，应做到以下几点：

（1）要保护饮用水源，避免垃圾、粪便等污染水源。人畜不能共饮一个水源的水，杜绝饮用生水、脏水和不流动的死水。

（2）在农村开展改水工作，动员村民打井，修建自来水厂，对饮用水进行净化、消毒处理，使其水中不含有对人造成危害的细菌、病毒及寄生虫卵等。

（3）加强农民的卫生思想教育、饮水安全的意识，从而有效开展保护水源的工作。

2. 环境卫生

农村环境卫生整治工作是社会主义新农村建设的一项重要内容，也是一项民心工程和实事工程。人类所患的许多疾病都与环境污染有很大的关系。为了群众健康生活，营造清洁卫生环境，应做到以下几点：

（1）室内要经常开窗。通风换气，保持空气新鲜，防止呼吸道传染病的发生。

（2）建造卫生厕所。管理好人畜粪便，做好畜禽粪污清扫、处理和合理利用，及时进行消毒清理。及时对病死牲畜尸体和饲养牲畜的棚、栏及周边的环境进行消毒处理，防止疾病传播，避免环境污染。

（3）清理村内沟塘。春季化冻后，以房前屋后河塘沟渠、排水沟等为重点，全面清理打捞村内河渠沟塘中废弃漂浮物，包括农药瓶、作物秸秆、塑料袋等各种垃圾，清理河岸上的生活垃圾、建筑垃圾、工业垃圾及有碍景观、影响环境卫生的河道障碍物等。全面清理农村污水坑、臭水沟，着力恢复和改善水环境，不得随意填埋河沟池塘等水域，逐步消除黑臭水体。

（4）做好农村垃圾的分类与处理工作。农村生活垃圾分成五大类：

①可生产沼气或有机肥的厨余垃圾；②只能造农家肥或不出村就可集中掩埋的灰土垃圾；③可再生垃圾；④有害垃圾（电池、灯管灯泡、农药瓶、油漆桶、不可降解塑料制品等）；⑤可燃垃圾（果树枝、农作物秸秆等）。每个村设置垃圾分类固定收集点，做到美观、经济、实用，农户按分类投放。处理方式：无害垃圾本村处置场处置，有害垃圾和不可分解垃圾采用村收集、镇中转、县市处理的垃圾处置模式。

（5）开展宣传教育。通过大喇叭、标语、宣传画、宣传手册以及微信、公众号等多种形式进行宣传，普及卫生健康和疾病防控知识，倡导文明健康、绿色环保的生活方式，动员全村男女老少共同参与，让村民自觉成为村庄清洁行动的倡导者、行动者，改变垃圾乱丢乱扔、污水乱泼乱倒、畜禽粪污随意排放等不良卫生习惯。加强村庄和农户室内外环境消杀，培养勤洗手、多通风等健康卫生习惯，促进农村人居环境质量全面提升，推动村庄环境从干净整洁向美丽宜居转变，助力农村地区疫情防控，将环境卫生纳入村规民约，选拔村卫生保洁员，同时加强村民自我监督，共管农村环境卫生工作。

3. 消除“四害”，减少疾病

“四害”不仅能传播多种疾病，还会降低生活环境质量。因此，将除“四害”纳入创建卫生城的重要任务之一。现在所讲的“四害”是指老鼠、苍蝇、蚊子、蟑螂。

（1）老鼠：老鼠能传播鼠疫、流行性出血热、钩端螺旋体病、沙门氏菌病（食物中毒）等疾病。消灭老鼠最常见的方法有以下几种：

①搞好环境卫生，减少老鼠的藏身之地。收藏好食品，减少老鼠对食物的污染。

②药物灭鼠，现在推广使用的毒鼠药物有敌鼠钠盐、杀它仗、溴敌隆、杀鼠迷等。这些药物在鼠类中可产生一定的耐药性，须交替使用。

③工具灭鼠，可用鼠夹、鼠笼、黏鼠板等。

④生物灭鼠，发动群众养猫，保护好老鼠的天敌（猫头鹰）。

（2）苍蝇：苍蝇能传播甲型肝炎、霍乱、伤寒、痢疾和脊髓灰质炎等疾病。消灭苍蝇的方法有：

①要使用卫生厕所，管理好垃圾、粪便、污物，使苍蝇无处滋生，

注意保管好食物，防止苍蝇叮爬。

②药物灭蝇：杀虫剂、各类蚊香。

③工具灭蝇：苍蝇贴、苍蝇拍、灭蝇灯。

（3）蚊子：蚊子能传播疟疾、乙型脑炎、登革热等传染病。消灭蚊子的方法有：

①搞好环境卫生，消灭蚊子孳生地，填平污水坑，疏通阴阳沟、铲除水边杂草。

②工具防/灭蚊：纱门、纱窗、蚊帐、蚊香、灭蚊剂、灭蚊灯。

③其他灭蚊：经常喷洒杀虫药水，还要消灭孑孓（即幼虫），可采用人工捕捞，也可以在幼虫多的污水坑内倒一些煤油，或敌敌畏把幼虫杀死，消灭室内外的成蚊。

（4）蟑螂：蟑螂身体上携带多种病原菌，是传播肠道传染病的一种媒介，可传播痢疾、伤寒等多种疾病。消灭蟑螂常见方法有：

①经常保持室内特别是厨房的清洁卫生，减少蟑螂藏身的场所，做到餐具、碗柜、衣物经常翻洗，保持整洁。

②还可以使用药物杀灭，如氯氰菊酯、敌敌畏、蝇蟑宁等药物毒杀。

需要注意的是：消灭“四害”的药物如误服会对人体造成伤害，甚至危及生命，应妥善存放，避免儿童接触。

4.保持手卫生

手是人身体部位中接触细菌最多的部位，手是病菌散播的主要途径之一。如果不勤洗手容易通过接触传播疾病，如：新冠病毒、腹泻、甲肝、流感等。保持手卫生是切断感染性疾病接触传播的主要措施，定期洗手可以使手保持干净、远离细菌。所以正确洗手非常有必要。在基层农村要把洗手方法普及到家家户户。参见本书第二章“七步洗手法”。

第二节　做好 疫苗接种是预防感染性疾病的工作

1.如何避免疫苗漏种现象

预防接种是预防、控制乃至消灭传染病的有效手段，也是基层防疫医生重要的工作内容之一。现在，孩子出生基本上都在正规医院，儿童信息直接就在出生的医院录入国家免疫规划信息系统，除了少数出生异常儿童外，基本上都接种了卡介苗和乙肝疫苗首针。也不排除少数儿童在家生产未录入系统，还有年轻父母外出务工，家中老人未按时带孩子接种导致出现漏种现象。农村儿童的预防接种工作由乡镇卫生院负责，防保医生应做好所管辖区儿童的信息情况，还可联合计生部门和村委会共同收集资料，平常防保医生应多下乡镇下村组，与村委会联系，了解掌握预防接种对象情况，如有遗漏的，及时补录入系统并接种，录入信息要完整，然后再通过国家免疫规划信息系统调出漏种儿童，由乡村医生分片包干按漏种名单挨个通知，平常防保医生要定期调出漏种儿童名单，最好和儿童家长建立微信群，保持联系。随家人流动在外接种了疫苗的儿童，由家长拍好照片通过微信上传给本地防保人员，然后再录入系统，这样可以避免在外接种疫苗而本地系统出现漏种现象。同时，在外工作的父母应重视并关注孩子的疫苗接种情况，按照接种时间节点跟照护孩子的家人或防保人员联系，从而使其按规定日期进行接种。

2. 踏实做好预防传染病工作

（1）肺结核

近年来，结核病又在农村兴起。结核病又叫“痨病”，是由结核分枝杆菌引起的慢性传染病，可侵及许多脏器，以肺部结核感染最为常见。表现为低热（午后为主）、盗汗、乏力、纳差、消瘦、女性月经失调等；呼吸道症状有咳嗽、咳痰、咯血、胸痛、不同程度胸闷或呼吸困难。肺结核病人通过咳嗽、咳痰、打喷嚏将结核菌播散到空气中，健康人吸入带有结核菌的飞沫即可能受到感染。

预防措施有：

①控制传染源。积极发现和彻底治愈传染性结核病患者。

②切断传播途径。养成良好的生活习惯，不随地吐痰；应把痰吐于纸中或痰盂里，然后焚烧或消毒后倒去。不要对着家人大声说话、咳嗽或打喷嚏。最好戴口罩。注意开窗通风，病人用过的食具、衣物等耐热物可以煮沸消毒，煮沸时间为 10~15min。用过的衣被要经常清洗并在太阳下暴晒，如果病人使用过或接触过的不宜加热消毒、又不宜日光照射消毒的物品，可用酒精消毒。

③保护易感人群。接种卡介苗，注意锻炼身体，提高自身抵抗力。

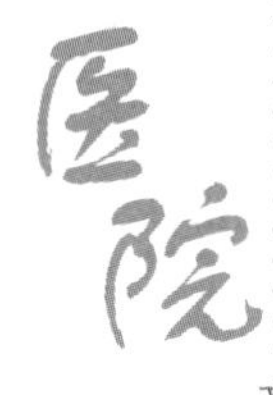

（2）甲肝

甲型病毒性肝炎俗称“甲肝”，是由人体感染甲型肝炎病毒（HAV）引起的，以肝脏损害为主，食欲减退、厌油、肝功能异常等为主要临床表现的一种急性传染病。主要传播途径是粪口途径消化道传播。饮用水源、食物、蔬菜、玩具等被甲肝病毒污染后可致流行。恶劣的环境卫生条件会使感染者粪便、唾液、呕吐物等排泄物进入生活饮用水，进而造成感染。甲肝传染性较强，常见于儿童及青少年。因此，生活中应注意以下几点：

①管理好水源，加强粪便管理，做好个人卫生，重点是手卫生、食品卫生及食具消毒等工作，防止“病从口入”。

②保护易感人群，儿童应接种甲型肝炎疫苗。

③作息规律，加强运动，增强机体免疫力。

④多吃蔬菜和水果，均衡饮食，进食海鲜时应煮熟，生食蔬菜时应彻底清洗干净。

（3）预防狂犬病

狂犬病又称恐水病，是由狂大病毒引起的主要侵犯中枢神经系统的一种人畜共患的急性传染病。主要有恐水、怕风、光、咽肌痉挛等临床症状，病死率几乎100%。带有狂犬病毒的狗、猫等动物及患狂犬病的人是主要的传染源，被其咬伤、抓伤皮肤或被其舔黏膜而感染。因此，加强猫狗类动物管理十分重要。

①什么动物能传播狂犬病呢？

所有的哺乳动物都有患狂犬病风险。我国属于狂犬病高风险地区，按照传播狂犬病的概率将致伤动物分为高风险、低风险和无风险三类。

高风险动物：猫、狗、蝙蝠、狼、狐狸等野生食肉哺乳动物，被高风险动物致伤后必须进行相应处理。

低风险动物：牛、羊、马、猪等家畜，兔及鼠等啮齿动物。被低风险动物致伤后是否需要进行处理，应根据当地流行情况。

无风险动物：龟、鱼、鸟类等非哺乳动物。所有非哺乳动物以外的动物不传播狂犬病。被其致伤后无须进行狂犬病相关处理。

②被咬伤后如何预防狂犬病？

人被咬伤后应该先做伤口处理。首先不要止血，让血流出来，再用20%的肥皂水或1/1000~1/500的新洁尔灭溶液反复冲洗10~20min，再用大量清水冲净10min，最后涂上碘酒消毒，伤口不要包扎。然后立即到疾病预防控制中心全程注射狂犬病疫苗和免疫球蛋白。一般来说，被咬的伤口越深越严重，部位越靠近头、面越危险，必须立即注射狂犬疫苗和免疫血清。

③注射过狂犬病疫苗多长时间内有效呢？如果接受了全程免疫接种，再次受伤时是否需要进行再次接种呢？

注射狂犬疫苗的有效时间

再次受伤时间	是否再次接种
半年内	不需要
半年至1年	加强接种2剂
1~3年	加强接种3剂
＞3年	重新全程免疫接种

第三节　农村自我保健及居家自救

1 怎样拨打“120”急救电话？

农村留守老人和儿童较多，文化程度较低，村民居住地较分散，一旦发病，不能及时送医。因此，要学会正确地拨打“120”急救电话。

（1）拨打“120”急救电话时要注意告知的事项：

①患者的姓名、性别、年龄、确切地址、联系电话。

②患者患病或受伤时间，报告患者最突出、最典型的发病表现和现场已做了哪些急救处理。

③患者以前得过什么疾病，服药情况。

（2）为了缩短抢救时间，最好能到约定的具体地点候车，派人引领救护车，如住在救护车不能直达的地点，应寻求邻居和朋友的帮助，协助医务人员将患者转运出来。

2. 救护车到来之前的简单自救：

（1）昏迷患者发生呕吐，要将其头偏向一侧，将呕吐物、分泌物掏取出来，保持呼吸道通畅。

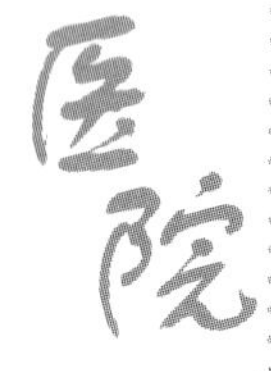

（2）哮喘发作或发生呼吸困难，患者取半卧位。

（3）将煤气中毒患者移到通风处；将摔倒在卫生间的脑中风患者抬出来。

（4）吸氧，如果患者身边备有氧气袋或氧气瓶，如心脏病、脑中风、哮喘、呼吸困难、脑外伤等均可首先应用。

（5）呼吸道异物阻塞，运用腹部冲击法等急救手法，使异物排出来。

（6）心跳、呼吸停止，及时进行心肺复苏术，立即进行胸外心脏按压。

（7）采用安全可靠的药物口服。应尽量采用过去已用过的，记好药名、药量、服药时间，将所有病历资料、药瓶、药盒带上，以便向医生陈述。

（8）外伤患者给予初步止血、包扎、固定。

（9）清理、移除楼道、走廊内的杂物，以便顺利搬运患者通过。

3. 火灾

近年来，农村建设发生了不小的变化，但在这些变化中唯一不变的就是农村火灾的发生概率仍然居高不下，农民缺乏防火意识和消防知识，农村消防基础设施较差，严重缺少水源，医疗资源不足，导致发生火灾后受伤群众不能快速得到救治。因此，需学会简单的救治方法：

（1）救助人员应注意自身安全，注意防护，为避开有毒气体，应身处上风口。

（2）将伤者移往空气清新的安全地方。

（3）防止继续烧伤或烫伤，将热源与伤者隔离。例如，用湿的衣、被等包裹，扑灭伤者身上的火焰。

（4）冷却烧伤或烫伤部位，可用清水冲洗伤口 10min 以上，以减少热力造成的伤害。

（5）在伤口肿胀前，小心地脱除戒指、手表、皮带、鞋及烧过的衣物，黏在伤口表面的衣物应在冷水冲洗降温后小心去除或剪除。

（6）烫伤面浅表，可涂抹烫伤膏，如美宝。如果烫伤面深大，不要涂抹任何药物，只用消毒敷料遮盖伤处即可。

（7）呼叫“120”急救电话，在急救人员密切监护下送往医院。

4. 溺水

（1）不会游泳或会游泳但不懂救生知识的人，不可强行下水救人，应留在岸上喊他人相助，试用救生圈、竹竿、绳索等在岸上援救溺水者。

（2）在上岸前应尽力将溺水者的口、鼻露出水面，清除口、鼻中的水及污物，并打开气道，做口对口人工呼吸。

（3）上岸后将溺水者平放在地上，立即清理患者口鼻的泥沙和水草，仰头举颌或双手抬下颌开放气道。开放气道后应尽快进行人工呼吸和胸外按压，不需要实施控水措施。

（4）如溺水者清醒，给予保暖措施。

（5）呼叫“120”急救电话，送医院治疗。

5. 烧（烫）伤

意外伤害中，儿童烧（烫）伤已成为危害青少年健康和生命的主要公共卫生问题。农村留守儿童多，家长忙于家务农活无暇看管，部分儿童还需烧水做饭，导致烧烫伤发生的概率上升。一旦发生烧（烫）伤，需采取简单的救治方法：

（1）立即、迅速避开热源。如果患者发生电烧伤，而触电已导致心搏骤停，应先挽救生命，进行心肺复苏，再处理烧伤和其他外伤。

（2）用冷水冲洗，或将烧（烫）伤的四肢浸泡在干净的冷水里，如此冲洗或浸泡 15~30min，直至感受不到疼痛和灼热为止。躯干或其他部位可用冷敷方法。要注意的是若伤者面色苍白、四肢发凉、脉搏细弱，烧伤面积 30% 以上，判断已处在休克时，不要用冷水冲洗。

（3）烧（烫）伤时若穿着贴身的衣服，要在冷水冲洗后脱除或使用剪刀剪开小心除去。

（4）用清水冲洗后，局部涂烫伤膏，可用保鲜膜、纱布或棉质布类覆盖。

（5）Ⅱ度烧伤如有水疱，尽量不要把水疱挤破，已破的水疱切忌剪除表皮。

（6）尽快送往医院进一步治疗。

6. 一氧化碳（煤气、木炭）中毒

一氧化碳中毒是含碳物质燃烧不完全时的产物经呼吸道吸入引起中

毒。一旦发生中毒，应注意：

（1）立即把中毒者转移至空气流通处，如果中毒者无法转移应立即打开门窗保证屋内的空气流通。

（2）拨打“120”急救电话，说明情况。

（3）有条件的立即给予氧气吸入，如果没有条件就需要人工呼吸，等待“120”急救电话的到来，中毒者到达医院后应进行高压氧治疗。

在日常生活中，应注意预防：

（1）夜晚睡觉前要将取暖煤炉的煤炭烧尽，不要焖盖，用燃烧木炭取暖或煮菜的房间要保持有良好的对流通风。

（2）使用合格的热水器，淋浴器和煤气应分房安装，冬天冲凉时应保持室内良好通风状况。

（3）注意检查连接煤气具的橡皮管是否松脱、老化、破裂、虫咬，使用煤气器具烧煮时应有人看管。

（4）不要躺在门窗紧闭、开着空调的汽车内睡觉，汽车在停驶时开空调，不要将车窗全部关闭。

（5）在可能产生一氧化碳的地方安装一氧化碳报警器。

7. 鼻出血

鼻出血通常是因鼻孔内血管破裂引起。血压过高或鼻子遭到撞击都可能引致鼻出血。

救助方法：

（1）伤者坐下，头向前倾，让血流出，不要后仰，避免血液倒流，进入呼吸道引起呛咳。

（2）指导伤者用口呼吸并用手捏着鼻骨下的柔软部位，可以冷敷。

（3）捏鼻 10min 后放松，如未能止血，再捏 10min。

（4）止血后，嘱伤者放松，避免擤鼻或挖鼻引发再出血。

（5）如出血持续超过 20min 或伴有其他病症呼叫“120”急救电话。

8. 中暑

高温天气，农民下田干活时，容易发生中暑，如救治不及时会危及生命。一旦发生中暑，应注意：

（1）先将患者移至通风良好的阴凉处，给患者少量多次饮入适量淡盐水。

（2）温水进行擦浴，同时按摩四肢及后背，促进血液的循环，利于快速散热。

（3）如果头部长时间暴晒，要及时进行头部的降温，可用冷毛巾敷在头上，或冰敷在病人的头、颈部两侧、腋下、大腿根部等部位。防止颅内血管扩张引起的颅内压增高及高渗性脱水引起的脑水肿。

（4）及时拨打“120”急救电话，送医院治疗。

9. 谷疮

虫咬性皮炎俗称谷疮。它是发生在人体肩背部、脖子及手臂上的小红斑或丘疹疙瘩，又痒又疼，是广大农民参加秋收劳动时经常出现的一种皮肤病。

谷疮的预防：

（1）在参加秋收劳动时，要保护人体裸露部位的皮肤，不使其直接接触谷物或劳作时在裸露部位涂一些防护霜或风油精。

（2）家庭使用的草墩、草垫、草席等要经常翻晒，谷物也应经常翻晒。

（3）房屋和仓库要保持干燥通风，必要时可喷洒消毒杀虫剂。

（4）劳作之后及时洗涤和更换衣物等。

谷疮的处理：

（1）可在患部使用止痒剂或涂搽些消炎类药物，如1%~2%的薄荷炉甘石洗剂，5%的樟脑酒精或风油精等。

（2）可以采用新鲜的马齿苋、野菊花、夏枯草、青蒿、南瓜叶等，任选一种，捣烂后涂敷患处，也具有消炎止痒的作用。

（3）当疼痒难受时，千万不要用手抓破皮肤，以免感染化脓，应及时请医生做局部消毒和全身性的抗感染治疗。

10. 蛇咬伤

大部分农民由于安全意识不够、防护措施不当，遭受蛇咬伤的风险较高。因此，山区农民应做好以下预防措施：

（1）利用鞋子和长裤

大多数咬伤发生在下肢尤其是足踝，田间、草丛或灌木丛中行走时，

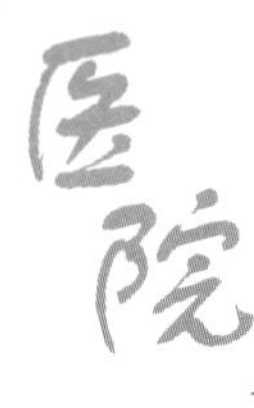

建议不要穿凉拖鞋和短裤，要穿结实无网眼的鞋子和长裤。

（2）利用照明灯和棍子

晚上外出活动要用灯光照明，路过树丛灌木丛要先用棍子敲击，用来避开和驱赶蛇。

（3）减少接触机会

所有触摸、威胁或攻击蛇的行为都是有风险的。例如玩蛇、捉蛇、在路上开车或骑自行车时故意碾压毒蛇，渔民应避免接直接触网中的海蛇。

（4）改掉不良生活习惯

在蛇出没的地方，露营、睡在地上、夜间拾柴、露天大小便等习惯会明显增加被蛇咬伤的风险，提倡睡在床上和扎好的蚊帐下面。蛇容易被食物吸引，建议分开休息区和餐饮粮食储备区域。

（5）不要忽视偶发事件

长期被酒浸泡的毒蛇可能只是假死，处理死亡的毒蛇时也要小心。例如被切断的蛇头也可能会喷射出毒液。这个信息对宰杀毒蛇的人员非常有必要。

一旦发生蛇咬伤，应进行简单的自救：

（1）被蛇咬伤后切忌惊慌，首先要判明是否为毒蛇咬伤。这可通过蛇的牙痕进行判断，无毒蛇的牙痕多呈一排或两排，而毒蛇的牙痕则多呈两点（一对）或数点（2~3 对）。

（2）咬伤后走动要缓慢，不能奔跑，会减少毒素的吸收。最好是将伤肢临时制动后放于低位，在伤口近心端 2~3cm 处用绳带结扎，每 15min 左右放松 1min，防止肢体缺血坏死，同时用冰块敷于伤肢，使血管及淋巴管收缩，减少蛇毒的吸收。

（3）存留在伤口局部的蛇毒，最简单的方法是用嘴吸吮，吸吮应在刚刚被毒蛇咬伤后，且口腔内没有创口，每次吸出并吐出蛇毒后，吸吮者应漱口清洁口腔，否则也有可能中毒。若口腔黏膜及唇部有溃破，也可用吸乳器械、拔火罐等方法，吸出伤口内之蛇毒。

（4）尽快拨打“120”急救电话。

11. 农药中毒

农药中毒是指在接触农药过程中，农药进入机体的量超过了正常人的最大耐受量，使人的正常生理功能受到影响，引起机体生理失调和病理改变，表现出一系列的中毒临床症状。常因保管不善、违反操作规范及未做好个人防护导致经呼吸道、皮肤及消化道吸收而中毒。

中毒后需要根据不同途径处置：

（1）经口中毒者，如中毒者意识清醒，可以采用探咽催吐的方法催吐。大多数需要进行洗胃，在不明毒物性质的情况下，使用清水进行洗胃，6h 内效果较好。还可以采取导泻，灌肠等措施。

（2）经皮肤吸收的，应立即脱去被污染的衣裤，迅速用肥皂水清洗后温水冲洗干净；若眼内溅入农药，立即用生理盐水或 2% 碳酸氢钠溶液冲洗。

（3）呼吸道中毒者立即将中毒者移至空气新鲜的地方，解开衣领、腰带，保持呼吸道通畅。

以上中毒均可采用补液，利尿治疗，促进毒物经尿液排泄，严重者需要血液净化。包括血液灌流、血液透析、血浆置换，根据具体农药采用血液净化模式，农药中毒有特效解毒剂的要及早应用解毒剂。

12. 食物中毒

食物中毒是指食入不洁食物后，在短时间内先后出现恶心、呕吐、腹部绞痛、腹泻、大便可能带血及黏液；重者出现头痛、发烧、脱水或休克。

救助方法：

（1）如有呕吐，暂停饮食，根据症状，先少吃多餐，逐步恢复正常饮食。

（2）腹泻者，饮用加盐的糖水或稀释的果汁。

（3）轻者可自行去医院肠道门诊就医。

（4）如有剧烈的腹痛，无法进食或喝水，呕吐血性液或大便带血，应及时就诊。

13. 怎么防止误食有毒蘑菇

野生蘑菇营养丰富，味道鲜美，一些野生有毒蘑菇与食用菇类外形相似，仅靠肉眼和根据形态、气味、颜色等特征难以辨别，极易误食引起中毒。最好的预防方法是不采摘、不买卖、不食用。一旦误食有毒蘑菇，救助方法如下：

（1）催吐：中毒者神志清醒的情况下尽快催吐。可用手指抠咽部或用器具压迫舌根部引起呕吐，可反复多次，尽量把胃内容物呕吐出来，以减少毒物吸收。

（2）立即就医：中毒后立刻到正规医院救治，最好能携带剩余蘑菇样品，以便鉴定种类，确定治疗措施。

14. 手足癣

手足癣是农村常见的一种皮肤病，与生活环境及个人卫生有关。表现为脚趾间起水疱、脱皮，也可有糜烂及开裂，剧痒必须抓破为止等，为防止交叉感染，应注意以下几点：

（1）注意个人的身体清洁卫生，勤洗澡，勤洗手、洗脚，保持身体皮肤的干爽。手脚部位出汗以后要及时地清洗，避免局部皮肤潮湿温润滋生病菌引发手足癣。

（2）各类生活物品要单独使用，尤其是脸盆、擦脚布、毛巾等物品不要与他人共用。所有清洁用具需分部位使用，并定期使用热水烫洗灭菌。不穿别人的鞋袜，不穿公共场所的拖鞋。

（3）注意避免接触对手脚皮肤有刺激性的物质，以免造成局部皮肤出汗多诱发手足癣。

（4）注意居住环境的整洁干燥，房间要经常打扫，并且打开门窗通风换气，避免潮湿。

（5）床单被褥也应该经常清洗，在太阳下晾晒，杀灭真菌。

（6）穿宽松透气性好的鞋袜，鞋袜也要经常清洗晾晒。鞋袜不能跟其他的衣物混合清洗，要单独清洗晾晒。

15. 正确使用热水袋

冬天农村的老人、孩子经常使用热水袋保温取暖，有时候肚子痛或胃疼也会用热水袋捂着止痛。热水袋正确使用的方法：首先检查热水袋有无老化破损，再灌水至半袋或大半袋；然后挤出空气，拧紧盖子，检查有无漏水；最后套上外衣（可使用布袋）放在需要的部位。老人和孩子使用时水温不能太高，一般在50℃左右，放置后观察皮肤的情况，如发现潮红不适应立即取出，并根据情况，局部涂上美宝等护肤药膏。另外，热水袋对外伤（扭到、摔倒、砸到的部位没有破皮流血），可在48h后用热水袋敷，每次20min左右，每天1~2次消肿效果特别明显。在此特别强调，以上情况48h之前千万不要热敷，以及有出血性疾病，原因不明的腹痛者禁止使用热水袋。

16. 冰袋的作用

现农村每家均有冰箱，将冰袋洗干净放进冰箱冷冻层，放两个小冰袋以备急用，冰袋可用于降温、止血、镇痛，特别是农村基本上住着老人和孩子，摔伤、扭伤、砸伤、跌倒、碰伤等情况是孩子和老人经常会发生的现象。当摔伤处没有明显破皮流血现象时，可马上用布片或毛巾包裹冰袋放在受伤部位，时间不超过0.5h，避免冻伤。冰袋冷敷可用于小孩高烧降温，当孩子体温超过了39℃时，可用冰袋冷敷，将冰袋包好放置孩子的前额、颈部两侧或两侧腋下大血管处，降温效果较好。但切记千万不能放在胸前、腹部、阴囊和足底部。

第四节　养成好习惯，预防慢性病

1. 留守小儿也会肥胖

农村生活水平在提高，留守孩子肥胖率明显增多。据调查现有3亿农民在外务工，孩子基本是家中老人照顾，老人缺乏健康常识，又过于溺爱孩子，经常给孩子吃大鱼大肉及可乐、薯片、奶茶等不健康食品，总认为把孩子养得胖墩墩是好事，带出去有面子，对孩子父母有交代。其实，这种带孩子的方式是极不可取的，肥胖不但对孩子生长发育有影响，成年后也容易出现高血压，并发糖尿病、高血脂等慢性疾病。

因此，应加强对农村老人的健康育儿知识教育，不要让孩子总吃一些热量过高的食物。例如：大鱼大肉、奶油及零食等，应合理饮食，均衡营养，尽量不吃垃圾食品，每天适当地让孩子进行锻炼，肥胖儿童应控制体重，减少摄入量，多参加室外活动及适当锻炼。

2. 农民易心脑血管疾病在增多

按说，农村生态环境较县城要好，工作压力较小，吃的食物也相对健康，但平均年龄却比城里人要短，而患心脑血管疾病的人数在逐年大幅增长。据调查基层医院住院患者中，农村人患心脑血管疾病人数占比较高，其原因如下：

（1）营养普遍过剩：现在农村的生活水平提高了，常年吃大鱼大肉，抽烟、喝酒又没节制。

（2）生活习惯及劳动强度的改变：劳动强度明显减轻，基本被机械化替代，几乎没有重体力活，剩余时间都在娱乐，而娱乐又无节制，养成整晚熬夜打牌的坏习惯，生活无规律，没有锻炼身体的意识。

（3）饮食习惯的改变：以前农村没有机械化，农民干重体力活导致大量出汗，盐分丢失，平时爱吃过咸食物，同时体能消耗大需补充营养，便养成了大鱼大肉、高热量、高糖、高盐的饮食习惯，而盐的副作用很大，盐含钠比较多，对血管影响很大，能诱发高血压。另外，吃的食物咸了，自然吃的量就会更多，从而导致肥胖、高血糖、高血脂、高血压等高危风险人群增多。现如今，农村重体力活少，这些饮食习惯一旦养成后较难改变，很难消除，导致农村心脑血管疾病的发病率也会越来越高。

因此，必须改变以往不良的饮食及生活习惯。要常吃奶类和大豆制品、摄入适量的谷类和肉禽类及鱼虾类。提倡清淡饮食，多吃蔬菜水果、少放盐和糖，远离熏肉和腌制品，加强身体锻炼，保证充足的睡眠，乐观的情绪，不抽烟少喝酒。通过合理的“吃”和科学的“动”及良好的生活习惯，不仅可以控制体重，保持体型，还可以增进心肺功能，从而减少慢性病的发生。

第五节　普及农村家庭卫生知识预防疾病贵在经常与下沉

健康是人民幸福的基础，是小康社会的重要内涵，也是社会发展的永续追求。坚持宣传健康教育知识，强化居民健康意识，养成健康生活方式，树立健康理念，促进全民健康。这项工作不能少了农村。据卫生部统计，农村健康教育与城市相比差距较大，是由城市和农村的特点决定的。首先，农村家庭卫生知识和疾病预防的内容繁多，而且农村居民受教育程度较低。这意味着基层医院不仅需要用通俗易懂的方式进行健康教育，而且需要反复宣教以加深农村居民的认识；其次，农村卫生条件相对较差，各种卫生设施不齐全，需要进一步加大对农村卫生设施的投入；再者，农村卫生保健服务体系还不完善，需要各级卫生组织联合起来才能打造和构建一个健康文明的农村卫生社会，才能实现普及农村家庭卫生知识和疾病预防的目的。基层医院做好普及农村家庭卫生知识和疾病预防虽任重道远，但相信在各级卫生组织通力合作和农村居民积极配合下，农村居民的健康意识将会大幅提高。希望做到以下几点：

（1）充分发挥基层县级公立医院专业技术优势，定期组织具有一定临床工作经验的医务人员有计划、有目标地对乡镇卫生院、村卫生所的医务人员针对性进行健康卫生知识教育培训。

（2）走进社区、乡镇、村小组，以形式多样的教育方式进行健康宣教。如开展义诊、举办科普讲座、发放图文并茂的宣教手册、设立通俗易懂的健康宣教栏、以健康为主题的广播宣教等。同时借助网络媒体的实际案例分析不良习惯的危害性，给予居民强化健康的意识。

（3）建设健康教育试点乡村，发挥示范引领作用，逐步加强试点乡村的建设工作，扩大影响力，达到乡村预防保健知识的效果。

（4）加大乡镇及农村卫生设施投入，当地卫生健康委员会加速推进医共体建设工作，充分发挥基层县级公立医院专业技术优势，打造县乡一体化、乡村一体化医疗服务平台，提高乡镇、村卫生所医疗技术人员专业技能。同时相应地提高其工资待遇，更好地服务基层卫生事业。

（5）加强县级公立医院与基层医疗卫生机构对接，建立“1+1+1”（一个居民 + 一个乡村医生 / 社区医生 + 一个县级公立医院）的组合签约服务模式，定期或不定期结合季节性的特点、人群特点、日常生活，采用无线广播推送健康与急救等知识。签约服务过程要动态了解居民生活习性，身体状况，家族史等，针对性制定健康管理方案，树立“未病先防”理念，认真执行履约服务，提高服务质量，减少慢性病发生率，降低因病致贫及因病返贫现象，从而提高居民的健康保障及幸福指数。

（金桂凤、余小金）

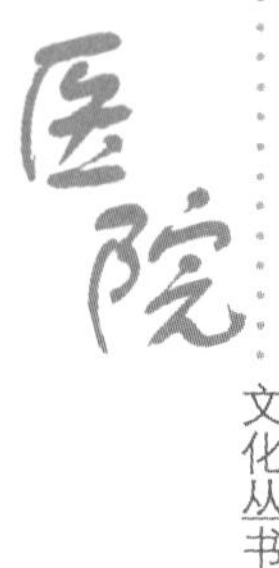

第七章

家庭用药简要知识

导语

人生在世，谁也离不开药。这非丑话，而是实事求是的人生。“是药三分毒”。我国最早的医学专著《内经》，将药分为大毒、常毒、小毒、无毒。有人说：“补药无害，多多益善，有病治病，无病强身。”这是误解。《中华人民共和国药品管理法实施条例》第 27 条提出处方药和非处方药的概念。

处方药和非处方药最主要的区别是：处方药物的疾病是经医生诊断的，相对比较重的疾病。必须得到医生的处方才能从药店购买。而非处方药是经自我诊断比较轻的疾病，服药时间比较短，一般是经临床实践是安全性很高的药物。无需处方，可直接在药店购买的药物，一般是慢性病维持治疗或小伤、小病解除病痛为主。中国家庭喜欢储存药，合理储存，合理使用十分重要。许多药物在储存中容易被光、热、水分、空气、酸碱、温度、微生物等外界条件影响而变质。本章就是教你如何合理储存药，合理使用药，达到安全用药的目的。

第一节　药品购买选用的一般知识

1.药品分处方药和非处方药

药品分两大类：处方药和非处方药。

（1）安全控制方式不同。处方药需要在医师指导下使用。处方药必须有医师开具的处方才可调配、购买和使用；

（2）购买方式不同。非处方药可以自行购买、使用，非处方药一般都经过较长时间的全面考察，具有疗效确切、毒副作用小、使用方便、便于贮存等特点。

（3）两种标识方式不同。非处方药的包装、标签和说明书必须印有国家指定的非处方药专有标识，即包装盒正面右上方椭圆形的“OTC”标识。非处方药的标签和说明书除符合规定外，用语应当科学、易懂，便于消费者自行判断、选择和使用。非处方药又分为甲类和乙类两种，相对而言乙类比甲类更安全。甲类非处方药可以在医院、药店销售，乙类非处方药可以在医院、药店、超市销售。

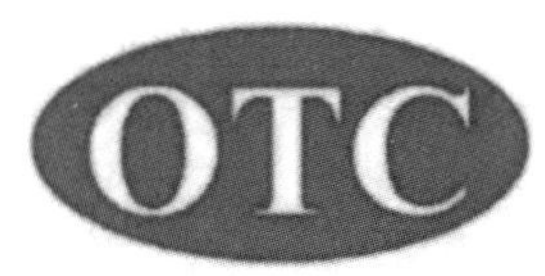

甲类非处方药为红底白字
乙类非处方药为绿底白字

（4）宣传方式不同。处方药只允许在专业性医药报刊进行广告宣传，而非处方药经审批后可以在大众传播媒介进行广告宣传。

2.药品与保健食品的区别

自行去药店购买药品时，有时药店工作人员会推荐一些保健品，这些保健品是不是和药品的功效作用一样呢？为了能让顾客根据自身的需要，正确选择药品和保健品。下面介绍一下保健品和药品的区别。

（1）药品是指用于预防、治疗、诊断人的疾病，有目的地调节人的生理机能并规定有适应症或者功能主治、用法和用量的物质，包括中药、化学药和生物制品等。

（2）保健食品是指声称具有保健功能或者以补充维生素、矿物质等营养物质为目的的食品。适用于特定人群食用，具有调节机体功能，不以治疗疾病为目的，并且对人体不产生任何急性、亚急性或慢性危害的食品。两者之间最根本的区别就在于保健食品没有确切的治疗作用，不

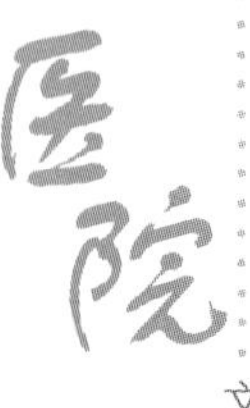

能用作治疗疾病，只具有保健功能。

（3）药品和保健品的区分是有标志的。

药品的包装盒上找到“批准文号”，药品的批准文号开头为“国药准字”。保健品的批准文号开头为“国食健字”或“X卫食健字”（其中的X代表某个地区简称）。无论是购买药品还是保健品，都要选择正规的渠道，切勿相信一些推销人员所谓的“包治百病”的夸大宣传，避免上当受骗。如有身体不适，请及时到正规医疗机构就诊，以免延误治疗，并在医师和药师指导下合理用药。

3. 药品存放方法及注意事项

为应对常见突发疾病状况，很多家庭都会储备一些常用药品，以备不时之需。但药品的存放是有讲究的，如果存放不好会影响药效甚至失效，那么家中常备药品应该怎样存放呢?

一般药品可于室温下储存，只要在避光、干燥、低温、阴凉、密闭状态下保存即可。如指明阴凉处是指不超过20℃，阴暗处是指遮光并且温度不超过20℃，冷藏处是指2~8℃。一般情况下，对多数药品要求储藏温度在2℃以上时，温度愈低，对保管愈有利。以下是几种常用剂型的存放方法：

（1）片剂及颗粒剂：因其服用方便、稳定性好，易存储是家庭常备药中常见的剂型，如泰诺、黄连素，莲花清瘟颗粒等。存储一般需要避免阳光直射、放置在低温、干燥的地方。

（2）胶囊剂：胶囊分为硬胶囊和软胶囊。例如阿莫西林胶囊、康泰克等。由于胶囊主要由明胶制作，受潮后易黏连、发霉，受热后易软化变形褪色，存放时需注意避免潮湿和高温。建议将该类药品存储于室温20℃以下，湿度45%~75%。

（3）糖浆剂：糖浆剂一般室温存储即可，开瓶之后也不需放至冰箱内。若温度过低也可能会降低成分的溶解度，甚至导致糖分析出而形成结晶。但值得注意的是，糖浆剂开瓶后容易被微生物污染，主要表现为药品颜色不均、药瓶中出现絮状物，甚至霉变，需要定期查看。常见的如小儿止咳糖浆、复方甘草合剂等。

（4）滴眼液及眼用凝胶：大多数眼药水一般在常温下放置即可，若注明“须冷藏”应置于冰箱内 2~8℃储存。值得注意的是，包装上写的有效期限是指未开封的药品存放期限，若开封后一个月内用完，超过一个月则应该丢弃以免细菌污染。

（5）栓剂：大多数需要放在冰箱冷藏室中，以免软化。

（6）中药饮片：必须在低湿的环境下贮存，存放时最好能使用干燥的非铁器类密封罐，也可以用塑料袋将它层层包封以隔绝空气。若经常取药，可以将药品制成小包装，以免整体受潮，若长时间不用药，可将药品保存于冰箱中。

普通家庭建议用家庭小药箱存药，家庭小药箱最好放在相对固定且儿童不易拿到的地方，要注意以下几点：

（1）药品应放在包装盒内，留好说明书，以备查询。

（2）外用药和内服药要分开存放，以免混淆。

（3）不同的药品尽量不要使用同一容器，以免相互污染或拿错药。

（4）放置较长时间的药品，每次取用时应该再看一次有效期。接近有效期的可用彩笔把日期标示出来。

（5）药物作用不同，外包装很相似且易混淆的药品必要时可在包装上标注清楚，以免误用药品。

此外，需冰箱冷藏的药品，如常用的各种规格的胰岛素注射液，一定要注意储存温度，绝对不能冷冻，冷冻可导致蛋白质变性，使药品失效。最后要提醒：用药一定要根据药品说明书及医师、药师的指导进行服用。

4. 药品过期别乱吃

在日常生活中，很多人都会常备一些治疗感冒、发烧、胃肠病的药品。特别是家中有糖尿病、高血压等慢性病老年患者的家庭。但囤药也带来一个新的问题，一不留意这些药就会过期，过期的药品可能会带来各种危害。家里会备一些常用药吗？会定期检查小药箱里的药品是否过期吗？会正确处理过期、变质药品吗？如果处理不当或者服用这些过期药品，知道有哪些危害吗？

首先，我们先来一起了解下药品有效期。

（1）药品有效期，您会看吗？

药品的有效期是指药品在规定的储藏条件下能够保持质量的期限。由于各厂家规定不一，对药品有效期的标注是不同的，有效期的常见表示方法有以下三种：

①直接标明有效期到“日”，如某药品“有效期至 2019 年 10 月 10 日”，表明该药从 2019 年 10 月 11 日起不得使用；

②直接标明有效期到“月”，指该药可用至有效期最末月月底，如某药品“有效期至 2019 年 10 月”，那么该药可以使用到 2019 年 10 月 31 日，11 月 1 日就过期不能用了。

③标明有效期年限，如某药品“生产日期 2019 年 10 月，有效期 3 年”，表明该药可使用至 2022 年 9 月 30 日。

提醒：您要是服用进口药，为防止了解不明或误解，应在买进口药前或整理药箱后咨询医师或药师，并用中文标注。

（2）过期药品危害大

对于过期的药品，有人认为，这药过期时间不长，吃了没事，过期药品到底有哪些危害呢？

①过期药品直接危害人体健康，禁止服用。药品过期后，其有效成分含量会降低甚至改变，导致发挥不出原有的药效。还会导致药品化学成分改变，甚至会分解出一些有害物质，对人体产生损害。例如：维生素 C 在空气中放置时间过长，容易被氧化，变为黄色，氧化后的维生素 C 对人体有害，如磺胺类、青霉素类药品过期，则易引发过敏和休克。

②随意丢弃过期药品会污染环境。许多过期药品有很强的污染性，且易于分解，长期存放于家中，会污染家庭环境。而随意以生活垃圾丢弃或随土填埋，就会对土壤以及水源造成巨大危害，也会对我们生存的生态环境造成严重污染。诸如磺胺类、青霉素类等特殊药品，其污染的严重性不亚于废旧电池等电子垃圾。

③被不法药贩回收，给社会造成危害。一些不法药贩子，走街串巷从个人手中以低价收购过期、闲置的药品，或有人从垃圾中捡到废弃的过期药再卖给药贩子。药贩子对过期废弃药品进行简单加工和包装之后再将其投放市场，给社会带来严重威胁。

（3）如何处理过期药品？

美国FDA发布了个体家庭闲置药物和过期药的回收指南，主要有三类途径：医学回收与家庭垃圾混合处理；对于某些有危险的药物，在厕所冲洗，进入下水道。

①口服片剂、固体制剂、胶囊类。建议先将包装盒破坏再丢弃，避免泄露患者的疾病隐私，然后把药品从内包装中抠出，集中放在纸袋或塑料袋中，投入有害垃圾的垃圾桶中。

②眼药水、外用药水、口服液等液体药物。把液体分别混合泥土后和生活垃圾一起处理，如要倒入下水道要先稀释，再用大量水冲走，不可混杂。

③眼药膏等膏状药物。将药物挤出收集在密封袋内，投入有害垃圾的垃圾桶中 。

④喷雾剂、喷鼻剂等。在户外空气流通较好的地方，将瓶内气体彻底排空后丢弃，注意避免接触明火。

⑤特殊药物如抗肿瘤药。一些治疗严重疾病的药物具有很强的危险性。严禁老百姓自己处理，最好送到医院或官方的药监部门寻求专业的处理。

（4）如何防止药品过期

为了防止药品过期，科学管理好家庭药箱很重要。特别是那些有老年人的家庭，更要重视家庭药箱的安全管理，避免意外事件的发生。建议如下：

①建立药品登记表，定期清理药箱。登记表内可以记录药品名称、数量和有效期，一目了然。家庭药箱至少每个季度整理一次。

②药品分开管理很重要。应该实行成人药与儿童药分开、内服药与外用药分开。老年人常用药物和其他药物分开。对有视力障碍的独居老人，要用大号字体将药品的名称、用途（如降压药）、用法用量（每天几次，每次几粒）醒目地标示在外包装上，避免老人服错药。

③正确保存药品，定期检查药品质量和期效。

④家庭存放药品最好用原包装，如果原包装破损，一定要重新标注药物的名称、适应症、用法用量以及有效日期，避免紧急情况下吃错药。

提醒：不要忽视过期药的伤害。给家庭药箱来次“大扫除”！

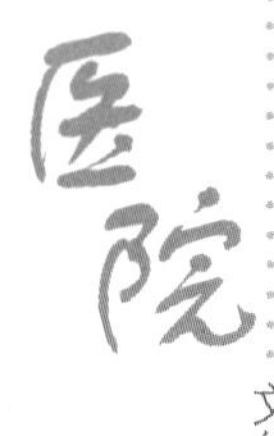

第二节　家庭用药的一般知识

1. 按时服药

按时服药是有科学依据的。给药间隔时间恰当，才能维持适宜水平的血药浓度，保持疗效。有的患者怕麻烦，服药时只考虑白天，而忽略夜间。比如按照要求，有的药一日服两次，应每隔 12h 一次，而病人通常会在早餐和晚餐时间服用，但往往时间超过或者少于 12h，有的病人每隔 8h 一次，更有的病人早中晚 3 餐时服用，时间远远少于 8h。这样就导致白天药物浓度过高，而夜间很低，影响整体疗效。所以，在发药时交代好患者尽量按时间规定服药，而不是按就餐习惯的时间服药。

2. 按量服药

许多病人总是存在一种错误认知，认为用药量越大，见效就越快。因此，随意增加用药剂量或用药次数。虽然药物作用随剂量增大而增强，但是如果超过安全剂量范围，轻则会产生不良反应，重则会造成中毒，甚至危及生命。要记住“是药三分毒”。例如，乙酰氨基酚过量，会损害肝脏。而老人和婴幼儿、儿童更要严格精准用药。老年人对于药物的吸收、分布、代谢的能力相对减弱，婴幼儿、儿童虽然新陈代谢比较旺盛，但各方面系统发育还不够完善，随意加大剂量会十分危险。

反之，药量偏小也不行。减少药物用量，非但无效，反而贻误病情，甚至可产生耐药性。药物的副作用是药物的固有属性，是无法避免的，根据每个人的身体情况，疾病特征的不同，在使用同一种药物时，治疗效果不同，副作用的严重程度也不同，不是所有人都会出现副作用，也不是所有的副作用都会表现出来。所以，只要遵医嘱服药，不过量吃，注意吃药后的身体反应，有不良反应及时保持与医生沟通，这样的用药态度才是健康的。

4. 按疗程服药

需服多少天的药？这叫用药疗程，随意停药是不对的。用药疗程就是用药期限，不同的疾病或疾病的严重程度不同，病程也会有长短之分。有的患者用药后认为症状已控制，就自行减量，结果使疾病复发，延长了治疗时间。事实上，药物发挥疗效主要取决于它在血液中恒定的浓度，如不按时服药，达不到有效浓度，就无法控制疾病发展。过早停药的结果是细菌未能彻底消灭，疾病又复发。对于细菌感染的治疗，用药疗程通常需长于病程，一般在患者感染症状消失退热后尚需继续用药 3 日，以求彻底治愈。

5. 如何停药

停药也有学问。

一是及时停药。因一般药物有一定的毒副作用，若不是疾病本身的需要，当达到预期疗效后，应及时停药。所谓“及时”，主要取决于疾病的疗程。一般而言，急性疾病疗程较短，而慢性疾病疗程较长，用药时间也长一些。任何疾病的药物治疗均应疗程足够，才能完全消除或抑制病原微生物或致病因子，帮助和促进脏器机能的恢复，达到痊愈的目的。因此，为避免过早停药导致病原微生物的复活与繁殖，也为避免过晚停药导致毒副反应和耐药性的产生，疾病治愈后再用药 1~2 天即可停药。

二是立即停药。有一些疾病，如病毒性感冒、病毒性肝炎等，目前虽也无特效药，但用药目的并不是为了直接治疗疾病，而是让症状减轻，使身体本身的抵抗力增强来消灭体内的病毒。对这一类疾病，一旦症状消失，即可立即停药。如果长期滥用不仅是一种浪费，更重要的是会给肝脏增加负担，甚至产生许多不良反应。一些对症治疗的药物，如疼痛时用去痛片、发热时用退烧药、失眠时用安眠药等，一般症状发作时使用，症状消失后就不可再用。

停药误区：许多慢性疾病，像高血压、糖尿病、心律失常以及精神病等，目前尚无特效药，用药只治标不治本，即用药时症状可减轻，一旦停药症状又会恢复。这类疾病，大多需长期服药，甚至要终身服药，即使病情好转，也不应自作主张，随意停服。否则，会旧病复发甚至危及生命。

6. 随意换药

有些患者有从众心理，听说别人服药效果好就改用别人所用的药物，一时不见效，便立即换药，岂不知药物显示疗效需要一定时间，如伤寒用药需 3~7 日，结核病需半年。如随意换药，可能之前的药物还没达到疗效，就又换了别的药，将使治疗复杂化，出了问题也难以找出原因。

7. 随意增药

科学地将两种药物联合使用常可增强疗效，但配合不当会产生拮抗作用，以致降效、失效，甚至导致毒性反应。例如，一些竞争同一种代谢酶的药物，同时使用会使另一个药在体内蓄积，严重可导致药物中毒。

8. 以病试药

有人患疑难杂症久治不愈，屡找偏方、验方使用。这样会使不少人病情加重，失去手术时机，病情恶化，难以救治。

第三节　按时服药很重要的原因

“药到底是饭前吃还是饭后吃？”“一天吃几次？”很多人在吃药期间都会提出这样的疑问。尤其是老年人，每天需要服用几种不同的药物来降血糖、降血压、降血脂等。但是这些药物的服用时间真的对吗?

1. 首先，要了解一些常用的服药时间

医生说，这个药饭前吃，那个药饭后吃，那究竟多久是饭前，多久又是饭后呢？下面做了一个简单的解释。

空腹：一般指餐前 1h 或餐后 2h 服用；

饭前：饭前 15~30min 服用；

饭后：饭后 15~30min 服用；

餐中：进餐少许后服药，药服完后可继续用餐；

晨服：早上服（早餐前或早餐后）;

睡前：睡前 15~30min 服用。

需要提醒常用的各种药物服用时间的重要性，根据合理的时间范围调整服用药物，一般没有统一的时间标准。

2. 常用的降糖药正确的口服时间

糖尿病。口服降糖药的种类繁多，再加上各类降糖药的作用机制各不相同。这让病友有些眼花缭乱。在规定的时间内服药，发挥降糖药的最大作用，使得血糖达到正常水平，所以掌握好口服降糖药的正确服药时间非常重要。

口服降糖药服药时间一览表

类别	药物名称	服用时间
磺脲类	格列吡嗪片、格列喹酮、格列齐特	一天 2~3 次，饭前服用
	格列吡嗪控释片 格列齐特缓释片	一天一次，建议在早餐时服用
	格列美脲	一天一次，建议早餐前立即服用
双胍类	二甲双胍普通片	一天 2~3 次，随餐服用
	二甲双胍缓释片	一天一次，随晚餐服用
	二甲双胍肠溶剂型	一天 2~3 次，餐前 15~30min 服用
格列奈类	瑞格列奈和那格列奈	“不进餐不服药”，服药餐前 15min
α－葡萄糖苷酶抑制剂	阿卡波糖和伏格列波糖	进食后第一口饭同时服用
噻唑烷二酮类	罗格列酮	空腹或进餐时服用
	吡格列酮	一天一次，建议每日早餐时服用
DPP-4 抑制剂（列汀类）	西格列汀、沙格列汀 阿格列汀、利格列汀	每日清晨给药一次，不受进餐影响
	维格列汀	早晚各给药一次，不受进餐影响
SGLT-2 抑制剂（列净类）	达格列净、恩格列净、卡格列净	每日清晨给药一次，不受进餐影响

3. 常用的口服降压药的合理服用

高血压是常见慢性病，控制不好会增加心肌梗死、脑出血、肾衰竭等疾病发病率。为了预防这些危害极大的并发症，大部分高血压人群需终身服用降压药。大部分人习惯晨起服用降压药，但有些人并不适合晨起服药。

血压值，全天 24h 呈现一定规律变化，形态类似瓷勺，白天血压值高于夜间，称之为“勺形曲线”。若血压呈现“非勺形曲线”，经研究发现该类人群发生心肌梗死、脑梗死等心脑血管病，发病率可能升高。若能调整服药时间，将“非勺形曲线”调整为“勺形曲线”，可进一步降低心脑血管病发病率。因此,“非勺形曲线”高血压人群服药时间是有讲究的。

通常根据全天血压变化形态，把血压变化形态分成四种类型：勺形、

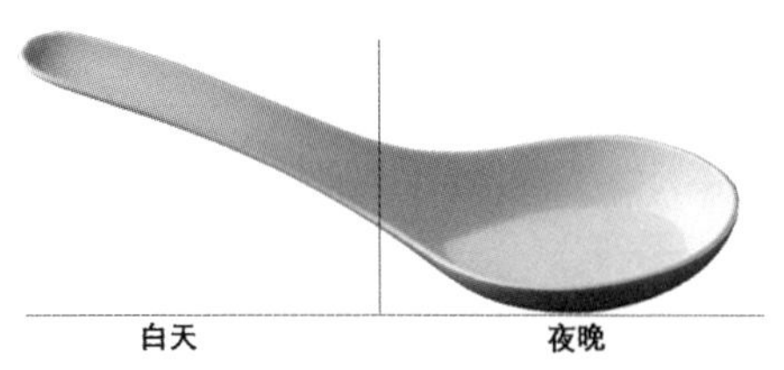

非勺形、超勺形以及反勺形，不同的血压形态服药时间有差异。

（1）勺形——勺形为正常的血压形态，指夜间血压较白天血压下降10%~20%，大部分高血压人群属于勺形。这类人群若服用长效降压药，建议晨起服用。如果在服用相对效果短的、每日两次的降压药，建议服药时间为7~8时和14~16时，可以更好地维持正常的血压形态。

（2）非勺形——单纯夜间高血压多属此类，指夜间血压下降幅度，较白天下降小于10%。这类人群服药时间，可根据血压高峰出现时间适当调整。可考虑在血压高峰前1~2h服药，若只服用一种降压药，可考虑下午服药；若联合用药，可在专业医生或专业药师指导下，将其中一种降压药调整至下午服用，从而使血压形态由“非勺形曲线”调整为“勺形曲线”。

（3）超勺形——指夜间血压显著降低，较白天血压下降幅度大于20%。该类人群，若夜间服用降压药，可增加脑梗塞的风险。因此，这类人群建议晨起服用降压药，避免夜间服用。

（4）反勺形——指夜间血压比白天高，大概高出10%。这类人群应尽量选择长效降压药，服药时间可考虑夜间服用。当然，分析夜间血压升高的原因，可能比单纯调整服用降压药的时间更有意义。

口服降压药时间一览表

血压类型	医嘱要求	常见药物名称	服药时间
“勺形”血压与“超勺形”型血压	一天服用一次的长效降压药（包括控释和缓释剂型的降压药）	氨氯地平、硝苯地平控释片、美托洛尔缓释片、缬沙坦、氯沙坦、厄贝沙坦、福辛普利、贝那普利、培哚普利等	早上7：00服药，建议早餐前服用。
	一天服用两次的中效降压药	硝苯地平缓释片、依那普利、非洛地平、美托洛尔片	建议在早上7：00和下午15：00服药。
非勺形血压与反勺形血压		尽量选用一天服用一次的长效降压药如氨氯地平片、硝苯地平控释片、贝那普利、缬沙坦、美托洛尔缓释片等	建议睡前2h服用，每日一次。

4. 常用的调脂药何时口服最合适？

高血脂也是困扰老年人的常见疾病，降脂类的药品是老年人的日常用药之一。如果不按照正确时间来服用，不仅起不到疗效，反而会有潜在的危险。降血脂的药物一般分三大类，一类主要是降低胆固醇的他汀类药物；另一类就是贝特类药物，主要是降低甘油三酯；还有一类是降低胆固醇的烟酸类药物。

常见调脂药服药时间一览表

类别	药物名称	服用时间
他汀类	阿托伐他汀、瑞舒伐他汀	一天一次，任意时间服药均可
	匹伐他汀、氟伐他汀、普伐他汀、辛伐他汀	一天一次，建议晚饭后服用
贝特类	非诺贝特、苯扎贝特	一天一次，建议早餐后服用
烟酸类	阿昔莫司	一天两至三次，建议餐后服用

第四节　几种常见病的用药要求

1. 糖尿病的胰岛素要“藏”好

胰岛素是一种小分子的蛋白质，它非常娇嫩，高温、光照或冷冻均可使胰岛素变性失活。强烈振荡会使它的结构破坏，从而失去效果。那生活中该如何正确保存胰岛素呢？

（1）未开封使用的胰岛素

应放在2~8℃之间储存，即冰箱的冷藏室靠近冰箱门的位置存放。不建议放在冰箱门上的位置，因为开关冰箱门引起的震动和温度的变化会对胰岛素的结构产生影响。

（2）已开封使用的胰岛素

正在使用的胰岛素需室温保存，大部分可保存4周（具体参照说明书）。

（3）夏天如何保存胰岛素？

夏天气温较高，如果室温超过30℃时，需要存放于冰箱中。但在每次使用前需提前30min取出，使胰岛素恢复至室温。如果您使用的是混悬液产品，再次使用时需要按照初次使用胰岛素的混匀步骤混匀。

（4）乘坐交通工具时应如何存放胰岛素？

开车时应避免放置在高温的后备箱、发动机处；坐飞机时需要随身携带，不能托运，因为低温会导致胰岛素冻融失效。

2. 血脂正常需要吃药吗？

检查单上“血脂”明明没有向上的箭头，医生为什么开了“阿托伐他汀、瑞舒伐他汀、匹伐他汀等”。这类说明书上写着“适用于高胆固醇血症患者，适用于冠心病……”医生会不会开错药？医生这样开药自然有其道理。

（1）血脂正常的，需要吃药吗？

“他汀”的作用，主要是用来降低检查单上“低密度脂蛋白－胆固醇”指标。“低密度脂蛋白－胆固醇”有什么危害呢？“低密度脂蛋白－胆固醇”是导致人体血管狭窄的重要原材料。就算检查单上“血脂”没有箭头，以下几类人群也需要长期服用“他汀”：

①冠心病、缺血性脑梗死、短暂脑缺血发作、颈动脉狭窄超过50%、下肢动脉病变或动脉狭窄超过50%。这类人不仅要长期吃药，还需要使“低密度脂蛋白－胆固醇”＜1.8mmol/L。

②糖尿病合并高血压、糖尿病合并慢性肾病、糖尿病合并吸烟、肥胖的糖尿病患者、55岁的糖尿病患者，都应该长期服用“他汀”，同样使“低密度脂蛋白－胆固醇”＜1.8mmol/L，才算“达标”。

③单纯糖尿病人群、高血压合并慢性肾病、高血压合并吸烟、55岁以上的高血压患者，血脂“低密度脂蛋白－胆固醇”长期维持在2.6mmol/L以下就可以。

（2）什么时候服用比较好呢？

胆固醇主要在夜晚合成，在晚上睡前服用较佳。

（3）长期用药，安全吗？

现代医学发现“他汀”对绝大多数人来说是安全的，可以长期服用。这些“他汀”的不良反应需要关注：

①肝功能损害：该不良反应和服药量大小是相关的，请遵医嘱，切莫多吃药或少吃药，甚至不吃药。服药早期，可每4~8周复查肝功能，如果肝功能指标正常，可每6~12个月复查一次。

②肌肉相关不良反应：主要表现为肌肉痛，肌无力或不舒适等，如果出现这类症状，是需要前往医院就诊的。

（4）出现不良反应怎么办？

如果出现“转氨酶”升高、不明原因的肌肉相关不适症状时，请及时找医生就诊。如果“他汀”是“罪魁祸首”，暂时停用“他汀”或减量服用即可。如果症状得不到缓解，请找医生调整用药方案更换其他类型的降脂药。

（5）生活上应该怎么注意呢？

严格戒酒，低糖、低脂饮食，进行有规律的有氧运动。管住嘴，迈开腿，一样可以降低血脂。

3. 心绞痛用药——马虎不得

当感觉心口作痛时，可能是心绞痛发作了。胸痛、胸闷是大事，这可不能拖，要即刻就医进行药物治疗。治疗心绞痛的药物很多，比如阿司匹林肠溶片、xx 地平片、xx 洛尔片、xx 普利片、单硝酸异山梨酯缓释片等，如何合理用药，马虎不得。

（1）药物要吃多长时间？

治疗心绞痛的药物一般需长期服药，请您遵医嘱不得随意停药。

（2）药物什么时候服用比较好？

心绞痛经常在晨醒后的 4~6h 内发生，每天上午的 6~12 点发病率最高。因此，在晨醒后服用硝酸酯类（硝酸甘油、单硝酸异山梨酯等）、钙通道阻滞剂（硝苯地平、氨氯地平等）、β 受体阻滞剂（普萘洛尔、美托洛尔等）均可以有效地预防心绞痛的发生。

（3）除了吃药，还要做什么？

还要监测心率、血压。达标的心率、血压不仅利于心脏的保护，而且还可以减少心绞痛发作的次数。当休息时，心率控制在 60 次 / 分左右，不低于 55 次 / 分为佳。血压控制也是有要求的，一般不高于 130/80mmHg，最低不低于 90/60mmHg。必要时，可在医生的指导下调整普利类或沙坦类药物的药量。

（4）有哪些不良反应得注意？

①阿司匹林：常见的不良反应是上消化道出血。服药期间可能会出

现柏油样的黑便，提示上消化道可能出血。定期复查大便潜血、血常规可以评估是否有隐形的消化道出血。

②硝酸酯类：服用后可能会面部潮红、心率反射性加快及低血压，需要监测心率、血压。

③他汀类：服药早期，可以前3个月复查一次肝功能，若转氨酶升高，可能和他汀类药物相关，医生会根据情况采取相应的处理。

④普利类或沙坦类：普利类药物可能导致干咳，沙坦类干咳不良反应少见。它们都可能导致血钾升高或血肌酐升高。必要时，监测血钾和血肌酐。

⑤地平类：服用药物后您可能会出现踝部水肿、便秘、心悸，低血压也时有发生。因此，心率、血压的监测是不能轻视的。

在生活上，严格戒烟，合理安排休息与活动。起居有常，规律饮食。保持身心愉悦，适当有氧运动。好习惯长期坚持下去，会有意想不到效果！

4. 有些降压药会导致持续干咳

高血压病在口服药物治疗过程中，出现了干咳，用了消炎药、吃了抗过敏药、喝了止咳药就是没有效，应该考虑是药物因素所致。使用带“普利”两字的降压药时，会引起持续性的干咳。

（1）如何辨别？

如果服药后出现类似喝水呛到，持续的刺激性咳嗽，伴有咽喉部瘙痒感，没有痰液，并且在夜间、卧位的时候干咳症状加重。这可能是“普利”类降压药导致的。

（2）如何处理？

请不要轻易擅自停药。如出现轻微干咳，可以试试多喝水、使用润喉糖等方法保持嗓子湿润来缓解症状。如果症状减轻或消失，那就继续服用。如果依然严重，应去正规医院就诊解决。

（3）需要换药？

如果咳嗽实在受不了，已经影响了正常的生活或睡眠，可以在医生的指导下更换其他类的、不会引起干咳的降压药，比如“沙坦”类降压药。

（4）无需治疗

及时停药后，咳嗽症状会逐步减轻，一般无需止咳类药物。但如果咳嗽剧烈，可以根据医嘱给予对症止咳治疗。

在服用"普利"类降压药时，要学会监测，一旦出现持续性干咳，及时就医。

第五节　两种外用药治疗的必要提醒

1.雾化吸入正确使用指南

咳！喘！闷！感冒咳嗽，哮喘发作，老慢支犯了！住院时，不想打针，医生给上了雾化治疗。云遮雾绕中，很多老年朋友心里犯了嘀咕：这吸进去的都是什么呀，有没有效果？门诊时，医生建议可在家里进行雾化吸入治疗，心里更发慌，雾化吸入到底怎么操作呢？安不安全？有哪些方面需要特别注意的呢？

（1）雾化治疗五大优点

雾化吸入治疗主要是指气溶胶吸入疗法，将支气管扩张剂、激素等药物制成气溶胶，以烟或雾的形式吸入呼吸道和（或）肺部，从而达到消除局部炎症，稀释痰液、消除消化道水肿，痉挛等目的。雾化吸入与口服、肌肉注射、静脉滴注等给药方式相比，具有起效迅速、疗效佳、全身反应少等优点，适用于绝大多数患者，尤其是老年人和儿童。

直达患处：能够使药物直接到达气道或肺部；

起效迅速：药物起效时间较口服药更快；

用药量少：局部用药，相较全身用药所需剂量少；

安全性好：与全身用药相比，不良反应、副作用更少；

依从性好：无痛苦，无创伤，在家可做。

（2）选择合适的雾化装置——含嘴型还是面罩型好？

面罩型：药物经鼻或口进入气道，更多的是经鼻腔进入下呼吸道。鼻内弯弯曲曲，阻碍众多，还存在很多无效腔，导致药物在鼻腔潴留，到达肺部的药物减少，效果减弱。并且面罩吸入治疗时，药物在鼻腔逗留以及被面部皮肤吸附，可能会导致鼻部感染风险以及面部色素沉着等不良后果。

含嘴型：药物直接经口吸入到达下呼吸道，口吸气量远大于经鼻吸气量，到达肺部的药物多，疗效相对更好。

因此，从疗效和安全性角度考虑，建议在家进行雾化吸入时，可优先选择含嘴型雾化吸入装置噢！对于儿童等人群不配合使用含嘴型面罩，也可采用面罩型雾化吸入疗法。

（3）雾化吸入前四部曲

组装好雾化吸入装置前还有四项需注意：

一洗：雾化吸入治疗前应洗净双手，准备药物，并检查雾化器各部件连接是否良好，有雾气出现时再开始吸入。

二漱：口腔分泌物、食物残渣会增加阻力和妨碍雾滴深入，导致药物潴留在口腔内，从而增加药物的不良反应。同时，也可能将口腔内的细菌带入下呼吸道内继发或加重感染。因此，在进行雾化吸入前要记得充分漱口，清除口腔内分泌物及食物残渣。

三咳：气管黏膜的肿胀、痉挛、分泌物潴留等病变均会导致气道阻力增加，影响药物的沉积，使吸入的药物在呼吸道分布明显不均匀，降低雾化吸入的治疗效果。因此，您要是痰液多且浓，在雾化吸入前可进行适当的拍背咳痰，尽量保持呼吸道通畅，以提高雾化治疗的效果。

在家雾化六部曲

操作简单 方便易学

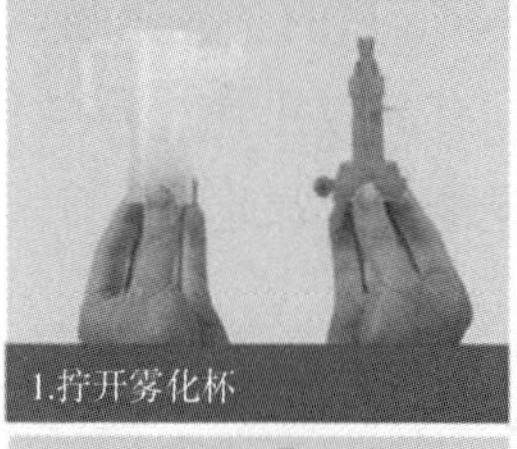
1.拧开雾化杯

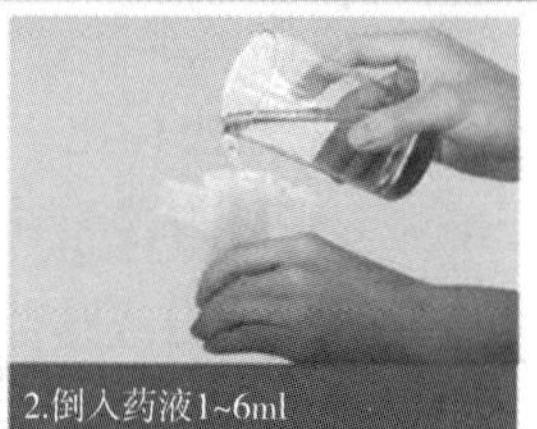
2.倒入药液1~6ml

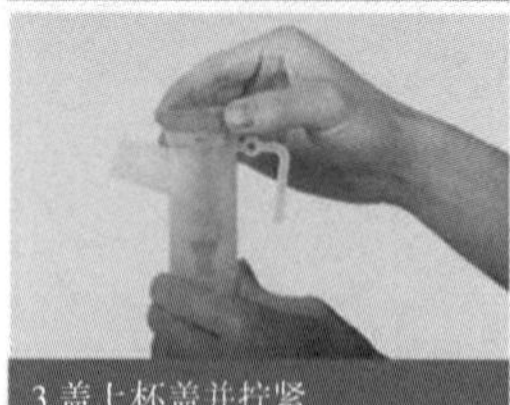
3.盖上杯盖并拧紧

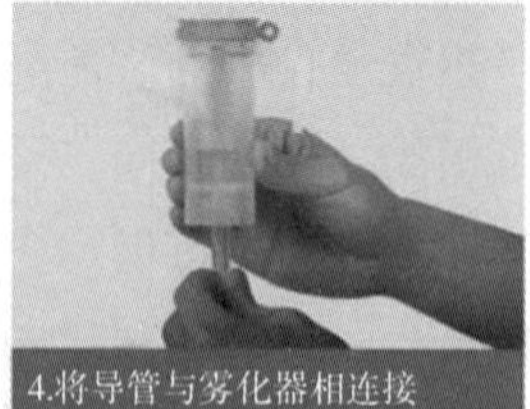
4.将导管与雾化器相连接

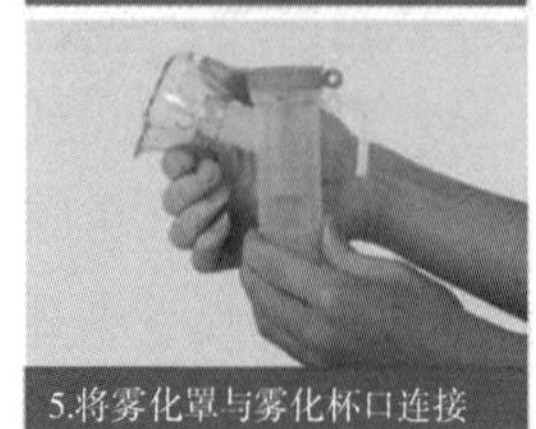
5.将雾化罩与雾化杯口连接

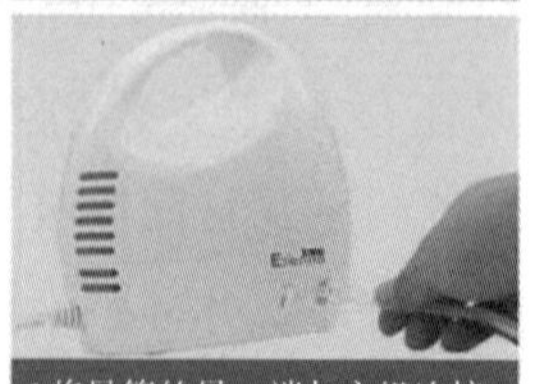
6.将导管的另一端与主机连接

四禁食：如果

无特殊情况您还应注意在雾化吸入前 1h 内避免进食，以免因雾化过程中的气雾刺激出现恶心、呕吐等症状，导致误吸。

提醒：老年女性朋友治疗前不要涂抹油性面霜，以免造成药物被面部吸附！

（4）雾化吸入过程两个重点

重点一：正确的体位

雾化吸入过程中，建议采用上半身直立坐位或半坐卧位。这样的体位更有利于吸入药物沉积到终末支气管及肺泡。躺着做雾化，效果相对较差。用口完全含住雾化器的吸嘴，吸入雾化液后再屏气 2~3s，吸入速度由慢到快，雾化量由小到大，时间以 15~20min 适宜。

重点二：深而慢的呼吸方式

用嘴深吸气，鼻呼气方式进行深呼吸，使药液充分达到支气管和肺部。慢而深的呼吸有利于气溶胶微粒在下呼吸道和肺部的沉积。如果吸气过快、过猛，药物容易沉积在口腔、咽部或者大气道中，不利于到达作用部位。因此，在进行雾化吸入时，应尽量保持平稳、自然、间断配以深而慢的呼吸。吸入过程中应量力而行，如出现呼吸加快、疲劳、咳嗽频繁等情况，应暂停雾化吸入治疗。

（5）雾化吸入后四重奏

治疗结束了，四个“及时”要做到：

①及时漱口：雾化吸入治疗后应漱口，防止药物在咽部聚积，导致声音嘶哑、咽部疼痛、口腔内念珠菌感染等不良反应的发生。

②及时洗脸：若是采用面罩雾化吸入治疗，吸入后应及时洗脸，避免残留雾滴刺激口鼻皮肤引起皮肤过敏或受损。

③及时拍背咳痰：雾化后应及时请家属进行拍背，叩背时手掌呈弓形，空心巴掌，可减轻您的疼痛感，并对胸腔具有振荡作用，有助于使黏附于气管、支气管壁上的痰液脱落，保持呼吸道通畅。

④及时清洗：雾化吸入装置应该专人专用，避免交叉感染，并及时清洗消毒。您在家雾化后，为防止药物结晶堵塞喷嘴，可加少量清水雾化数十秒，然后再用清水冲洗、擦干或晾干，放置于干净处保存备用。每周可使用医用消毒液浸泡进行一次消毒。

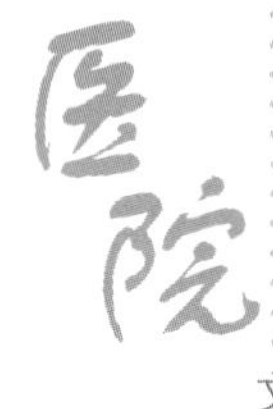

（6）注意合理用药

雾化吸入治疗虽然安全有效，简单易行，也并非百无禁忌，雾化吸入不规范或是药物剂量使用不当，都可能会对身体造成损害。因此，在家进行雾化吸入治疗时，所有药物均需遵医嘱，定量、定时使用，不可随意增加、减少剂量或次数！治疗过程中出现任何不适，或使用三天后症状无明显好转，请务必及时就医！

2. 眼药水的那些事儿

（1）眼药水种类繁多，该如何选择

眼药水现在种类非常繁多，对于一般的患者或者是需要使用眼药水的人来说，是很难分辨到底有多少种类的。那么在眼药水的使用过程中，该如何选择呢？由于不同的眼药水适用于不同的人群，而且并不是所有人都能对症，所以在眼药水的选择上，应注意以下几种情况：

①如果只是眼睛有点发红，还带有一点眼屎，或者眼睑轻微肿胀且有些压痛，有可能是结膜炎或是睑腺炎（麦粒肿），可遵医嘱选用抗生素类的眼药水。

②如果有感冒、鼻塞等症状，或者有明显病毒感染的症状，且眼睛发红，可用抗生素类联合抗病毒类滴眼液一起使用，但两种眼药水不能同时滴，至少间隔 10min，以防药物叠加发生不良反应。

③如果发生以上症状还伴有视力下降、异物感、畏光、眼睛疼痛，甚至头痛等，不建议自行使用眼药水，应及时就医，以免耽误病情。尤其是激素类眼药水，不建议自行盲目使用，长期使用不当有继发青光眼、白内障等疾病的风险。这些眼药水必须在眼科医生的指导下使用。

④如果因工作、娱乐用眼时间过长，双眼出现干涩、疲劳，可以适量使用抗疲劳眼药水，或者使用含中药成分的或维生素类眼药水。根据自身疲劳和干涩的情况，每天可滴 4~6 次，每次一滴。如果使用后症状不能缓解，应及时就医。

如果使用眼药水 2~3 天后症状没有明显好转，一定要及时就医，由医生调整用药方案。

（2）眼药水不是随便滴滴

随着社会的进步和工作节奏的加快，人们使用电子产品的时间越来越长，导致眼部疾病人群也越来越多。与此同时，很多人都会使用眼药水缓解眼部的各种不适。那么，眼药水该如何使用呢？眼药水使用有讲究，使用不当会带来反作用，从而导致疾病久治不愈。在正确使用眼药水的时候应该注意以下几点：

①滴对地方：拿到眼药水或眼膏滴眼睛前先洗净双手，头向后仰，眼睛向上看，扒开下眼皮，距眼 1~2cm，将药水滴入结膜囊（眼白和眼皮交界处）内，滴完后闭眼 1min，让药物铺满眼睛表面。

②定时、定量用药：医生会根据病情指导患者一天用药的时间及次数，症状缓解后应在医生的指导下及时停药，切不可自以为地任意用药。因为大部分眼药水都含有防腐剂，长期使用会影响角结膜上皮细胞活性，造成角结膜损伤，而且部分眼药水含有激素，长期使用会引起激素性青光眼，出现眼压升高。因此，应按照医嘱及时停药并定期复查。

③并非滴得越多越有效：很多人认为每次滴的眼药水越多，病好得越快，这种观念是不对的。结膜囊有一定的容积，最大容量是 30 微升，滴再多的眼药水，容纳的量是固定的，多出来的只会流走。因此每次滴眼药水 1~2 滴即可，不要造成不必要的浪费。

④不同眼药水之间要间隔：每一种眼药水药效不同，如果滴完一种马上滴另一种，前面的眼药水可能会被后面的眼药水冲出来，失去效果。因此，不同的眼药水滴的时候要间隔 5~10min，而且最好先滴眼药水再滴眼膏。

⑤滴完后按压眼部：滴过眼药水后要轻轻按压内眼角 1~2min. 减少眼药水由泪小管、泪囊经鼻泪管向鼻腔引流。这是不少人滴过眼药水后会感觉眼药水从咽喉部咽下的原因。

（3）启用后的眼药水放置多久就不能用了？

很多使用眼药水的人都有这样的困扰，眼药水在开瓶使用后放了很久但仍在保质期内，那还能用吗？在很多人看来，眼药水开瓶后，只要没过保质期，没出现沉淀，就还能用。其实，眼药水包装上的保质期通常指未开瓶使用的情况，那么开瓶后放了一段时间，还能用吗？答案是否定的。这是因为眼药水一旦开封，极易被泪液及空气中的细菌污染而带来安全隐患，因此开封 4 周后若未用完，就应立即丢弃。如果的确有

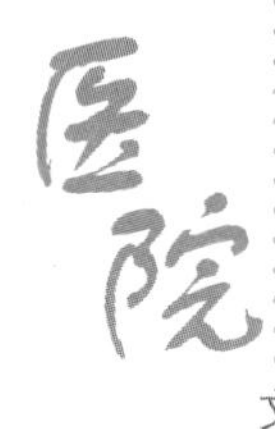

再次使用眼药水治疗的疾病，最好在眼科医生的指导下使用。

（4）眼药水储存方法有讲究

大部分眼药水室温储存就可以，但是要放在阴凉处，不要放在阳光下暴晒。部分眼药水需要冷藏，应该在冰箱内找一块干净的区域，不要和食物放在一起，避免交叉感染。还有部分眼药水误食会有副作用甚至致命。因此，千万不要把眼药水放在儿童容易拿到的地方，防止发生误食或误滴。

（5）别人的眼药水不要给自己用

千万不要随便用别人的眼药水，因为很多人滴眼药水的时候会碰到瓶口，容易携带细菌，导致传染。而且每个人病情不同，用药也不同，贸然用别人的眼药水可能会加重自己的病情，得不偿失。滴眼药水的时候也需注意不要将瓶口碰到眼睛．以免污染药水，特别是单眼患病时，不要因为用眼药水而把疾病传染给健康的那只眼。

（6）不要贸然自行购买眼药水

医院的眼药水都是经过药监局审核通过的合格药品，很多小药店的眼药水没有质量保障。因此，眼部不适要及时就医，并在医生的指导下用药，不要自行购药处理，这样有可能会加重病情，延误治疗。

（7）点错眼药水应该怎么办

在日常生活中，常常会发生眼药水滴错的事情，甚至有的人将其他点滴液当成眼药水滴入眼睛。发生这样的事情应该怎么处理？在第一时间用清水进行冲洗，缓解异常感受，等到不良反应情况略有好转后立即就医，在就医期间将误点的眼药水或者是其他点滴液的品名、成分对医生进行说明，若没有记住，可以将误点的点滴液或者是眼药水携带，让医生看过以后方便对症下药。

（钟海利　郑志燕）

第八章

孕妇家庭的保健

导语

爱情带来了惊喜，爱情的结晶带来更大的惊喜。人生在开启一段新的旅程前，从看到验孕棒上两根红杠杠到宝宝呱呱坠地，人生会经历许多的兴奋、紧张、不安、惶恐、焦虑。担心流产；担心胎儿不健康；担心自己初为人母，不知道该做什么，不该做什么？那么就让医护人员陪伴你一起经历这段奇妙的旅程。

第一节 认识你的小伴旅

从得知自己受孕的那一刻起，你一定会好奇，肚子里的小人儿现在是什么模样了……他 / 她多大了……发育得好不好？让医学来告诉天下的准妈妈：

第 3 周的胚胎：胚胎大约长 1.25mm，心脏开始形成；

第 4 周的胚胎：胚胎大约长 4mm，重量为 0.5~1g，有长尾巴，身体朝中间弯曲着，像个海马；

第 5 周的胚胎：胚胎开始形成外、中、内三胚层，每个胚层都会逐渐分化为不同的组织器官，也称三胚层期；

第 6 周的胚胎：胚胎面部的基本器官逐渐成形，神经管和原肠形成。

此周末前枝芽发生，胚内循环系统开始形成；

第 8 周的胚胎：胚胎初具人形，头的大小约占整个胎体的一半，可见眼、耳、口、鼻、手指、趾、外生殖器具雏形，但不能分辨性别，胚胎长 2~2.4cm，超声影像可见早期心脏已形成且有搏动；

第 12 周的胎儿：胎儿身长约 9cm，体重约 14g。看外生殖器可辨男女，胎儿四肢可活动，肠管可蠕动，指（趾）甲开始形成；

第 16 周的胎儿：胎儿身长约 16cm，体重约 110g。外生殖器可确定性别，头皮已长毛发，胎儿开始有呼吸运动，部分孕妇可自觉微弱胎动，X 线检查可见胎骨；

第 20 周的胎儿：胎儿身长约 25cm，体重约 320g，胎儿皮肤暗红，全身有毳毛，胎动明显，可听到胎心音，若出生后可有心跳、呼吸、排尿及吞咽运动。

第 24 周的胎儿：胎儿身长约 30cm，体重约 630g，各脏器均已发育，皮下脂肪开始沉积，皮肤呈皱缩状，睫毛与眉毛出现。

第 28 周的胎儿：胎儿身长约 35cm，体重约 1000g，皮下脂肪增加，皮肤粉红色，眼睑张开，各系统功能建立，若出生后环境适宜可以存活。

第 32 周的胎儿：胎儿身长约 40cm，体重约 1700g，皮肤深红，面部毳毛已脱，生活力尚可，此期出生者如注意护理，可以存活。

第 36 周的胎儿：胎儿身长约 45cm，体重约 2500g，皮下脂肪发育良好，毳毛明显减少，指（趾）甲已超过指（趾）尖，出生后能啼哭及吸吮，生活力良好。

第 40 周的胎儿：胎儿身长约 50cm，体重约 3400g，胎儿已成熟，体形外观丰满，皮肤粉红色，出生后哭声响亮，吸吮力强，能很好存活。

第二节　坦然面对身体的正常变化

孕程开启后，身体为了适应胎儿生长发育及自身的生理需要会发生一系列的变化。新生儿的到来有可能悄无声息，也可能汹涌澎湃……

1. 孕吐

现象：食欲不振、恶心、呕吐的早孕反应，出现在停经 5~6 周时，以后逐渐明显。一般会持续到停经12~16周。有部分孕妇持续到20周甚至更长的时间。孕吐的程度因人而异，一般不影响母体与胎儿健康，也无需治疗。

应对：方法就是“少食多餐”，挑自己喜欢的食物吃，在易吐的时间点尽量吃点“干的”缓解呕吐。如果反应特别严重，呈持续性或剧烈呕吐，甚至完全不能进食、进水，影响身体健康，那一定要及时到医院就诊治疗。

2. 尿频

现象：尿次数增多。出现在妊娠初3个月和末3个月，原因是膀胱受压，可能会出现尿频。这是正常现象。

应对：无需处理，注意及时排尿。如果尿频同时还有尿急、尿痛、血尿的情况，可能是出现了泌尿系统感染，需要及时就医。

3. 色素沉着

现象：面颊部尤其是鼻梁两侧及眼下方可能会出现蝶形分布的褐色斑块，也就是孕妇特有的“蝴蝶斑”。这是妊娠期垂体分泌促黑素细胞激素增加，雌激素增加。色素沉着在妊娠期是一种较普遍的现象。乳晕面积明显增大、颜色变深；出现腹白线；外阴部的颜色也有明显加深。这些变化在分娩后一般会逐渐消退。

应对：记住人生这“美好”的印记。

4. 妊娠纹

现象：随着胎儿逐渐长大，孕妇体重增加，皮肤及皮下脂肪开始大量堆积，腹壁、臀部、腰部、大腿内外侧甚至乳房等部位的皮肤弹力纤维和胶原纤维断裂，会出现一条条淡红色、不规则平行裂纹，产后逐渐变为白色，也就是大家熟知的妊娠纹。

应对：最好的预防办法就是在孕期合理饮食、控制体重；坚持运动、增加皮肤弹性，减少皮下脂肪的堆积。虽然不能完全避免产生妊娠纹，但是一定可以减少产生的数量和密度。尽管有点讨厌已成为“布满纹理的西瓜肚皮”，这也是一种记忆与乐趣。

5. 阴道分泌物增加

现象：受胎盘分泌的雌、孕激素影响，妊娠初3个月及末3个月阴

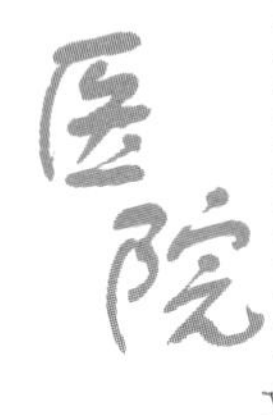

道分泌物会增多，颜色多为白色，呈稀糊状。孕晚期更觉明显，常常会让大家误认为胎膜早破（俗称破水）。注意这两者之间最大的区别在于，阴道分泌物少量、间断流出，其性质比较黏稠，一般会有点酸酸的气味；而胎膜破裂时，羊水为顷刻间大量涌出，性质一般为液状，无色无味，内裤瞬间湿透。阴道分泌物多的时候，你可能想尽快摆脱这种状况，切记不能随便自行用药或者做阴道冲洗。

应对：建议平时穿透气性好的棉质内裤，每天清洗外阴并更换内裤；分泌物过多的孕妇，可用卫生巾并经常更换，增加舒适感。如果阴道分泌物呈黄绿色、黏稠状、有腥臭味，或是会阴有烧灼感、发痒时，可能是出现了阴道炎，要及时就医检查，规范治疗。

6. 水肿和静脉曲张

现象：妊娠的进展到孕 32~34 周时达到高峰，心率每分钟大约会增加 10~15 次；总循环血量会逐步增加。孕晚期，血压还会略有增高。由于盆腔静脉受压，下肢或外阴部静脉回流受阻，可能会出现下肢或外阴水肿及静脉曲张。

应对：为了避免严重的水肿和静脉曲张，记住尽量不要长时间的站立、行走；注意时常抬高下肢；可穿弹力裤或袜，但是不能穿妨碍血液回流的紧身衣裤，以促进血液回流；如果出现了会阴部静脉曲张，可在臀下垫枕，抬高髋部休息。

7. 便秘

现象：妊娠后期胎儿压迫肠胃消化道，胃肠蠕动减慢，肠张力降低，准妈妈缺乏运动，吃大量高蛋白、高脂肪食物，膳食纤维摄入过少，容易出现肠胀气、便秘等现象。

应对：最好的办法就是调整饮食和生活习惯。每天最少保证摄入 500g 蔬菜、2000ml 水，进行 1h 左右的有氧运动，每天定时大便。切记不可随便使用大便软化剂或轻泻剂。

8. 腰酸背痛

现象：随着妊娠的进展，子宫逐渐扩大，腹部膨胀隆起，身体重心前移。为了维持身体前后平衡，腰背部肌肉、韧带负荷较重，容易感到疲乏，从而产生腰背部肌肉酸痛。

应对：建议穿低跟鞋，疼痛严重时睡硬床垫，必要时可以局部热敷。在孕期坚持每天做20~30min的孕妇操或孕妇瑜伽可以有效地预防腰酸背痛。

9. 下肢痉挛

现象：孕育一个胎儿需要大量的钙，到了孕晚期，近足月妊娠的胎儿体内80%的钙都在这个时期积累，每天需要摄入1.5g，饮食补充远远不够，这时处于缺钙的状态；孕中期后，体重逐渐增加，双腿负重，腿部肌肉处于疲劳状态；两者叠加，造成了频繁的小腿痉挛。

应对：避免久站、久坐；睡前用温水泡一泡脚，做一做小腿按摩；睡觉时注意腿部保暖，取侧卧位，可以在腿部垫一个枕头，缓解腿部肌肉紧张的状态；饮食上多吃含钙丰富的食物，在医生的指导下补充适量的钙，同时还要增加一些户外运动，晒晒太阳，促进钙的吸收。发生下肢肌肉痉挛时可行局部热敷，或立即背屈肢体，或站直前倾以伸展痉挛的肌肉，直至痉挛消失。

10. 乳汁分泌

现象：妊娠期间乳房经历二次发育，乳头和乳晕变大、颜色变深，感觉乳房总是胀胀的，有时候还有点疼。到了孕28周后，乳头会自行流出一些乳黄色、黏稠的液体。这是乳房已经在分泌哺乳液。

应对：这时不要挤乳头或揉搓乳房，因为乳头的刺激可能诱发子宫收缩，造成早产。顺其自然，保持清洁就可以了。

第三节　孕期的自我监护

长达9个月，40周的孕程，经历三个重要的时期，即孕早期（孕1~12周）、孕中期（孕13~27周）和孕晚期（孕28~40周），每个时期要关注的内容和护理的重点都有所不同。

1 孕早期——预防畸形与流产

怀孕初期是胚胎组织器官分化、形成的重要时期，也是胎儿致畸敏感期，建议如下：

（1）在普通膳食的基础上，多吃含铁、含碘丰富的食物，选用碘盐，还应补充叶酸400μg/d。

（2）禁烟酒，每天保证 8~9h 的睡眠时间，中午最好午休 1h。

（3）注意保暖，避免去人群拥挤、空气不佳的场合。

（4）远离彩妆、精油、美白祛斑等有害化妆品。

（5）尽量减少电脑、手机、微波炉的使用，必要时可以根据自己的防护需求选用防辐射服。

（6）如果有身体不适需要用药时，一定要在专科医生的指导下用药，包括各类中草药。

（7）孕期宜穿着轻便舒适的鞋子，鞋跟宜低，不要完全平跟，以能够支撑体重而且自觉舒适为宜。

（8）孕 3 个月内禁止性生活，一旦出现腹痛、阴道异常出血等情况需及时就医。

2 孕中期——饮食与体重管理

随着日益臃肿的身材，有个问题很重要：“孕期怎么吃、吃多少？”以及“在孕期到底涨多少体重才算正常？”或者是“究竟该怎样做才能控制体重呢？”

首先，孕期的体重增长并不是所有人都相同。2021 年 9 月我国首次发布了中国营养学会团标《中国妇女妊娠期体重监测与评价》（T/CNSS-009-2021），并于 2021 年 10 月实施。此标准规定了中国妊娠期妇女体重增长范围和妊娠中晚期每周体重增长推荐值，适用于对育龄妇女单胎妊娠的体重管理和科学指导。

妊娠期妇女体重增长范围和妊娠中晚期每周体重增长推荐值

妊娠前体质指数分类	总增长值范围 /kg	妊娠早期增长值 /kg	妊娠中晚期每周体重增长值及范围 /kg
低体重（BMI<18.5kg/m^2）	11.0~16.0	0~2.0	0.46（0.37~0.56）
正常体重（18.5kg/m^2 ≤ BMI<24.0kg/m^2）	8.0~14.0	0~2.0	0.37（0.26~0.48）
超重（24.0kg/m^2 ≤ BMI<28.0kg/m^2）	7.0~11.0	0~2.0	0.30（0.22~0.37）
肥胖（BMI ≥ 28.0kg/m^2）	5.0~9.0	0~2.0	0.22（0.15~0.30）

（本标准适用于中国单胎自然妊娠妇女体重增长的评价，不适用于身高 <140cm 或体重 >125kg 妇女，妊娠合并症和并发症患者应结合临床意见进行个体化评价。）

通过该标准可以看到，妊娠早期体重增长均不超过 2kg。如果孕前体重指数分类为低体重（< 18.5），则孕期体重总增长不超过 16kg，平均每周体重增长不超过 0.46kg 就是理想的体重增加。如果孕前体重指数属于正常体重（18.5~24.0），则孕期总增重应不超过 14kg，平均下来每周体重增长约为 0.37kg。如果孕前体重指数属于超重（24.0~28.0），则孕期总增重应不超过 11kg，平均下来每周体重增长约为 0.30kg。如果孕前体重指数属于肥胖（> 28），则孕期总增重应不超过 9kg，平均下来每周体重增长约为 0.22kg。现在应该能够找到对应的标准体重了吧。

制定了孕期体重管理的目标，可是怎么吃才能既保证营养的均衡摄入，又不会迅速增加孕期体重呢？根据中国营养学会推荐的标准：一般女性每日的热量摄入为 2100 千卡；到孕中期，准妈妈每日需要的热量为 2300 千卡，孕后期及产妇的热量摄入为每日 2600 千卡。由此可见，怀孕后你所需要的热量并没有增加太多，所以千万别大补特补。

每日所需的各类食物总量

主食（米、面）	300~500g
蔬菜	500~800g
瘦肉、鱼、虾	200~250g
豆类食品	100~200g
鲜奶	250ml 左右
水果	200~250g
鸡蛋	1~2 个
糖	20g 左右（尽量少吃）

需要注意的是，每日必须保证基础的碳水化合物的摄入，否则对孕妇及胎儿都会产生不利影响。推荐每日碳水化合物的摄入占总能量摄入的 50%~60% 即可。脂肪摄入占总能量 25%~30%，但应注意适当限制饱和脂肪酸含量较高的食物，如椰奶等。蛋白质摄入占总能量的 15%~20% 即可。可适当摄入膳食纤维。少吃油炸食品、高热量食品、含糖分高的食品等。推荐加大维生素及矿物质的摄入，如饮食无法完全补充，则需要服用维生素制剂进行补充。

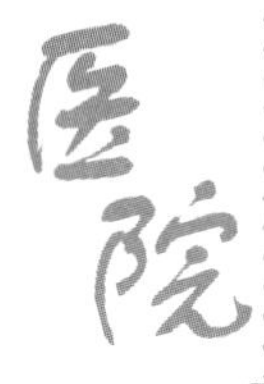

控制孕期体重除了饮食均衡以外，还应注意的就是合理的运动。很多孕妇都怕孕期的运动会影响孩子。总觉得运动会让妊娠变得危险。但事实上，孕期需要足够的运动。因为妊娠期，孕妇的血液在一定程度上会变得黏稠，这也就意味着更容易生成血栓，而足够的运动可以预防血栓的生成，也会更利于血糖的控制；同时，妊娠期运动还可以通过加强机体肌肉力量缓解疼痛，减轻关节水肿，增强孕妇经历产程和分娩时的体力，控制母亲和胎儿的体重，进而促进自然分娩，减少剖宫产概率。

如果是一位没有运动禁忌症的孕妇，首先要选择合适的有氧运动，比如步行、游泳、有氧操、固定式自行车等都可以，避免选择有身体接触、快速移动等增加摔倒风险的项目，比如羽毛球、仰卧起坐等；仰卧位运动容易引起静脉回流减少和体位性低血压，不建议进行。运动的时间一般以餐后 30min 为宜，每周进行 5 天，每天运动时间不少于 30min。运动的强度需达到中等强度，即运动时心率达到心率储备的 60%~80%。简单来说，就是在运动时自我感觉强度稍稍有点困难，但仍可以在运动时与别人交谈。

孕妇运动时的心率目标值范围

孕妇心率参考范围		
年龄	运动强度	心率范围（次 / 分）
<29	轻度运动	102~124
	中等强度运动	125~146
	高强度运动	147~169
30+	轻度运动	101~120
	中等强度运动	121~141
	高强度运动	142~162

需要注意的是，如果你之前没有进行过规律的运动，那么就从低强度运动开始，循序渐进增加运动强度。此外，建议每周至少进行 3~5 天的盆底肌肉锻炼，如凯格尔运动，可以减少将来压力性尿失禁等盆底功能障碍性疾病的发生。

3. 孕晚期重点——胎儿监护和产前准备

肚子越来越大，距离分娩也越来越近，进入孕晚期。此时尿频、胃部灼烧、胃口不好、失眠等问题可能又一次卷土重来，日益临近的分娩也让人惴惴不安。做好以下三点，结束完美孕程。

学会辨别宝宝是否宫内缺氧。到了孕晚期，每次产检医生都会叮嘱要注意胎动情况，要学会数胎动，以防胎儿宫内缺氧。那么，如何做呢？从怀孕 4 个月起，你就能够感受到胎动，胎动是判断胎宝宝发育的重要指标。一般来说在孕晚期，胎动计数≥ 6 次 /2h 为正常，胎动计数 <6 次 /2h 或减少 50%，都提示胎儿可能宫内缺氧。胎心也是检测胎宝宝是否缺氧的一个重要指标。正常的胎心是每分钟 120~160 次，如果胎动减少前，胎心高于 160 次 /min，则为早期宫内缺氧；如果胎心低于 120 次 /min，则为晚期缺氧。因此在孕晚期，你可以坚持每天自测胎心音、自数胎动并做好记录，如有异常，及时就诊。

孕晚期胎儿体重迅速增长，此时你一定要注意坚持运动、控制体重，避免胎儿过大。注意妊娠末 3 个月应避免性生活，以防早产及感染。饮食遵从少量多餐的原则，不要吃脂肪量、含钙量、含糖量及蛋白质过高的食物；不要让胃部过度膨胀，减少胃酸的逆流。注意避免一切能够加剧胃酸逆流或会对胃部产生刺激的食物，如油炸食物、咖啡、浓茶、辛辣食物。多吃含维生素 C 的蔬果对缓解胃灼热症状有所帮助，如胡萝卜、甘蓝、青椒、猕猴桃等。睡前 2h 不要进食，饭后 0.5~1h 内避免卧床。睡觉时尽量将头部垫高，防止胃酸发生逆流。

眼看就要到预产期了，在怀孕的最后几个月，尤其是最后几周，胎动后，只要把自己的手放在腹部就会感觉到腹部不时地变硬。这种宫缩无规律性、无周期性、持续时间短，也不会有明显的疼痛感，且不能使子宫颈张开，多在夜间出现而清晨消失，我们称之为“假宫缩”，也就是无效的宫缩，不用紧张，它只是在“提示”你该为分娩做好准备了。接下来你可能会出现少量的阴道血性分泌物，如果没有规律宫缩（间歇 5~10min，持续 30~40s），不急于入院，只需保持外阴部清洁，等到出现有规律且逐渐增强的子宫收缩，再前往医院。当你出现阴道大量流液，不能控制，或少量持续不断流水，可能为胎膜破裂。此时，无论在什么

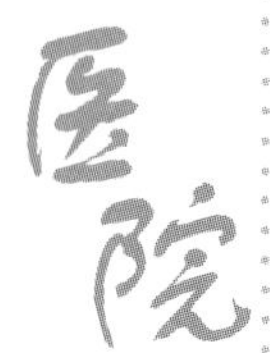

场合，都应立即躺平，垫护垫，以防脐带脱垂。平躺后打电话叫救护车，在去医院的途中，始终保持平卧。如果阴道排出棕色或绿色柏油样物质——胎粪，要及时告诉医生，因为这常常意味着胎宝宝受压或发生危险。

十月怀胎的奇妙旅程即将结束，准备奔赴下一段分娩的神奇之旅。

（吴雪娜）

第九章
人体常见部位肿块的自我发现与诊断

导语

在很多人心目中，得了癌症的人是瘦骨嶙峋，气息奄奄，卧床不起，靠输液度日。当癌症患者早期发现癌症指标呈阳性时，他们并不相信，选择拒绝治疗；还会生气地说：我能吃能喝，能跑能跳；你们医生凭什么说我患了癌症？很多人对癌了解太少，认为患癌即死，无药可治；手术治疗会复发，且切不干净；化疗反应大，治疗生不如死；但事实是，早期肺癌切除且生存 30 年的病人大有人在；40 年前做了早期肠癌手术的病人还生活得很好。晚期癌症只能延长生命，减轻痛苦。一些恶性肿瘤目前尚无有效治疗方法，如胰腺癌，晚期胆管癌，恶性程度高的胶质瘤，诸多的肉瘤等。早发现既是学问也是理念。

肿瘤是对身体长肿块的总称。分良性与恶性两种。恶性又分两种。一种叫癌，一种叫肉瘤。恶性肿瘤的转移途径包括血液转移、淋巴转移和直接侵犯。血液转移是最常见的转移途径。蚊虫叮咬后，不用担心会传播癌症。

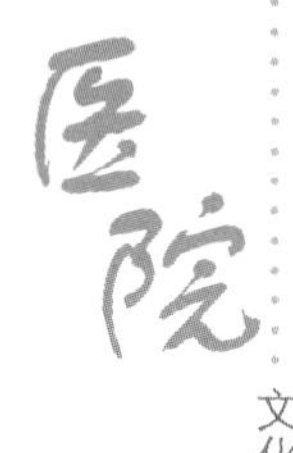

第一节　要知晓肿块的性质

1. 肿瘤有良性与恶性的之分

良性肿瘤如血管瘤、脂肪瘤、皮脂腺瘤，不会影响生命；恶性肿瘤威胁生命。但有早晚，高恶，低恶之分。凡早期发现，早期治疗，治疗后如患过慢性病一样。低度恶性的肿瘤手术后一般不需要化疗，如有转移，也只是周期性化疗。而这一切都需要切除肿瘤后进行病理切片检查才能获得结果。对于疾病的诊断，在医院里有临床诊断：医生凭经验与症状、体征的表现获得的印象，还需要做最后诊断。而这时，一些病人等待不住，自己去寻医问药了。这是上当受骗的最初级阶段。如果继续检查有三种可能：一是排外临床诊断出不是癌，这种情况不少，比如颌面部畸胎瘤，肝部血管瘤；二是癌，低度恶性，经手术治疗，一次痊愈；三是癌，或晚期，或恶性程度高，要研究治疗方案。所以当怀疑或初诊是肿瘤时不要惊慌失措，一定要冷静等待与分析。如何早期发现肿块？发现癌？一是自我发现。分两种，自我触摸到肿块，如乳腺癌，口腔癌；自己不适，医师建议检查，如拍摄 CT 后发现肺癌。二是抽血检查。防癌指标阳性，需进一步检查，如前列腺癌，TPSA 与 FPSA 增高，做磁共振，再做细胞学检查明确诊断。

2. 认识自己身上的肿块

在皮肤黏膜上，向外生长突起的实体性生长肿物，叫肿块或包块。根据肿块性质可以分成炎性肿块，肿瘤，类肿瘤。

炎性肿块的病因是发炎，如细菌性感染，而隆起一个包块，皮肤上红疼，压之有痛，民间称之为“火气”。还有一种是因人体上某个器官感染而出现肿块。例如腮腺发炎，颜面耳下或耳周出现肿块。有病毒性的或细菌性的，前者不必用抗生素，后者则要用抗生素即“消炎药”。这类肿块确诊后可通过消炎治疗获得好转或痊愈。

最可怕的肿块是肿瘤。恶性肿瘤在农村基层老百姓一般称之为“母瘤子”，即使切除了又会生长。医学上叫复发或转移。例如乳腺癌，皮肤癌，腮腺癌。

良性肿瘤一般手术治疗后，不会复发，不会转移，不会影响生命。

例如脂肪瘤，血管瘤，骨瘤。

所谓类瘤是像瘤，但不是瘤，如腱鞘囊肿，舌下腺囊肿，口内的黏液囊肿。这些肿块切掉同样不复发，不影响生命。只是有的生长部位不好，切除后影响面容或功能，如下颌骨骨囊肿。

表面肿块很易自己发现。在洗脸、洗澡时，常会不在意自己身体上长了肿块。

肿块的恶、良性最后由医生鉴别。但自己要提高警惕，一是早发现，二是对其性质稍有了解。

（1）从生长时间上看：肿块长在身上有六七年，一般是先天性或良性肿块。若只有六七天，还伴有疼痛，皮肤潮红、发热，一般是炎症肿块。如果是六七个月，渐进性长大，无痛，皮肤也没有红、热、肿、痛，那要到医院去检查，排除恶性肿块的可能。

（2）从活动度上看：良性一般可活动，摸一摸会移动，滚动，质地不硬，恶性的摸上去，不可移动，而且质地较硬。

（3）从生长速度上看：恶性的生长速度快，良性的几乎处在静态。

最常见的几个部位的肿块：

（1）颈部：正常颈部直立，两侧对称，分为颈前颌下、颈后等区域。一般颈前居中的肿块与甲状腺有关，可先到普外科就诊。居中肿块如果有囊性感，摸上像气球那样，还可以在吞咽运动时上上下下，则去口腔科。

靠近左、右下颌骨，俗称下巴的肿块都应去口腔科，以及颜面部任何一处肿块都去口腔科（口腔颌面外科），也就是说，“街头巷尾”的口腔医生是难以诊断出来的。因为他们是牙科。

重要提醒：如果发现胸锁乳头肌前上 1/3 缘有肿块，一定要及时就诊，或看外科（口腔颌面外科），或看耳鼻喉科。这肿块近 80% 是恶性的转移癌。其中 80% 是头颈肿瘤的转移癌，鼻咽癌的早期转移可能性最大，只有 20% 左右是良性的。千万要警惕。

（2）女性乳腺：很多女性的乳腺疾病是自己发现的。这是由于她们知道并掌握了发现乳腺肿块的知识与检查的手法。乳腺肿块一般分肿瘤，小叶增生，淋巴结，其他性质肿块。检查方法有很多书及影视资料介绍。

因为这类方法普及广，所以乳腺癌早期被发现的也多。

提醒：乳腺肿块要到普外科就诊，去妇科是错误的。现在很多医院已分出乳腺专科，以利就诊。

（3）四肢躯体：一般皮下无肿块，若触及到肿块，请先到普外科。

（4）淋巴结：淋巴结在体表表现的形式是肿块。病人自我触摸有时是表浅淋巴结。淋巴结分布于全身。在颌下，锁骨上，颈部，腋窝，腹股沟处时会触摸到黄豆，绿豆大小的肿块。

在正常情况下，淋巴结较小，直径多在 0.2~0.5cm 之间，质地柔软，表面光滑，与周围组织无粘连，触摸时活动，没有压痛。头颈部淋巴结最多，最易触到的是耳后、下颌、颈下淋巴结。如果有牙痛，舌唇糜烂，溃疡等淋巴结会肿大，有压痛，或自发痛。当牙痛糜烂好转，淋巴结疼痛感会消失。儿童腺体发达，有时淋巴结常呈无痛性增大，尤其是颈部淋巴结清晰可见。若无发热其他症状，可以定期到医生复诊。

还有易触到的是腋窝外侧臂淋巴结，下肢腹股沟淋巴结。当手或脚受外伤感染时这两处淋巴结会分别肿大，皮肤潮红，有压痛。淋巴结肿大、增多一定要就医。有以下几种可能：

（1）局限性或单个淋巴结肿大

①淋巴结炎。一般是由慢性或急性炎症引起，例如化脓性扁桃体炎，牙龈炎，口腔感染。淋巴结疼痛是最早告知病人有炎症的症状。这时肿大的淋巴结叫急性淋巴结炎。这时查血常规，白细胞会偏高。用抗生素后，淋巴结会消失，或会变小。变小的淋巴结叫淋巴结反应性增生；如又有炎症，可能还会肿大，会疼痛，这叫慢性淋巴结炎急性发作；

②淋巴结核。中医称瘰疬，质地较硬，相互粘连，成串状感，像是算盘珠样。这时要到医院检查排除其他器官的结核，并证实是淋巴结结核。

③恶性肿瘤淋巴结转移。这类肿块质地特别坚硬，不易推动，没有压痛。颈部淋巴结肿大多见于鼻咽癌、舌癌、腭癌、口底癌。尤其是鼻咽癌早期转移。这句话的意思是说，鼻咽癌还未表现出来，淋巴结先出现了。左侧锁骨上淋巴结肿大，常为胃癌、食道癌，右侧锁骨上窝及腋窝淋巴结常为肺癌，这些地方发现有肿块要及时就医。

（2）全身淋巴结肿大

全身淋巴结肿大，可遍布全身，大小不等，无粘连，最常见的病是淋巴瘤，慢性白血病。

医学上将淋巴结肿大分为急性、慢性两种，病因很多。一般来说，急性多为炎症，有细菌性，病毒性，衣原体，螺旋体，所以要明确诊断，不要刚一发现就自己用抗生素，这样会贻误病情。

淋巴结肿大最常用的检查是查血常规；其次是细胞学穿刺。

各类肿块共用的检查方法有B超、CT、核磁共振，必要时取活体组织病理检查，才能明确肿块的性质。

重要提醒：不要惧怕细胞学穿刺和活体组织病理检查。CT、B超往往只能定其形态、大小。只有病理诊断才是“黄金诊断”。例如，胃镜下见到的胃溃疡，是否变癌要靠病理诊断，颈部肿块是淋巴结反应增生，还是转移癌要靠病理诊断。这是CT和B超没法回答或是回答不够确切的。

案例：一位中年妇女全身淋巴结肿大，颈部有几个大枣一样连在一起的凸出物，临床诊断是恶性肿瘤。外科切下来做病理切片，诊断是恶性淋巴瘤。病人住院治疗。在化疗前的检查中发现，病人患有梅毒，再重新看病理切片。（梅毒病人淋巴结也可以出现类似淋巴瘤的改变。这提示病人不是恶性淋巴瘤，是梅毒引起的淋巴结病变。）

第二节 要有重视肿瘤的理念与知识

（1）要有每年体检的理念，因为有些癌症早期无症状。如前列腺癌。肝癌，胃癌等。一位病友一家人都有消化道癌，他每年定期做胃镜，还真早早地发现了病变，医生十分奇怪地问：“你有症状吗？”他回答说：“没有，只是父母有。术后15年未复发。还有针对性治疗。”有家族史的，有不良习惯的，如抽烟。有慢性病史的，如乙型肝炎。有找不出原因症状的，如咳嗽，要做胸部CT。

（2）要知道当前癌症治疗的原则。目前肿瘤的治疗都采用综合治疗，手术放在第一位，能手术的尽量手术，其次考虑放化疗。配以中药扶正祛邪。病人有时的确很难做到三思而行，自己不懂，找谁咨询？①上网查找，诸网密切配合这些不良医院，甚至说的比医生说的还要好；②社会上所谓“老中医”“祖传秘方”的误导。假医借助癌症病人不愿手术，害怕化疗的心理乘虚而入。十年前，假医还只敢打着皮肤科的旗号混混，当看到肿瘤医学的巨大市场后铤而走险，走进了肿瘤治疗领域。先是在电线杆子上贴广告，后承办一些医院肿瘤科的各种治疗。肿瘤病人求生心切，无暇再等，只能孤注一掷，大把钱就这样进了骗子的口袋。能防吗？可以防。

（3）要会选择医院。最好选三甲医院。好医院是不会把科室承包出去的。至少大多数院长知道这是违法，不敢为之。最好了解要治疗的肿瘤用药选择的方法在全世界是否有治好的先例。当然，推荐者会说有，且有很多。所谓“高手在民间”。这只有靠自己对这科、这医生的接触后的观察了解。正因为观察、了解难度高，骗子就容易得手。一般规律是，省级三甲医院做外包尚未报道，恶性医疗纠纷也少见。治疗肿瘤早期诊断与治疗方案还是应该选择省级三甲医院为主。复诊、治疗可以就近治疗。

（蒋泽先）

第三节　肿瘤早期发出的小信号

癌症的早期，身体有时会发出警示，让我们一起来认识一下这些小信号。

（1）经久不愈的口腔溃疡：正常口腔溃疡一般可在1~2周自愈。如果口腔里出现了经久不愈的溃疡，且底部较硬，用治疗口腔溃疡的药物没有缓解，则应考虑口腔黏膜是否发生恶变；

（2）原因不明的刺激性干咳：早期肺癌常表现为刺激性干咳。如果在没有感染的情况下持续出现刺激性干咳，有时咳出血丝，则应当警惕是否出现肺部肿瘤；

（3）持续性的声音嘶哑：有些咽喉附近的恶性肿瘤，如甲状腺恶性肿瘤或喉癌等压迫声带或喉返神经，也可能引起声音嘶哑。所以当出现不明原因的声音嘶哑时也应注意；

（4）痣疣改变：身体可出现不明原因的黑痣或者疣状物，如果出现外形变化、颜色变化等情况，或者出现流脓等症状，应当及时检查是否为黑色素瘤；

（5）上腹胀满或进食困难：上消化道肿瘤以及肝脏肿瘤早期通常没有明显症状，仅表现为消化不良，食管肿瘤还可能伴有进食困难；

（6）大便变化：包括大便习惯的改变、颜色的改变以及形状的改变。大便习惯改变可能提示肠道问题，早期肠道肿瘤也可能仅表现为大便习惯改变。大便颜色改变，例如出现柏油色可能提示上消化道肿瘤出血，陶土样便可能提示胆囊或胰腺的占位性病变等。大便不成形或大便上有明显划痕可能是由于肠道内发生了占位性病变；

（7）尿液变化：发生血尿或排尿困难、尿不尽时，也需要考虑泌尿系统的恶性病变；

（8）出血：出血的形式较为多样，可表现为血尿、咳血、便血、鼻血、不规则阴道出血等形式，可能是泌尿系统肿瘤、呼吸系统肿瘤、消化系统肿瘤等；

（9）阴道分泌物异常：正常情况下，女性阴道分泌物为透明或淡黄色，状态与月经周期相关。如果出现了恶臭脓性分泌物或发生接触性出血，以及非经期出血等异常情况，则应注意妇科恶性肿瘤的发生。

（10）肿块：当触及压痛性肿块，并且肿块生长速度较快，如颈部、腹部、乳房等部位，可能是肿瘤，例如良性的甲状腺囊肿、腮腺囊肿，以及恶性淋巴瘤、甲状腺癌、乳腺癌等；

（11）吞咽困难：当患者出现吞咽的表现时，伴有咽喉梗阻感、胸骨后不适感，并且呈进行性加重趋势，可考虑出现肿瘤，如食管癌；

（12）溃疡：当患者患有皮肤癌时，皮肤可表现为溃疡样破损，并且反复出现、持续时间较长，一般药物治疗无效；

（13）短时间不明原因的消瘦：人体不会突然之间地消瘦，如果消瘦很明显，是因为肿瘤的病变部位，会消耗体内的营养物质，并且癌细胞还会释放出较多的毒素，使人体产生一系列的症状，引起食欲下降，还可能发生消化不良或者腹胀腹痛的问题。

注重健康检查和癌症筛查，能做到早期发现、早期治疗。

（胡琳）

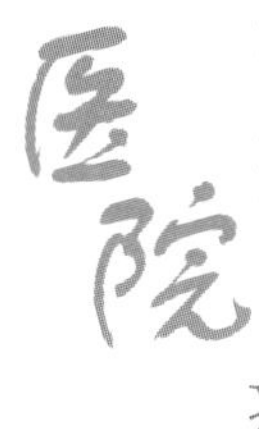

第四节　科学就医

科学就医就要树立预防为主的健康理念，合理利用医疗卫生资源（公共卫生服务、诊疗服务、疾病预防保健和医疗保险等资源），掌握分级诊疗、预约挂号等基本原则和方法，选择正规且适合自己病情的医疗卫生机构，按流程就诊，与医生良好沟通，在诊疗过程中遵从医嘱，遵守医疗机构的各项规定，正确理解医生的局限性，遵从分级诊疗，提倡“小病在社区、大病去医院、康复回社区”，避免盲目去三级医院就诊。

目前，我国医院分为一、二、三级，社区卫生服务中心和乡镇卫生院属于一级医院。一级和二级医院的医务人员一般都经过专业培训，具有正规的行医资质，具备对一些常见病和多发病进行诊疗的能力。常见病和多发病患者首选一级或二级医院就诊，而不是盲目去三级医院，可以节省时间、费用，避免不必要的浪费。定期健康体检，做到早发现、早诊断、早治疗。

健康体检是指通过医学手段和方法对受检者进行身体检查，了解健康状况，及早发现影响健康的高风险因素及潜在的疾病隐患，达到预防和早期治疗的目的。鼓励预约挂号，分时段、按流程就诊。患者如确需去三级医院就诊，建议在看病前通过医院官方网站、“12320”卫生热线等正规渠道了解相关信息，对医院专业特色、科室分布、出诊信息等进行初步了解，做到心中有数，根据自身情况有针对性地选择预约挂号。

就医时需携带有效身份证件、既往病历及各项检查资料，如实陈述病情，严格遵从医嘱。就医时携带完整的既往病历及各项检查资料有助于医生更快、更准确地作出诊断，避免重复检查，节省时间和费用。患者与医生的沟通，是医生了解病情的基本方式，也是医生进行诊疗的开始，在陈述病情时，要尽量如实、准确、全面地说明与疾病有关的问题，切勿夸大或隐瞒病情。

出现发热或腹泻症状，应当首先到医疗卫生机构专门设置的发热或肠道门诊就医。发热患者就诊途中应佩戴口罩以做好个人呼吸道防护，尽量远离人群密集的地方。紧急情况拨打“120”急救电话，咨询医疗卫生信息可拨打“12320”卫生热线。文明有序就医，严格遵守医疗机构的相关规定，共同维护良好的就医环境。

医学所能解决的健康问题是有限的，公众应当正确理解医学的局限性，理性对待诊疗结果。患者及家属在就诊过程中，应遵从医嘱，积极配合治疗，正确理解医疗技术的局限性和不确定性，理性对待诊疗结果，不要盲目地把疾病引发的不良后果归咎于医护人员的责任心和技术水平。如果对诊疗结果有异议，或者认为医护人员有过失，应通过正当渠道或法律手段解决，不能采取扰乱医疗秩序或伤害医护人员的违法行为。

（王平红）

下篇 常见慢性疾病预防与基本保健知识

健康已经成为日益突出的社会问题。家庭保健与护理的理论和实践，越来越为家庭所关注。为什么？怎么做？城市化、国际化以及人口老年化趋势的发展，人们的行为与生活方式在改变。他们需要获得科学的、健康的知识。每人每家都希望通过健康的行为与生活方式使自己拥有一个健康的身体和一个温馨、和睦、幸福的家庭。把疾病康复的全部希望全权交给医生的理念是错误的。医生不是健康的主体，真正的主体是自己。一些慢性病患者，依靠自身的努力，采取一切可以保护和促进健康的自我保健方法，逐渐可以自理甚至可以远足旅游。这主要依靠自身保健、家庭护理同虚弱、疾病、衰老作斗争，这是每个人、每个家庭在人生路上必须面对的现实。家庭慢性病患者的康复，从最基础的家庭护理开始。

第一章
家庭保健与家庭护理

导语

家庭保健是以家庭为单位，系统地做有利于身心健康的活动，由个体或家庭集体共同完成。家庭健康反映的是家庭单位的特点，不是家庭个体成员的特点。家庭健康受到家庭成员的知识、态度、价值、行为、任务、角色，以及家庭结构类型、沟通、权力等因素的综合影响。理想的家庭健康不等于每个家庭成员健康的总和。

家庭护理是指在病人家里提供治疗和护理，服务对象包括院外的所有年龄段的急、慢性病人和临终者。在中国，家庭保健基本上是各自为战，喂饭、喂水、捶背等家庭护理基本上是家传的，医学护理成分少。

1.家庭护理的必要性

（1）家庭对人体健康起着重要作用

健康的家庭是社会安定的必要条件，是维护人体健康的重要环境。人三分之二以上的时间是在家庭中度过，家庭的许多问题都直接或间接地影响着健康，家庭结构的破坏、家庭功能的丧失、家庭关系的失衡等都会对健康产生重要的影响。

（2）健康观念的变化

随着人类文明程度及生活水平的不断提高，人们对健康概念的认识

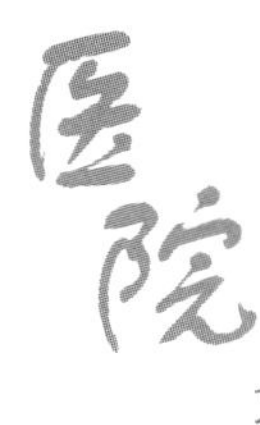

和健康保健要求发生了明显的变化，不再满足于吃饱和无病症，而是追求饮食文化和健康长寿。医院内的疾病治疗和护理已不能适应人们对健康保健的需求，医院外的健康教育、健康咨询以及健康保健就成为必然。

（3）计划生育和社会老龄化

随着计划生育政策的深入实施，独生子女比例加大，核心家庭将面临一个子女照顾多个老人的问题。人口老龄化的发展使老年护理及老年慢性病的护理需求增加，这些需求又不可能在医院完全得到满足，故迫切需要发展家庭护理，以减轻病员家庭的经济和劳务负担。

（4）残疾人的护理问题

据统计，全球 5 岁以下儿童有 22%生活在中国，1988 年全国出生缺陷率为 13.07%，全国每年出生肉眼可见的残疾儿童约 30 万人。这一大批残疾儿童更需要家庭护理的参与。

（5）疾病的改变

过去曾严重危害人类健康的急、慢性传染病已退居次要地位，而与人类行为和生活方式以及社会心理因素有关的一些非传染性疾病（如心血管疾病、脑血管疾病、恶性肿瘤、意外事故等）则成为人类的主要死亡原因。要使人们改变不良行为和生活方式仅靠医院的力量是远远不够的，需通过社区广泛的健康教育促进人们改变不良行为和生活方式，以增进健康。

2. 家庭护理的特点

（1）病人和家庭方面

①提供连续性的医疗照护，使病人在出院后仍能获得完整的照护，增进病人和家属的安全感。

②降低出院病人的再住院率和急诊的求诊频率，提高病人的生活质量，鼓励学习自我照顾。

③减少病人及其家属往返医院奔波之苦，维持家庭的完整性。

④节省家庭经济负担和住院费用，特别是脑卒中需要康复的家庭，康复可以减少医疗费用。

⑤在家庭环境下休养有助于病人的康复及保持病人的尊严。

⑥传统的家庭生活照护者也将面临挑战，照护病人的角色已不仅限

于服侍就寝、整理居室环境和洗衣做饭等，还应包括使病人或老年人身心愉快、促进康复以防止并发症。因此，需要向社区护士学习新的家庭护理知识和技术，适应对在家疗养的老年人、慢性病患者、智障者等日常生活自理能力低下的照护。

（2）社区卫生服务方面

①扩展护理专业领域，促进护理专业发展。

②通过以护理为主导的工作模式，提高护理人员成就感。为护理事业走向企业化经营打下基础。

③随着医疗技术的发展，保证了医院以外的护理质量更加职业化、专业化。

（3）医疗机构方面

①家庭护理可以减少病人平均住院时间，增加病床的周转率。

②提高病人及家属对医疗机构的服务满意度。

③有效的家庭护理可以完善社区医疗护理体制，适应中国家庭护理事业发展，满足社区居民的需求。

3.家庭护理的内容和服务范围

（1）家属护理主要内容

提供护理知识、技术和护理咨询，积极主动地与病人交流；制定家庭护理计划，并请家属病人给予配合；为病人提供常规的基础护理及技术操作；加强心理护理，促进护理对象疾病的转归；积极适时地进行家庭干预，促进病人的康复；健康教育成为家庭护理的主理服务，以促进家庭系统及其成员达到最佳的健康状态。

（2）家庭护理的服务范围

在国内，有学者提出家庭护理的主要范围有家庭健康护理和家庭病床护理，家庭健康护理是社会保健服务系统的延伸，即由医院为家庭提供上门护理保健服务，家庭成员在专业人员的指导下进行自我护理；家庭病床护理主要是对身心障碍、卧床及患慢性病的个体等提供治疗护理和健康保健指导。

4.影响家庭护理开展的因素及对策

尽管家庭护理有许多优越性，但开展却有一定难度。其影响因素主要有：

（1）观念未改变。传统观念认为，病人治疗和护理理所当然在医院，出院后就与医院无关。对此应加强宣传，转变观念。宣传护理服务内容和范围，使人们认识到家庭护理的优越性、可行性。

（2）受经济利益所驱动。目前，许多医院已无财政拨款，工资大多靠自己挣，医疗市场竞争激烈，各医院想方设法多收病人以增加收入，开展家庭护理则会减少收入，又增加人员投入，不利于医院的发展。

（3）护理人员编制不足。医院护理工作任务繁重，若开展家庭护理，对护理人员紧张的医院有一定难度。但是，护士做了大量的非护理性工作，如领取用药、查账催费，手续审批、生活护理等。上述工作可请临时护工承担，让护士从繁忙的事务中抽出时间去进行家庭护理。

（4）病人和家属有忧虑、不安心理，担心在家中失去原有的医疗环境和条件，发生病情变化无人及时处理，影响疾病预后。对这些担心我们要加强宣传，以实际行动和效果去影响、改变病人的看法，使之消除不安心理。

在日常生活中，需要了解很多基本的健康医疗常识，比如体温、脉搏、呼吸、血压、瞳孔被医学称之为生命体征。其变化都可反映出疾病的好转或者恶化。而作为居家时的家庭护理则主要是对以上内容的观察。还需要注意皮肤、黏膜的变化；呕吐物及大小便的颜色、量、性状、次数等等。

（曹英　王平红）

第二节　卧床患者居家护理

1.口腔护理

目的是保持口腔清洁、湿润，预防口腔感染。去除口臭，增加食欲。观察口腔病情变化。口腔里的细菌数量很多，种类相当繁杂，有致病菌，也有非致病菌，还有条件致病菌。所谓条件致病菌就是在一定特殊条件下，这些菌对人有致病作用。有人经实验推算出在正常健康人的每 1g 牙垢（牙锈）中可以找出 100 亿个细菌来。在每 1ml 的普通唾液里可以寻找出奈瑟氏菌 8000 万个。在每 1g 牙龈分泌物中可以寻找出厌氧链球菌

10 亿个。口腔里常见的细菌有葡萄球菌、链球菌、涎链球菌、轻性链球菌、厌氧链球菌、奈瑟氏菌、范永氏球菌、棒状杆菌、放线菌属、以色列放线菌、乳杆菌属、干酪乳杆菌、嗜酸乳杆菌、酵乳杆菌、短乳杆菌、双叉乳杆菌、厌氧扩菌属、匍行性菌属、梭菌属、泊氏奋森氏梭形杆菌、痰螺旋菌、痰弧菌属、色柔氏螺旋体等等。当然，最多最主要的是链球菌、葡萄球菌和乳酸杆菌。口腔中细菌种类的变化与人的生活习惯有关系，比如吸烟人的口腔中有烟草杆菌。口腔卫生不好的人，多厌氧菌。口腔中有弱碱性唾液、食物残渣等，为正常菌群的繁衍提供了合适条件。最常见的菌群是甲型链球菌和厌氧链球菌，其次是表皮葡萄球菌、奈瑟氏菌、乳杆菌、螺旋体、假丝酵母等。口腔感染一般以化脓性的细菌感染为主，常见的致病菌包括金黄色葡萄球菌和溶血性链球菌，还有大肠杆菌和绿脓杆菌等。厌氧性的腐败坏死性细菌所导致的腐败坏死性感染比较少见。偶见特异性的感染，如结核杆菌和放线菌等感染。感染可由一种致病菌引起，也可由多种细菌共同引起。颌面部腔窦的感染常为需氧菌和厌氧菌导致的混合感染。当拔牙时，甲型链球菌可通过伤口进入血流。一般情况下，少量菌很快被肝、脾、淋巴结和骨髓中的吞噬细胞清除。但若心脏瓣膜有病损，或者是安装了人工瓣膜的人，细菌就会被阻留在那里并繁殖起来，导致心内膜炎。厌氧链球菌中有一种变异链球菌，与龋齿的形成关系密切。该菌能分解食物中的蔗糖产生高分子量、黏度大的不溶性葡聚糖，以致将口腔中其他菌群黏附于牙齿表面而形成菌斑。其中的乳杆菌能发酵多糖类产生大量酸，使酸碱度下降至 4.5 左右，使牙釉质和牙质脱钙而造成龋齿。

（1）他人护理

①做口腔护理前要评估病人的病情与口腔卫生状况及自理能力。检查病人的黏膜、牙龈、舌苔、义齿、口腔酸碱度、口唇、气味等。评估病人的心理反应及理解程度，讲解操作目的。

②要准备用物：口腔护理包、pH 试纸、手电筒、漱口杯、根据病情准备口腔护理药物及其他用物，带至床边，摆放合理。

③摆正位置：亲人取侧卧或仰卧位、头偏向一侧，治疗巾围于颈下，弯盘置口角旁，必要时取下义齿，用冷开水刷净，置清水中。

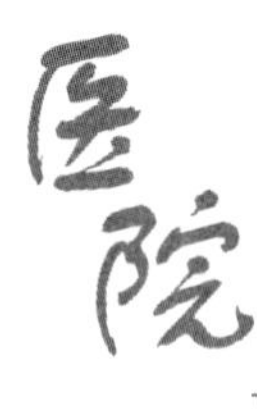

④漱口：协助亲人自含或用吸水管吸水，含漱后，吐至弯盘。根据口腔情况选择合适的漱口液，昏迷时禁漱口。棉签擦拭：清醒者协助其用棉签清洗口腔各部位。顺序可为外面、内面、咬合面、颊部硬腭及舌面，擦洗动作轻柔。

不要损伤牙龈、黏膜，不引起恶心，棉球湿度适宜，病人口腔清洁、湿润、无异味，感觉舒适，口腔护理至少早晚各一次，必要时餐前餐后也应进行。

（2）自行护理

①早晚刷牙，漱口

②使用漱口水、或者牙线

③大约半年时间进行一次牙齿洁白

④如果有严重的牙周病要进行牙周刮治

⑤定期进行口腔检查

2. 晨、晚间护理

（1）晨间照护。

①每天早上要开门窗一段时间，更换室内空气，冬季开窗时注意病人保暖。

②给病人洗脸、洗手，大小便失禁的病人还要清洗会阴及擦浴。

③对病人进行口腔护理，帮其梳头。

④给病人翻身，按摩背部及骨突出部。

⑤观察病情变化，如脉搏体温、呼吸等。

⑥整理床铺，清扫床单，拉平、铺好床单及盖被，必要者更换病人衣服。

（2）晚间照护。

可使病人清洁、舒适，利于睡眠。

①给病人进行口腔护理或协助漱口。

②给病人洗脸、洗手、洗脚，女病人冲洗外阴。

③给病人翻身、按摩。

④整理床铺，盖好盖被。

⑤熄灯或调节灯光，避免强光和噪音。

⑥难入睡的病人可给予少量饮食。

（庄织逆　康琼琴）

第三节　如何做好老年人的家庭护理?

1. 做好老年人健康评估。要针对患者的病情及需求对老年人的健康进行全面评估。观察病情变化，根据需要测量生命体征并做记录，制订出切实可行而且能确保患者健康安全的护理计划。

2. 了解老年人病情。在老年人疾病治疗中，要熟悉病情与治疗方法，认识治疗器械和药物的使用目的、使用方法和注意事项。能熟练进行各项基本的护理操作技术，配合和协助医生完成老年病治疗过程中的护理工作。

3 要注意老年人日常生活护理

（1）满足老年人日常生活的需要；

（2）预防意外的发生；

（3）增强自我防护能力；

（4）在家庭基础护理中要求做到："六洁"（口腔、头发、手足、皮肤、会阴、床单清洁）、"五防"（防压疮、防直立性低血压、防泌尿系统感染、防呼吸系统感染、防交叉感染）、"三无"（无粪便、无坠床、无烫伤）。

4. 老年人精神心理护理工作中，老年人一般比较固执，常有悲观、怕孤独等心理状态，护士在对老年患者进行心理护理时应做到"微笑、周到、体贴、随和、热情"等。护士在家庭护理中要特别注意维护其自尊心，同时要耐心地对家庭照顾者和家庭其他成员进行心理护理指导，使老年人处处感到别人的尊重和关心，较好地配合治疗。

5. 老年人的康复护理要根据老年患者体弱多病，不宜负荷过重的特点，除治疗护理手段外，采用与日常生活活动有密切联系的运动治疗、作业治疗的方法，鼓励患者做力所能及的活动，如广播操、太极拳、气功、散步等，注意劳逸结合，动静结合，以保持肢体良好的功能状态，

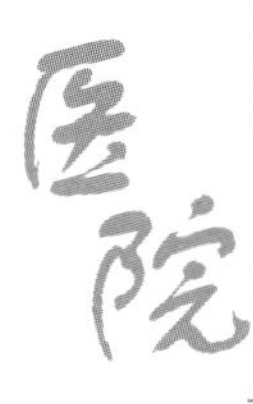

通过评估和调整，逐渐恢复日常生活自理能力，提高老年人生活质量。

6. 老年人健康教育指导工作要针对性地对老年人进行健康教育。指导老年人的体力和智力活动，延缓衰老过程。如原发性高血压、糖尿病、脑血管病等的预防，营养与健康促进、环境与健康、运动与老年人生活质量等，培养老年人的自我保健意识。

（王平红　曹英）

第二章 神经系统疾病的相关知识

导语

请读一组数字：平均每 10s，中国就有 1 人发生脑卒中；平均每 6s，世界就有 1 人因脑卒中致残；平均每 6s，世界就有 1 人因脑卒中去世。脑卒中发病日趋年轻化，国内一项流行病学调查结果显示：青年脑卒中占比 10%~15%，以缺血性脑卒中为主，且男性居多，中青年脑卒中患者存活者中有近 3/4 遗留残疾。年轻化是指 18~45 岁之间发生的脑血管疾病的青年。给患者及其家庭造成了严重影响，引起了目前社会的广泛关注。

再读一组数字：全球阿尔茨海默病患者约有 5000 万，每年以 990 万新增的病例速度增长，相当于每 2~3s 就增加 1 位新患者。世界卫生组织（WHO）预测，全球阿尔茨海默病患者在 2030 年将达到 8200 万，2050 年将达到 1.52 亿。目前，我国阿尔茨海默病患者在 600 万人以上，而且每年平均有 30 万的新增发病人数。中国阿尔茨海默病患病率随着年龄增长呈显著增长，65 岁以上阿尔茨海默病的平均患病率为 5.2%，而 75~85 岁老年人患病率达到 15%~20%，85 岁以上的老年人患病率达到 30% 左右，相当于每 3 个人就有 1 位患此病，所以说阿尔茨海默病对老年人的影响是显而易见的。当父母罹患阿尔茨海默病时，儿女们不得不面对这样的难题：我在你面前，你却不认识我！阿尔茨海默病严重威胁着我国老年人生命健康。

还有一种叫帕金森的病每年新增病例 10 万人。在我国 65 岁以上人群中，每 10 万人中就有 1700 位患者。50 岁之前的人较少患病，平均患病年龄约为 60 岁，随着年龄增加患病人数显著升高。男性稍高于女性。根据流行病学调查资料显示，我国神经官能症的患病率约为 6%~8%，女性患者数量多于男性。其中，经济状况较差、文化层次低、家庭氛围不和谐的人群发病率较高。这些病都是源于神经系统的疾病。

第一节　直面世界第三大疾病杀手——脑卒中

1. 知病：认识“五高疾病”——脑卒中

脑卒中俗称为“中风”，具有高发病、高致残、高致死、高复发、高经济负担的“五高”特征，是全球致死、致残的主要病因。脑卒中是由于脑的供血动脉突然堵塞或破裂，从而导致脑组织损伤的一组疾病，包括出血性脑卒中（脑出血）和缺血性脑卒中（脑梗死）两种类型。出血性脑卒中是指由颅内动脉瘤、脑与脊髓血管畸形和烟雾病等颅内血管病变在血流作用下引起的脑出血和蛛网膜下腔出血，也是人们常说的脑溢血，缺血性脑卒中是由脑血管闭塞或血栓脱落阻塞脑血管所致，占脑卒中总数的 85%。尽管疾病凶险，早期识别、早期干预、良好的生活习惯仍能很好地预防和控制脑卒中的发生。

2. 预防：掌控危险因素，做好一级预防

脑卒中的危险因素众多，包括了可控的危险因素和不可控的危险因素，将可控的危险因素进行干预，可有效预防 90% 的脑卒中发生。

（1）不可控的危险因素

①性别

男性脑卒中发病率比女性高 33%，但这种差异随着年龄的增长逐渐缩小，至 70~80 岁以后，女性比男性更容易患脑卒中；

②年龄

50 岁及以上年龄是脑卒中的高发人群，但近年来，脑卒中呈现了年轻化的趋势，20 岁左右的年轻人也有可能发生脑卒中；

③种族

脑卒中风险存在种族差异已得到流行病学研究的支持，与白种人相比，45~74 岁黄种人脑卒中的发病率稍高；

④遗传因素

脑卒中家族史可增加近 30% 的风险；

⑤出生体重

出生体重小于 2500g 者患脑卒中的风险是出生体重 4000g 者的两倍以上。

（2）可控的危险因素

分为疾病因素和不良生活方式

①高血压

高血压是引起脑卒中的最重要的独立危险因素，高血压人群卒中的风险是正常血压人群的 3~4 倍，高血压患者舒张压平均每下降 3mmHg，脑卒中的危险将下降 32%。

②血脂异常

血脂过高容易发生动脉硬化，血管弹性降低就容易发生出血性脑卒中，此外血脂过高也有可能会堵塞血管，造成缺血性的脑卒中，建议绝经后的女性和 40 岁以上的男性应每年进行血脂检查。

③超重、肥胖

肥胖和超重者的脑卒中的发病风险高于正常体重者，且随着体重的增加而增加，超重或肥胖者患脑卒中的风险是体重正常者的 1.81 倍，中年男性肥胖者发生脑卒中的风险是体重正常者的 3.91 倍。

④糖尿病

糖尿病可引起很多慢性并发症，如周围血管神经、大动脉的病变，从而引起脑梗死。Ⅱ型糖尿病患者发生脑卒中的危险是非糖尿病者的 2.4 倍，急性脑卒中患者中约 43%伴有高血糖现象，糖尿病与脑卒中的发生密切相关。

⑤心房颤动

房颤在一定的程度上影响正常血流变化，从而造成血栓的形成，一旦血栓脱落堵塞，容易发生缺血性脑卒中。大约 20% 脑卒中源于心源性疾病，而其中的 50%~60% 由房颤所致，伴房颤者患脑卒中的风险是没有房颤者的 5.34 倍。

⑥高同型半胱氨酸（Hcy）血症

同型半胱氨酸（Hcy）源于饮食摄取的蛋氨酸，是蛋氮酸脱甲基化生成的一种含硫氨基酸，为蛋氨酸和半胱氨酸代谢过程中的重要中间产物。Hcy 是所有脑卒中类型的独立危险因素，轻度或中度的高 Hcy 血症可明显增加脑血管疾病的发生率，也有研究认为 Hcy 升高不是脑卒中的发病危险因素，而是脑卒中疾病过程中的一种反应。

⑦动脉粥样硬化

颈动脉是脑组织的主要供血动脉，颈动脉粥样硬化与脑血管病的发生显著相关，有 20% ~25% 的脑卒中患者是由颈动脉颅外段粥样斑块引起的。无症状性颈动脉狭窄患者发生脑卒中的年危险性约为 2%，约 3/4 发生在狭窄的同侧 . 其余发生在对侧或椎基底动脉系统。

⑧吸烟

吸烟是仅次于高血压的第二大危险因素，吸烟不仅增加脑卒中的发病风险，还影响脑卒中患者的预后，吸烟者患脑卒中的风险是没有吸烟者的 1.86 倍，脑卒中患者出院后复吸的死亡率是戒烟患者的 3 倍，且病人复吸的时间越早，1 年内死亡的概率越大，戒烟是脑卒中一级预防和二级预防的重要手段。

⑨饮酒

每天酒精量在 60g 以上者脑卒中风险将增加，每日饮酒的酒精含量男性不应超过 25g，女性不超过 12.54g，目前尚无充分证据表明少量饮酒可预防脑血管病，故不提倡用少量饮酒的方法预防心脑血管疾病。

⑩不健康的饮食

高盐、高脂、高糖饮食均可增加脑卒中的风险，水果跟蔬菜摄入比较高的人群，中风发生的概率较低。提倡膳食多样化，以蔬菜、水果、鱼、海鲜、豆类、坚果类、谷类为主，在营养和能量均衡的情况下，摄入低盐（国家指南认为中国人一天盐分的摄入量要 <6g）、含有饱和脂肪酸及脂肪酸含量较少的饮食。

⑪缺少运动锻炼

体力活动能够降低27%的卒中或死亡风险，体力活动不足是卒中的危险因素，建议健康成人进行每周至少3~4次、每次至少40min的中等强度运动（如快走、慢跑、骑自行车、游泳等）。做到以下十点，可以预防90%以上的脑梗死：

积极治疗心脏病

控制高血压

保持乐观积极心态

戒烟

戒酒

治疗高血脂

减肥

治疗糖尿病

规律运动

合理健康饮食

3. 识别：脑卒中早期的信号

对于急性发作的脑卒中患者来说，时间就是生命。脑卒中的早期治疗对时间具有高度的依赖性，发病6h内接受血管再通治疗，对急性缺血性脑卒中患者的转归及预后十分重要！脑卒中的早期识别可以通过以下几个方法进行。如果发生了以下任何一个症状，可能是脑卒中了！

（1）突然颜面部、肢体麻木或无力，尤其是在身体某一侧发生时；

（2）突发不明原因的头晕、走路不稳或突然跌倒、遗忘或记忆障碍；

（3）突然出现语言、意识或认知障碍，说话不清或理解能力下降；

（4）突然出现一侧或双侧眼睛看不清东西或看东西模糊；

（5）突然出现未曾经历过的剧烈头痛、可伴有恶心呕吐。

4. 评估：FAST快速评估

面、臂、言语、时间评分量表（FAST）是英国急救人员设计的脑卒中识别工具，可对面瘫、非对称性上肢瘫痪、言语障碍三项体征进行快速评估，简单易行。

（1）面（face）：能否微笑？是否感觉一侧面部麻木或无力？

（2）臂（arm）：可否顺利举起双手？是否感觉一只手臂乏力或难以抬起？言语（speech）：能否对答流利？是否出现说话困难、言语含糊不清或难以理解对方语言？

（3）时间（time）：若存在上述三项中的任一项，则立即紧急救治。

5. 中风 1~2~0 三步识别法

（1）“1”是指“看到 1 张脸（口角歪）”

（2）“2”是指“查两只胳膊（一侧不能抬）”

（3）“0”是指“聆（零）听语言（说话不清楚、大舌头）”

6. 家庭急救处理措施

（1）第一时间就医，对于意识不清楚的病人，紧急拨打“120”求助；

（2）保持头部身体的水平位置，因为头部抬高时会影响脑血流灌注，有可能导致病情恶化；

（3）解开患者衣领、领带、袜子、腰带，取下手表、眼镜、假牙等；

（4）保持室温暖和，并注意室内空气流通。若有大小便失禁，脱去病人的裤子，垫上卫生纸等；

（5）若病人出现呕吐，将脸偏向一侧，以防堵塞气道；

（6）若病人出现抽搐，用手帕包着筷子放入病人口中，防止舌头被咬伤，并迅速清除病人周围有危险的东西，勿用力拉扯病人肢体。

7. 后遗症

（1）运动功能障碍：一侧或双侧肢体无力或瘫痪；

（2）感觉功能障碍：肢体麻木，肢体疼痛感；

（3）认知功能障碍；

（4）语言障碍：失语或者是构音障碍。

8. 康复

把脑卒中的恢复可分为三个时期，即早期（脑卒中发生 1 个月内）、恢复期（脑卒中发生 1~6 个月）、慢性期（脑卒中发生 6 个月以上），推荐在脑卒中发生后，在生命体征平稳的情况下，应在两周内开展康复训练，且同时应采取循序渐进的方法；脑卒中发生后 24h 内不建议进行康复活动，因其可能降低患者 3 个月时获得良好转归的可能性；而对于轻到中度的脑卒中患者，可以在 24h 内开展床边的康复活动。

（1）肢体功能锻炼

偏瘫患者应在病情稳定后尽快离床，进行站立、步行、肌力、关节活动度等循序渐进的训练。

（2）语言训练

存在交流障碍的患者需针对语言语义障碍进行治疗，早期可给予简单的指令训练，口颜面肌肉发音模仿训练，复述训练，口语理解严重障碍的患者可使用文字阅读、书写或交流版进行交流。

（3）认知功能训练

许多患者认知障碍使日常生活能力受到很大影响。因此，认知康复训练及治疗往往是跟运动康复相结合的，并且，认知康复如何提高患者的日常生活能力及生活质量是我们进行康复训练的主要目标。行为训练与体育疗法相结合的训练，可提高认知的水平与技巧，对患者生活的改善及处理日常生活的能力是有效益的。应根据病人认知障碍的特点，也可选择性地自己制定一套提高、训练日常生活能力的简单设备，开展一对一的训练，特别是依靠家属协助进行训练。

（4）心理康复训练

情绪出现抑郁或情绪不稳定的患者可运用五羟色胺等抗抑郁药物和心理咨询的治疗。

第二节　年轻人也会中风——中青年脑卒中

1.常见的病因

（1）女性所特有或女性常见的危险因素：包括服用含有雌激素的避孕药物、妊娠、有先兆偏头痛等。偏头痛、吸烟及口服避孕药是青年女性缺血性卒中最主要的三大危险因素。偏头痛型卒中与血管痉挛以及血小板增多的高凝状态有关，而口服避孕药也会升高血液中的凝血因子，造成血液高凝状态，最终引发脑卒中。

（2）与隐源性卒中有关：卵圆孔未闭为常见的隐源性卒中病因，对于年轻患者而言，存在卵圆孔未闭可增加卒中发生的风险。

（3）遗传性血栓形成和获得性血栓前或高凝状态：包括Ⅴ因子 Leiden 突变、G20210A 基因突变、蛋白质 C 和蛋白 S 缺乏、抗凝血酶Ⅲ

缺乏、抗磷脂综合征（有动脉或静脉血栓形成史、妊娠并发症史）、系统性红斑狼疮、高同型半胱氨酸血症、镰状细胞病、恶性肿瘤、妊娠、服用含有雌激素的避孕药、代谢综合征等。

（4）颈动脉或椎动脉夹层：大约 20% 的青年卒中是由颈动脉夹层引起的，其病理生理机制尚不完全清楚。

（5）血管病或血管炎相关疾病：Fabry 病、MELAS 综合征、C 老年痴呆 ASIL、烟雾病、巨细胞动脉炎、Takayasu 动脉炎、原发性中枢神经系统血管炎（PACNS）、辐射后血管病变、纤维肌发育不良、可逆性脑血管收缩综合征等。

（6）心血管危险因素：包括高血压病、高脂血症、糖尿病、房颤、心肌病、心脏瓣膜病、肥胖、感染性心内膜炎、先天性心脏病等。

（7）生活方式相关危险因素：包括吸烟、缺乏锻炼、不良饮食、酗酒、非法药物使用，特别是甲基苯丙胺、可卡因、海洛因等。

2. 如何避免

最为重要的措施就是养成良好的生活习惯，推荐地中海饮食：以蔬果、鱼类、五谷杂粮、豆类和橄榄油为主的饮食，控制盐、糖、油的摄入，戒烟限酒，控制体重在正常范围内等。对于女性而言，偏头痛和口服避孕药需要格外重视。另外，注意减压和加强体育锻炼也是重要的预防措施，满足并维持最低推荐的体力活动。WHO 推荐最低体力活动标准为 5KJ/Kg/d，相当于每天散步 20min。可以预防潜在的 46% 死亡。

3. 关注青年卒中患者

诸多研究显示中青年脑卒中心理问题凸显，中青年脑卒中易出现恐惧、抑郁、人际关系敏感等精神症状，而情绪紊乱不仅影响自身健康，还与脑卒中再发相关。此外，抑郁、情绪紊乱等是患脑卒中后自杀倾向的危险因素，患脑卒中后抑郁的患者病死率将增加 10 倍左右。

病情程度、功能结局、患者认知水平、自护能力、应对方式、自我效能及获得的支持等是患者情绪的影响因素。请记住干预措施：

（1）减轻负性情绪

传记式“叙事”干预对卒中后失语的患者情绪改善有帮助；艺术干预可促使患者舒适，改善患者抑郁等不良情绪；其他对中青年脑卒中患者采取的干预措施还包括卒中课堂、强化随访管理、中医联合心理干预等，目前认知行为疗法也多应用于患者的抑郁、焦虑等负性情绪中。还应定期随访，以优化干预效果，促进患者健康结局。

（2）引导积极感受

渐进式交流、简单的放松技巧及鼓励家属多提供情感支持等预可提升脑卒中患者希望水平，帮助其实现心理矫正。还可借鉴其他患者创伤后成长的干预研究，如自我管理教育、焦点解决治疗小组、团体认知行为干预等，能较好地引导患者情感表达。

第三节 都是手抖人，谁患帕金森

1. 知病

不解的患者把帕金森病被称作“抖抖病”。抖动了就是，不抖就不是。抖动成了诊断的依据。帕金森病作为一种中老年人常见的神经系统变性疾病，手抖的并非都是帕金森病。大概 70%左右的帕金森病人是以手抖动为首发症状。其次是以腿部的抖动作为首发症状，有 20% ~30%的病人在整个病程中不出现抖动。所以，抖或不抖，并不能作为是否是帕金森病的诊断唯一标准。

帕金森病，又称为“震颤麻痹”，是一种常见的老年神经系统退行性疾病，具有特征性运动症状，包括静止性震颤、运动迟缓、肌强直和姿势平衡障碍等，还会伴有非运动症状，包括便秘、嗅觉障碍、睡眠障碍、自主神经功能障碍及精神、认知障碍。

在我国 65 岁以上人群中，每 10 万人中有 1700 患者。50 岁之前的人较少患病，平均患病年龄约为 60 岁，随着年龄增加患病人数显著升高。男性稍高于女性。

（1）病因：遗传因素（目前认为 10%的患者有家族史，绝大多数患者为散发性）。

（2）环境因素：环境中与嗜神经毒 1- 甲基 4- 苯基 1，2，3，6- 四氢吡啶（MPTP）分子结构相似的工业或农业毒素，如某些杀虫剂、除草剂、鱼藤酮等可能是帕金森病的病因之一。

（3）神经系统老化及多因素交互作用。

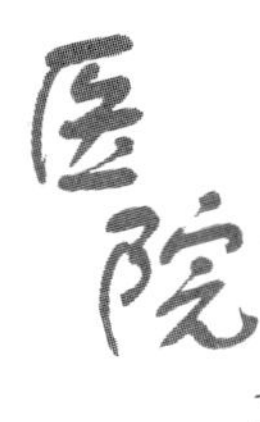

2. 症状

（1）主要表现为静止性震颤，发病时拇指与屈曲的食指间呈“搓丸样”动作。

（2）肌强直：患者肢体可出现类似弯曲软铅管的状态，称为“铅管样强直”；在有静止性震颤的患者中，可出现断续停顿样的震颤，如同转动齿轮，称为“齿轮样强直”。严重时患者可出现特殊的屈曲体位或姿势，甚至生活不能自理。

（3）运动迟缓：早期可以观察到患者手指精细动作缓慢，如解纽扣或扣纽扣、系鞋带等动作，尤为明显。

（4）姿势平衡障碍：在疾病中晚期出现，表现为患者起立困难和容易向后跌倒。有时患者迈步后，以极小的步伐越走越快，不能及时止步，称为前冲步态或慌张步态。

还有非运动症状，表现为：

（5）感觉障碍：早期可能出现嗅觉减退，疾病的中晚期伴有肢体麻木、疼痛。

（6）睡眠障碍：夜间多梦，伴大声喊叫和肢体舞动。

（7）自主神经功能障碍：可能伴有便秘、多汗、排尿障碍、体位性低血压等。

（8）精神障碍：约有50%的患者伴有抑郁，也常常伴有焦虑情绪。在疾病晚期，约15%~30%的患者出现认知障碍，甚至痴呆。最多见的精神障碍是视觉出现幻觉，即幻视。

3. 检查

（1）血、脑脊液常规检查：脑脊液中的高香草酸（HVA）含量可以降低，其他可无异常。

（2）影像学：主要依赖于正电子发射断层成像（PET）或单光子发射计算机断层成像（SPECT）以及磁共振成像（MRI）检查。

（3）其他：嗅棒测试用于诊断早期患者是否出现嗅觉减退；经颅超声检查可以辅助诊断；心脏间碘苯甲胍（MIBG）闪烁照相术可观察到患者的总MIBG摄取量减少，以此辅助诊断本病。

（4）提醒：

自身发现帕金森病的 13 个早期征兆：

①震颤：帕金森的早期症状可能包括手部震颤和书写困难。震颤是帕金森的一个关键特征。第一次出现时是非常微小，只有患者本人可以感觉。随着疾病的进展，震颤会逐渐恶化。震颤通常出现在身体的一侧，然后扩散到身体的其他部位。

②行走困难：一个人行走模式的细微变化可能是帕金森的早期征兆。走路很慢，或者走路时拖着脚，有人称为“拖拉步态”。还可能会以不规则的速度行走，突然走得更快、更慢或随时改变步幅。

③难以辨认的字迹或笔迹过小：包括异常小或狭窄的笔迹。写字过小与帕金森病有相关性。

④嗅觉减退：嗅觉障碍可能会经历：嗅觉迟钝、难以闻到气味与分辨气味。通常会影响 70%~90% 患者。医生使用嗅觉识别试验来诊断嗅觉障碍，但这些测试的准确性差别很大。单纯嗅觉减退并不意味患有帕金森病。嗅觉减退原因很多。比如年龄、吸烟、或者暴露于刺激性化学物质中。

⑤睡眠问题：会出现一系列的睡眠问题及相关的症状。包括：失眠、白天过度疲劳、嗜睡症、睡眠呼吸暂停、噩梦、睡觉时不受控制的或少量的运动等。

⑥平衡不佳：医生使用拉力测试来评估平衡能力。拉力测试是指医疗保健专业人员，轻轻地把一个人的肩膀往后拉，直到他们失去平衡，并记录他们需要多长时间才能恢复平衡。健康者经过一两步就能康复，而帕金森患者可能需要更多的较小步数来达到自身的完全平衡。

⑦运动迟缓：如四肢僵硬和运动缓慢。运动迟缓患者可能会走得更慢或难以运动。一些存在这种症状的患者可能会将其误解为肌肉无力，但这种症状并不会影响肌肉的力量。

⑧面具脸：面部表情涉及许多微小、复杂的肌肉运动。患者的面部表情能力通常会降低。这种面容称为“面具脸”。患者面部可能看起来呆板、毫无表情，但是他们感受情绪的能力并未受到损害。“面具脸”也可能导致患者双眼转动减少且瞬目减少。“面具脸”的患者可能与其他人沟

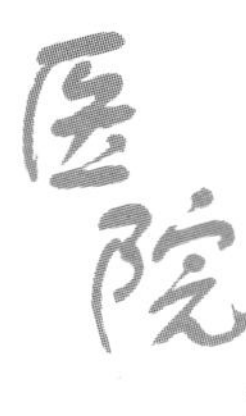

通存在困难，他们的面部表情的变化比平时不明显。

⑨声音变化：声音变化可能涉及以较柔和的语调说话，或者开始以平常的音量说话，然后声音变得柔和或消失。在其他情况下，一个人可能会失去他们平时的音量和音调，这类声音变化比较单调。

⑩弯腰或驼背的姿势：这种改变可能是由于其他疾病（肌肉强直）导致的。健康者可自然站立，以便使重量均匀分布在他们的脚上。然而，帕金森患者可能会开始向前弯曲，使他们看起来驼背或弯腰。

⑪便秘：约25%患者在出现运动症状之前会出现便秘。

⑫体重减轻：原因包括：其一，可能与帕金森相关的震颤和其他运动症状增加身体的能量需求；其二，可能因嗅觉丧失、抑郁或消化问题，导致患者食欲减少，致体重减轻。

⑬心理症状：出现的一些心理症状包括：抑郁、焦虑、精神病、痴呆、制定计划困难或解决问题的能力降低等。

5. 治疗

（1）一般治疗

①营养支持：部分患者有语言障碍、吞咽障碍等，影响患者正常进食，需要特别注意患者的营养摄入，帮患者进食或通过静脉进行营养支持。

②一般支持治疗：日常锻炼运动可以改善患者的生活质量，比如在房间和卫生间设置扶手、防滑垫、大把的餐具等。

③心理支持治疗：很多帕金森病患者存在抑郁等心理问题，严重影响患者的生活质量，还会影响药物治疗疗效。对帕金森病患者进行有效的心理疏导和抗抑郁药物治疗，有望达到更满意的治疗效果。

（2）药物治疗

由于个体差异大，用药不存在绝对的最好、最快、最有效，除常用非处方药外，应在医生指导下充分结合个人情况选择最合适的药物并根据效果及时调整药物的剂量。

药物治疗以达到有效改善症状、提高生活质量和工作能力为目标，争取做到“能达到较满意的临床效果的低剂量药物维持”，力求减少药物的副作用和相关的并发症。一般开始多以单药治疗，或者小剂量联合使用多种作用于不同靶点的药物，尽量控制症状，且维持药物有效的时间更长。

治疗药物包括疾病修饰治疗药物和对症治疗药物。所有治疗药物都在医生的指导下应用，并一定遵医嘱进行加量或减量，避免突然停药或加药，并遵照医嘱定期检查。

中晚期帕金森病的表现非常复杂，包括疾病本身的进展、药物的副作用、运动并发症等。

（3）运动并发症的治疗

运动并发症包括症状波动和异动症。

前者主要包括剂末恶化、开关现象，后者包括剂峰异动症、双相异动症、肌张力障碍，均可通过调整服药次数、药物种类、药物剂量、剂型，或联合应用药物得到改善，脑深部电刺激术（DBS）等手术治疗也有帮助。

①姿势平衡障碍的治疗：

姿势平衡障碍是帕金森患者摔跤的最常见原因，尚无有效的治疗措施，调整药物剂量或者添加药物偶尔有效。主动调整身体重心、大步走、踏步走、听音乐、听口令或打拍子行走或做跨越物体的动作等可能有帮助。必要时使用轮椅，做好防护。

②非运动症状的治疗。

症状	常见表现	治疗措施
感觉障碍	嗅觉减退	尚无有效措施
	疼痛或麻木	可由疾病本身或伴随的骨关节病变引起，选择相应的措施治疗即可
	不安腿综合征	可在入睡前 2h 内服用 DR 激动剂或复方左旋多巴治疗
自主神经功能障碍	便秘	多运动、多喝水、多吃水果蔬菜，或服用乳果糖等温和的导泻药物，需要停用抗胆碱能药
	泌尿障碍	晚餐后少喝水，或服用奥昔布宁等外周抗胆碱能药
	体位性低血压	可适当多摄入盐和水，睡眠时抬高头位、穿弹力裤，不宜快速改变体位，首选 α- 肾上腺素能激动剂治疗，也可用选择性外周多巴胺受体拮抗剂治疗

续表

症状	常见表现	治疗措施
精神障碍	严重幻觉和妄想	非经典抗精神病药如氨氮平、哇硫平、奥氮平等
	抑郁和（或）焦	选择性 5- 羟色胺再摄取抑制剂（SSRI），或 DR 激动剂（普拉克索）
	易激惹状态	劳拉西泮或地西泮
	谁知障碍和痴呆	胆碱酯酶抑制剂（如利伐斯明、多奈哌齐、加兰他敏或石衫碱甲）或美金刚
睡眠障碍	失眠	如果与夜间的 PD 症状相关，加用左旋多巴控释剂、DR 激动剂或 COMT 抑制剂会有效；如果正在服用司来吉兰或金刚烷胺(尤其在傍晚服用者)，首先需纠正服药时间，仍无改善，则需减量甚至停药，或选用短效的镇静安眠药
	快速眼动期睡眠行为异常（RBD）	氯硝西泮
	白天过度嗜睡(EDS)	如果患者在每次服药后出现嗜睡，提示药物过量，减量即可改善；也可用左旋多巴控释剂替换常释剂，可能有利于避免或减轻服药后嗜睡

③手术治疗

手术适应证：早期药物治疗显效，而长期使用药物，疗效则明显减退，出现剂末恶化或开关现象时，可以考虑手术治疗；出现严重的症状波动或异动症的患者也可考虑手术治疗。

手术禁忌证：非原发性帕金森的帕金森叠加综合征。

手术效果：手术可以明显改善运动症状，尤其对肢体震颤和肌强直有较好的疗效，但对姿势步态障碍等躯体性中轴症状则无明显作用。

手术无法根治疾病，因此术后仍需继续使用药物治疗，但可适量减少剂量。

④中医治疗：中药、针灸等治疗方法对改善症状能起到一定的积极作用。

（4）运动类型

选择增强心肺耐力的有氧运动、增加肌肉力量的抗阻运动以及提高关节活动能力的牵伸运动等。

①有氧运动。

包括：与娱乐、体育和休闲有关的有氧运动，如快走、慢跑、骑自行车、游泳、舞蹈、跳绳、骑马、瑜伽及乒乓球、网球、保龄球、高尔夫球、足球等球类运动；与工作、家庭有关的有氧运动，如农事、轻负重、割草、清扫和园艺、外部涂漆、清洗窗户、清理排水沟及护理老年人（穿衣、移动）等；中国传统心身锻炼气功功法，如太极、五禽戏、八段锦等。

②抗阻运动。包括使用运动器械（如杠铃、哑铃、壶铃、拉力器、阻力带等）进行抗阻运动，以及无需运动器械的仰卧起坐、俯卧撑和引体向上等。

③静态和动态拉伸运动。在静态拉伸中，采用适宜的拉伸动作拉伸某一特定肌肉，如压肩和双臂外展拉伸（肩部肌肉）、坐位体前屈（腰部肌肉）、坐压腿和直膝分腿（腿部肌肉）等；在动态拉伸中，可选择合适的动作，重复主动拉伸特定肌肉。

（5）运动强度

在身体适应和安全的情况下，抗阻运动应从中强度开始，逐步增加阻力、提高速度、增加重复次数；有氧运动时，应逐步增加运动时间或提高运动时 HRmax 的百分比，以中高强度运动为目标。应逐步增加运动强度，避免运动处方功效不足；牵伸时应尽可能伸展、弯曲或旋转至身体可承受的最大程度，并在牵伸动作的末端做短时间的保持，以达到牵伸效果。

（6）运动时间和频率

每日进行至少 30min 的运动。如果难以坚持 30min，可分 3 次，每次 10min。每周应完成 150~300min 的中强度有氧运动，或至少 75~150min 的高强度有氧运动，或等量的中及高强度的运动组合。每周至少 2d 进行涉及主要肌群的抗阻运动，中等强度抗阻运动 3~5 组，每组重复 10 次，或高强度抗阻运动 3 组，每组重复 8 次。每日进行牵伸运动 20~30min。

（7）运动注意事项

运动前做好评估， 对严重精神障碍、复杂的运动并发症、DBS 植入、运动期间出现胸痛、心律失常或血压不规则变化、控制不佳的 2 型糖尿病、急性全身性疾病、慢性阻塞性肺疾病、严重的心血管损害等，应进行严格评估。在保证安全的前提下，制定运动方案，防止摔伤、骨折等意外事件发生。运动前后应做好热身和整理运动。推荐多种类、分段式的运动方案。如以 1 周为循环，则第 1 天做增强肌肉力量的运动，第 2 天做提高心肺耐力的运动，第 3 天做增加关节柔韧性的运动。

（7）终止运动的情况

运动时出现恶心、胸闷或胸痛、呼吸困难、严重疲劳、头晕或眩晕、心悸、疼痛、冷汗、监测发现运动期间收缩压降低超过 10mmHg（1mmHg=0.133kPa）等，均需立刻终止运动，寻求医疗救助。

帕金森病目前尚无法治愈。大多数患者在合理对症治疗的情况下能继续工作和维持较好的生活质量。晚期患者可能出现全身僵硬，造成活动困难，生活自理能力严重受限，最后卧床不起。常因肺炎、下肢深静脉血栓、压力性损伤等并发症出现生命危险。

6. 并发症

在疾病早期，由于患者存在运动障碍，容易出现跌倒等意外，有时会造成骨折；随着病情进展，晚期患者丧失自理能力，长期卧床后可能会导致肺炎、泌尿系统感染、窒息、褥疮等严重并发症。

7. 日常生活管理

（1）饮食管理

帕金森病是一种慢性进展性神经变性疾病，目前人们普遍认为，其发病可能受到遗传因素和环境因素的共同影响，而饮食在其中也可能发挥着重要作用，并且患者的自身症状及药物均可影响患者的营养状态。

①停止高果糖玉米糖浆摄入。帕金森病患者可能涉及血糖失调和胰岛素抵抗的问题或本身合并糖尿病，高果糖玉米糖浆除了会对血糖造成影响，还可能会带来重金属污染的问题。2009 年，美国环境保护局发布的一份报告指出，加工高果糖玉米糖浆的工艺会使得汞含量超标。由于重金属会沉积在大脑中，对于具有神经变性改变的帕金森病患者而言，高果糖玉米糖浆可谓更加危险。

②停止反式脂肪摄入。反式脂肪会增加机体的炎性反应，因此在饮食中避免反式脂肪的摄入是一种明智之举。与许多疾病相似，炎性反应

与帕金森病存在关联，炎性反应的减少可以减轻其对帕金森病的影响。

③多喝绿茶和咖啡。绿茶可以推迟帕金森病的发病，由于涉及疾病发病的神经炎症过程同样也参与疾病的进展，因此对于帕金森病患者而言，绿茶有一定益处。咖啡中包含的两种物质——咖啡因和槲皮素，槲皮素是具有强抗氧化性质的一种类黄酮。由于降低氧化应激也可以减轻炎症，因此减少氧化应激的策略对于帕金森病患者有好处。

④多吃坚果和浆果，坚果，特别是核桃、夏威夷果和腰果，其中含有的优质脂肪成分有助于减少氧化应激反应，而浆果中含有的花青素也是一种强力的抗氧化成分。增加坚果和浆果的摄入，也是减少氧化应激的另一种方法。用坚果和浆果来代替含糖的食物，有助于通过多种机制来减轻帕金森病患者中的炎症。

⑤减少乳制品摄入，目前已有多项目研究表明，乳制品与帕金森病风险的增加有关。涉及乳制品的几种潜在机制对患者可能是有害的，被除草剂和农药所污染的乳制品同样会对帕金森病患者造成影响，有证据表明，帕金森病患者对这类化学物质较为敏感。此外，乳制品可以降低尿酸的水平，而尿酸对于帕金森病患者而言是一种保护因素。故提醒帕金森病患者应更多地从其他来源获得钙的补充，比如：鸡蛋、虾皮、芝麻酱、黄豆等。

患者可以通过花更多的时间来实施更为健康的饮食，并不断坚持这种改变。例如，可以尝试避免上文中提到的某一种物质的摄入，持续一个月，然后在下个月添加坚果和浆果，此后再减少下一种物质的摄入，再加入绿茶和咖啡。这样坚持数月到一年，患者的饮食习惯就可以得到完整的转变，从而让自己不断获益。

（2）日常病情监测

一般是每隔三个月到半年进行复诊，但应注意结合患者病情变化，如患者症状明显加重或出现新的症状或并发症，应及时就医。

8. 预防

本病无法预防。一些研究表明蔬菜水果、鱼类、五谷杂粮、豆类和橄榄油为主的饮食可能与降低帕金森病发病风险有关，但现在还缺乏足够的证据支持。早发现症状早就医，上正规医院，少走弯路。

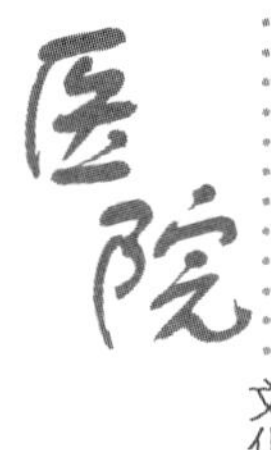

第四节：慢慢消失的记忆——阿尔茨海默病

“妈妈！女儿回来了！”

“你不要客气。我们是同学。”

“妈妈，我是您的女儿，从南昌回来看您。”

“老同学，不要胡说，我怎么能做你妈妈？”

这就是阿尔茨海默病。在中国，一直叫老年痴呆。

老年痴呆症患者中，约 50% 是阿尔茨海默病，其余为血管性痴呆约 15%~20%、混合性痴呆约 15%~20% 和其他类型的痴呆如脑外伤、帕金森等引起的痴呆，约 10.5%。其中作为老年期痴呆的主要类型，阿尔茨海默病是老年人继心脏病、癌症、中风之后的第四位致死原因。

阿尔茨海默病（Alzheimer's disease，老年痴呆）是发生于老年和老年前期、以进行性认知功能障碍和行为损害为特征的中枢神经系统退行性病变。临床上表现为记忆障碍、失语、失用、失认、视空间能力损害、抽象思维和计算力损害、人格和行为改变等。是起病隐匿、呈进行性发展的一种神经系统退行性疾病，是脑细胞逐渐死亡的疾病。在这个过程中，一个人首先会丧失短期记忆，接着丧失长期记忆、自理能力……最后，会忘记自己最亲近的人，就如前面所提到的，母亲会忘记自己的女儿。

病因：病因不明。目前认为与年龄、性别、家族史以及一些疾病，如高血压、糖尿病、肥胖、头部外伤、睡眠呼吸障碍等具有一定相关性；此外缺乏锻炼、吸烟或接触二手烟、睡眠不足、高脂饮食、久坐不动等不良生活习惯可能会增加阿尔茨海默病的患病风险。

根据认知功能受损的严重程度，可将阿尔茨海默病分为轻度、中度和重度三类。

根据发病形式，可将本病分为散发性阿尔茨海默病和家族性阿尔茨海默病。散发性阿尔茨海默病：占阿尔茨海默病患者的 90% 以上。APOEε4 等位基因携带者是本病最明确的高危人群。家族性阿尔茨海默病：呈常染色体显性遗传，大多在 65 岁之前起病。主要是由淀粉样前体蛋白基因、早老素 -1 基因及早老素 -2 基因突变引起。

2. 因素

（1）年龄

年龄增长是阿尔茨海默病已知的最大危险因素。阿尔茨海默病不是正常衰老的表现，但随着年龄的增长，患阿尔茨海默病的概率逐年增加。

（2）阳性家族史

如果一级亲属，父母或兄弟姐妹患有阿尔茨海默病，患此病的风险增高。

（3）唐氏综合征

许多患有唐氏综合征的人会同时罹患阿尔茨海默病。阿尔茨海默病的症状和体征在唐氏综合征患者身上出现的时间往往比普通人群早 10~20 年。

（4）性别

男性和女性的患病风险差异不明显，但总体而言，女性患者更多，可能与女性寿命通常比男性较长和闭经后激素水平的变化有关。

（5）轻度认知障碍

轻度认知障碍是指一个人记忆力或其他思维能力的衰退程度大于其年龄预期，患者尚可正常社交或工作。患有轻度认知障碍的人进展为痴呆的风险显著增加。当轻度认知障碍患者的主要受损认知能力是记忆力时，更有可能进展为阿尔茨海默病。

（6）既往头部外伤

头部受过严重创伤的人患阿尔茨海默病的风险更大。

（7）慢性病

高血压、高胆固醇、2 型糖尿病、肥胖等慢性病可能增加患病风险。

（8）不良生活方式

缺乏锻炼、吸烟或接触二手烟、睡眠不足、高脂饮食、久坐不动等不良生活习惯可能会增加阿尔茨海默病的患病风险。

（9）低教育水平和较少的社交

低教育水平，低于高中教育水平也可能是阿尔茨海默病的一个危险因素。积极参与社交活动可降低患阿尔茨海默病的风险。

以上危险因素虽不会直接诱发阿尔茨海默病，但会增加患病风险。

3. 不同时期的症状

该病起病缓慢或隐匿，病人及家人常说不清何时起病。多见于70岁以上，男性平均73岁，女性为75岁老人，少数病人在躯体疾病、骨折或精神受到刺激后症状迅速明朗化。女性较男性多。主要表现为认知功能下降、精神症状和行为障碍、日常生活能力的逐渐下降。根据认知能力和身体机能的恶化程度分成三个时期。

第一阶段（1~3年）

为轻度痴呆期。表现为记忆减退，对近事遗忘突出；判断能力下降，病人不能对事件进行分析、思考、判断，难以处理复杂的问题；工作或家务劳动漫不经心，不能独立进行购物、经济事务等，社交困难；尽管仍能做些已熟悉的日常工作，但对新的事物却表现出茫然难解，情感淡漠，偶尔激惹，常有多疑；出现时间定向障碍，对所处的场所和人物能做出定向，对所处地理位置定向困难，复杂结构的视空间能力差；言语词汇少，命名困难。

第二阶段（2~10年）

为中度痴呆期。表现为远近记忆严重受损，简单结构的视空间能力下降，时间、地点定向障碍；在处理问题、辨别事物的相似点和差异点方面有严重损害；不能独立进行室外活动，在穿衣、个人卫生以及保持个人仪表方面需要帮助；不能计算，可见失语、失用和失认；情感由淡漠变为急躁不安，常走动不停，可见尿失禁。

第三阶段（8~12年）

为重度痴呆期。患者已经完全依赖照护者，严重记忆力丧失，仅存片段的记忆；日常生活不能自理，大小便失禁，呈现缄默、肢体僵直，查体可见锥体束征阳性，有强握、摸索和吸吮等原始反射。最终昏迷，一般死于感染等并发症。

4. 检查

（1）神经心理学测验

简易精神量表（MMSE）：内容简练，测定时间短，易被老人接受，是目前临床上测查本病智能损害程度最常见的量表。该量表总分值数与文化教育程度有关，若文盲≤17分；小学程度≤20分；中学程度≤22

分；则说明存在认知功能损害。应进一步进行详细神经心理学测验包括记忆力、执行功能、语言、运用和视空间能力等各项认知功能的评估。如老年痴呆评定量表认知部分（老年痴呆 AS-cog）是一个包含 11 个项目的认知能力成套测验，专门用于检测老年痴呆严重程度的变化，但主要用于临床试验。

（2）日常生活能力评估

如日常生活能力评估（老年痴呆）量表可用于评定患者日常生活功能损害程度。该量表内容有两部分：一是躯体生活自理能力量表，即测定病人照顾自己生活的能力（如穿衣、脱衣、梳头和刷牙等）；二是工具使用能力量表，即测定病人使用日常生活工具的能力如：打电话、乘公共汽车、自己做饭等。后者更易受疾病早期认知功能下降的影响。

（3）行为和精神症状（BPSD）的评估

阿尔茨海默病行为病理评定量表（BEHAVE- 老年痴呆）、神经精神症状问卷（NPI）和 Cohen-Mansfield 激越问卷（CMAI），Cornell 痴呆抑郁量表（CSDD）侧重评价痴呆的激越和抑郁表现，15 项老年抑郁量表可用于老年痴呆抑郁症状评价。

（4）血液学检查

排除其他病因所致痴呆。包括血常规、血糖、血电解质包括血钙、肾功能和肝功能、维生素 B_{12}、叶酸水平、甲状腺素等指标。对于高危人群或提示有临床症状的人群应进行梅毒、人体免疫缺陷病毒、伯氏疏螺旋体血清学检查。

（5）神经影像学检查

结构影像学：用于排除其他潜在疾病和发现老年痴呆的特异性影像学表现。头 CT（薄层扫描）和 MRI（冠状位）检查，可显示脑皮质萎缩明显，特别是海马及内侧颞叶，支持老年痴呆的临床诊断。

（6）功能性神经影像

如正电子扫描（PET）和单光子发射计算机断层扫描（SPECT）可提高痴呆诊断可信度。

（7）脑电图（EEG）

EEG 用于老年痴呆的鉴别诊断。

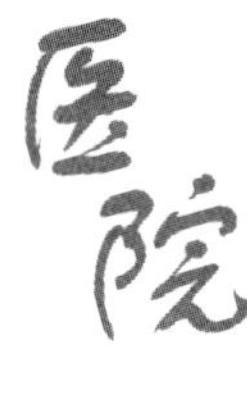

（8）脑脊液检测

脑脊液细胞计数、蛋白质、葡萄糖和蛋白电泳分析：这些标记物可用于支持老年痴呆诊断，但鉴别老年痴呆与其他痴呆诊断时特异性低（39%~90%）。目前尚缺乏统一的检测和样本处理方法。

（9）基因检测

可为诊断提供参考。

5. 治疗与护理

由于病因未明，目前无特效治疗药物和方法，重点在于护理和维持治疗。

（1）基础护理

①生活护理

指导或协助患者晨晚间及日常沐浴、更衣、修剪指（趾）甲，梳理头发等护理，保持清洁，防止感染。对自理能力不足者，按程度分别进行生活能力的训练，由简到繁，重复强化，帮助患者保持现存的自理能力。在患者进行日常生活料理时，护理人员给予足够的时间协助。对长期卧床患者，要定时翻身、按摩，进行肢体功能活动，预防压疮发生。

②饮食护理

维持正常的营养代谢，提供易消化、营养丰富的软食或半流质饮食，不提供煎炸坚硬、团状食物及煮鸡蛋等。对不知饥饱、有抢食症状的患者要控制进食量，限制进食速度，止发生噎食，或少量给予饼干和水果稳定患者情绪；对拒绝进食的患者，可转移患者注意力，然后刺激患者食欲，鼓励与他人一起进餐，也可在患者情绪稳定时进餐或少量多餐；躁动不安的患者，在不合作时不能急于喂食，以免发生呛食、噎食；对进食量少或入量不足患者可协助喂食，要注意喂食速度和进食姿势，以免发生呛咳；完全不能进食者遵医嘱鼻饲。

③排泄护理

患者受疾病影响，不能自行管理排泄，护士要观察患者的排泄情况，防止尿潴留和肠梗阻。对随时随地便溺患者，要定时带患者到指定地点如厕，训练其定时排泄习惯；对两便失禁患者要及时更换衣裤；嘱咐尿潴留患者平时要多饮水，有尿意排出困难时，采取诱导排尿或遵医嘱导尿；嘱咐便秘患者平时要多食粗纤维食物，多进食蔬菜水果，训练患者排便规律，对 3 天无大便者给予缓泻药，必要时灌肠。

④睡眠护理

患者在疾病影响下，睡眠节律可发生颠倒，夜间常常吵闹不入睡，护士要做好睡眠护理。为患者创造睡眠环境，室温不宜过热、不宜过冷；晚餐不宜过饱，不宜多饮水；不宜参加引起兴奋的娱乐活动；增加日间活动的时间，保证夜间睡眠，必要时给予药物辅助。

（2）安全护理

①环境安全：减少危险因素的发生。如患者加床挡，以避免坠床。

②专人陪护：外出时须有人陪伴，佩戴身份识别卡，方便走失时寻找。

（3）症状护理

①增加患者现实定向感。

②积极行为模式的干预。帮助患者控制不可接受的、危险的行为，奖赏合适的或积极行为，忽略不合适行为（在安全范围内），如患者出现人格改变，变得自私、不讲礼貌、违背社会规范、藏匿废品等异常行为，护理人员要耐心解释、正确引导，并转移患者注意力，帮助患者维持自尊，协助患者减少异常行为的发生。促进患者保持积极适当的行为方式。

③精神行为干预。患者在幻觉、妄想影响下出现异常行为，如多疑、突然大声喊叫、情绪紧张、焦虑、骂人、举手打人、抓人、用脚踢人、摔东西等，护理人员在评估问题的基础上，不要对患者的精神行为问题争论或抱怨，可在转移患者注意力后再进行耐心的解释和疏导，使患者情绪平静。必要时限制患者活动范围，阻止患者的暴力行为，提供患者安全的活动空间及环境。

④改善认知功能药物

针对出现精神行为症状的患者遵循个体化治疗原则，首选非药物治疗及促认知药物（如美金刚），如效果不佳再选择抗精神药物治疗。

积极开展多学科会诊协作，老年患者常共患多种疾病，因此进行共病风险评估、优化治疗方案、积极防治并发症，有利于改善患者的认知功能，提高生活质量，建议为共病高血压、糖尿病、血脂异常等慢性病的痴呆患者提供相应的多学科治疗，以降低认知功能的损害。

6. 康复

痴呆的康复需要采取综合的措施，其过程是漫长的，直至生命的终点，所以必须在全面的、综合性评估基础上，在职业康复治疗师的指导下进行。痴呆的康复主要包括面向认知、行为和社会功能状态等痴呆核心症状的一系列综合康复方法和干预措施，遵循“量体裁衣”的原则，尽最大可能改善患者的认知和生活能力，提高生活质量和自我效能，维持其生活独立性。指南推荐：认知训练和康复可改善痴呆患者的部分或整体认知功能；非特异性作业治疗、多学科治疗、音乐或艺术治疗等认知刺激以及运动锻炼均有助于维持痴呆患者的社会参与性，提高照料者满意度。

7. 预防积极开展一、二、三级预防

全球约半数以上的痴呆负担是由于潜在的、可干预的危险因素所致，包括糖尿病、中年期高血压、中年期肥胖、体力活动少、抑郁、吸烟以及低教育程度等，各种危险因素之间并不独立，通过加强教育以及改善生活方式可以大大降低上述危险因素或可减少痴呆的发生。

一、二级预防是痴呆预防的关键。

一级预防即病因预防，目的在于消除各种致病因素，避免或减少致病因素的影响，防止痴呆的发生。是预防工作的重中之重，是最积极、最主动的预防措施，但也是目前预防工作的薄弱环节。包括身体锻炼、戒烟、饮食干预、饮酒、认知训练、社会活动、体重、高血压、糖尿病、血脂异常、抑郁障碍、特殊感觉（视听觉）障碍等方面的管理。

二级预防是为了阻止或减缓痴呆的发展而采取的措施，包括早发现、早诊断和早治疗，故之称为“三早”预防，是治疗痴呆的最佳窗口期。对高危人群应进项早期筛查，以便早诊断、早治疗。对 MCI 和痴呆患者进行早期干预效果更好。

三级预防即对痴呆的临床管理和生活照料，目的是使患者得到系统治疗和照料指导，提高生活质量。包括规范临床管理、加强患者照料、提高患者生活质量、协助照料者等方面。

8 提醒

（1）保持社交联系

频繁的社交联系（如拜访朋友和亲戚或打电话）可降低患痴呆症的风险，而孤独可能会增加这种风险。所以，更多地参与团体或社区活动与较低的风险相关。有趣的是，同与他人定期接触相比，朋友圈的大小或者朋友很多似乎没有那么重要，关键是有心心相印的朋友并隔三差五地保持联系才是最重要的。

（2）管理体重和心脏健康

心脏和大脑健康之间有很强的联系。高血压和肥胖，尤其是在中年时期，会增加患痴呆症的风险。这些因素加在一起，可能导致超过 12% 的痴呆症病例。在对 40000 多人的数据进行分析后发现，那些患有 2 型糖尿病的人患痴呆症的可能性是健康人的两倍。因此，通过使用药物和 / 或饮食和锻炼来管理或逆转这些状况对于降低痴呆风险至关重要。

（3）勤运动

体育活动已被证明可以防止认知能力下降。在超过 3.3 万人的综合研究中发现，与不活动的人相比，那些高度活跃的人认知功能下降的风险降低了 38%。运动训练应该持续至少 45min，并且强度应为中等强度到高强度。

（4）不要吸烟

吸烟对心脏健康有害，香烟中发现的化学物质会引发大脑炎症和血管变化。它们还可以触发氧化应激，其中被称为自由基的化学物质会对我们的细胞造成损伤。这些过程可能会导致痴呆的发生。

（5）寻求抑郁治疗

在抑郁时，大脑中发生的一些变化会影响痴呆症的风险。高水平的应激激素皮质醇与大脑中对记忆很重要的区域的萎缩有关，导致血管损伤的血管疾病也在抑郁症和痴呆症中被观察到。研究认为，长期的氧化应激和炎症也可能导致这两种情况。一项针对 10 000 多人进行的长达 28 年的研究发现，只有在确诊前 10 年患有抑郁症的人，患痴呆症的风险才会增加。一种可能性是，晚年抑郁症可以反映痴呆的早期症状。其他研究表明，在 60 岁之前患有抑郁症仍会增加痴呆症的风险。因此鼓励寻求

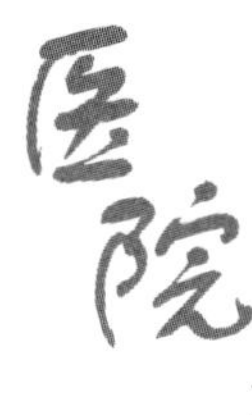

抑郁症治疗。

（6）饮食

预防老年痴呆双赢的饮食模式。

“超体饮食法”多次登上全球最佳饮食排行榜，并被列为最易遵循的饮食疗法。MIND Diet 不是“全新”的饮食疗法，不过它重新定义了“正念饮食”（mindful eating）。该饮食结合了地中海饮食和得舒饮食（DASH diet，全球最佳饮食模式），特别关注影响大脑健康的饮食，这包括绿叶蔬菜，其他蔬菜，坚果，浆果，豆类，全谷类，鱼，家禽，橄榄油，酒。2015 年发表在 Alzheimer's & Dementia 上的研究表示，如果严格坚持 Mind Diet 饮食，阿尔茨海默病风险将降低高达 53%，而对于那些偶然偷懒贪嘴的人来说，依然可以降低 35% 的风险。而且吃得越久，患老年痴呆症的风险就越低。

地中海饮食和 DASH 饮食已经证明对心血管疾病和危险因素的减少有作用，MIND Diet 能是通过其对降低心血管疾病危险进而影响认知能力。饮食推荐主要使用橄榄油烹饪 / 凉拌，以下是 MIND Diet 饮食结构：

每天至少吃：3 份全谷物主食、1 份绿叶蔬菜、1 份其他蔬菜、最多 1 杯葡萄酒（如果你不喝的话，也不是必须的）

每两天至少吃：1 份豆子，主要指的是富含维生素 B 的小扁豆。

每周至少吃：2 份家禽、2 份浆果、1 份鱼

每天还可以：吃一些坚果当零食。建议将核桃、杏仁和榛子作为首选。除了 10 种推荐食物，还有四类不健康食物应该加以“控制”，分别是：

油炸食物或快餐和奶酪芝士：每周最多 1 份

红肉：一周最多 4 份

黄油和人造黄油：每天最多 1 汤匙

糖果和甜品：一周最多 5 份

全谷物食品含有保护性维生素 E，绿叶蔬菜含叶酸、类胡萝卜素和类黄酮，对脑有保护作用。多吃蔬菜可减缓认知能力下降。尽管有关葡萄酒的证据众说纷纭，但先前的研究表明，葡萄酒中的白藜芦醇有助于保护大脑，少量饮酒可抵抗大脑炎症。饮酒一定要“适度”，不要贪杯。

鸡肉和火鸡含有维生素 B_6 和 B_{12}，还有增强记忆力的胆碱。蓝莓有抗氧化和抗炎特性。鱼含有长链脂肪酸，可减少氧化损伤。

好的饮食习惯可以改变身体的危险因素，给大脑与机体带来帮助，何乐不为?

第五节 “剪不断理还乱”的神经官能症之焦虑症

1. 知病

神经官能症（neurosis）又称为神经症，是一组主要表现为焦虑、抑郁、恐惧、强迫、疑病症状或神经衰弱症状的精神障碍。这种精神障碍具有一定的人格基础，起病常受心理社会（环境）因素的影响，症状没有可以证实的器质性病变做基础，与患者的现实处境不相称，但患者对存在的症状感到痛苦和无能为力。分为以下几类：

神经官能症主要包括恐惧症、焦虑症、强迫症、躯体形式障碍、疑病症、癔症、神经衰弱等疾病类型。

（1）恐惧症

恐惧症又称为恐惧性神经症，患者主要表现为过分和不符合实际情况地惧怕外界事物或处境。根据患者惧怕的对象不同可分为社交恐惧症、广场恐惧症、特定恐惧症。特殊恐怖症是对某一特定物体或情境强烈的，不合理的害怕或厌恶。广场恐怖，表现为对特定场所或情景的恐惧，包括害怕单独离家外出，或到商店，人多的地方，怕独自一人乘坐火车、公共汽车或飞机，怕在这些场所出现惊恐发作，或晕厥而无人帮助，常因此回避这些场所，使患者十分痛苦。社交恐怖症的特征是明显而持久地害怕社交性情景或可能诱发使人感到尴尬的社交行为和活动，一旦面临这种情景立即产生焦虑反应，患者能认识到，这种反应是过分的和不合理的。

（2）焦虑症

焦虑症又称为焦虑性神经症，患者主要表现为持续性或反复发作的焦虑不安，一般并没有明确的使之产生焦虑的对象或具体内容，主要可分为广泛性焦虑和惊恐障碍。广泛性焦虑是慢性的，弥漫性的对一些情景的不现实的过度担心紧张为特征，常表现为持续性精神紧张伴有头晕、胸闷、心悸、呼吸困难、口干、尿频、尿急、出汗、震颤及运动性不安等躯体症状，但并非由实际的威胁或危险所引起的，其紧张的程度与现实事件不相称。惊恐障碍是一种突然发作的、不可预测的强烈的焦虑、躯体不适和痛苦，症状在发病后约10min达到高峰，绝大多数患者首次常常就诊于急诊科。

病例：一位中学生向医生诉说他近来总是心烦意乱，一种莫名的紧张感，使他坐立不安，胡思乱想，并伴有头痛、失眠、多汗、心悸等现象。这种情绪赶不走，理又理不清，越想越烦躁，真有“剪不断，理还乱”的味道。

这位学生患了焦虑性神经症，也称焦虑症。身心均陷入过度疲惫状态而逐渐形成的紧张和不安情绪；或者是“预感”“设想”某种事件的产生而带来的恐惧情绪。其精神状态可表现为异常疑惑、忧虑、抑郁、惶惶然有如大难临头。常因小事而烦恼。自责、遇事总往坏处想，无病呻吟，怨天尤人，悲叹不已，爱唠叨、发脾气、坐立不安，并有睡眠障碍。还会伴有发抖、心悸、眩晕、尿频尿急、胸部有压迫感、咽部阻碍感、腹胀腹泻、多汗、四肢麻木等躯体症状。这些生理异常正是由于情绪紧张，使大脑过度敏感，以及植物性神经系统感受性增高的缘故。

焦虑症可发于任何年龄，但以青、中年者居多。如青春期由于身体迅速生长发育和第二性征的出现，青少年对自己的体态、生理、心理变化，会产生神秘感，甚至不知所措而出现恐惧、紧张、羞怯、孤独、自卑、敏感、烦恼、头晕脑胀、心慌气促、情绪不稳等青春期焦虑症的表现。有的青少年还会因为对学校的学习考试、高考、招工等考试感到紧张而产生焦虑情绪，使正常的生理功能和心理功能失调，出现学校焦虑症、考场焦虑症等。

（3）强迫症

强迫症又称为强迫性神经症，是一类以反复出现强迫思维或强迫动作为主要表现的神经症，明知没有必要，但是控制不住，强迫行为能减轻焦虑感受，患者常起病于青少年。

（4）躯体形式障碍

躯体形式障碍是指一种体验和表述躯体不适与躯体症状的倾向，这类躯体不适和症状不能用病理发现来解释，但患者却将其归咎于躯体疾病，并据此而寻求医学帮助。一般认为，这种倾向的出现是针对心理社会应激的反应，这些应激反应是由对个人具有个别意义的刺激性生活事件或境遇所造成的。

（5）神经衰弱

神经衰弱又称为神经衰弱性神经症，是一种以脑和躯体功能衰弱为主的神经症，以精神易兴奋却又易疲劳为特征，表现为紧张、烦恼、易激惹等情感症状及肌肉紧张性疼痛和睡眠障碍等生理功能紊乱症状。咽前，在我国神经衰弱的诊断明显减少。

2. 相关检查

（1）问诊

医生会与患者通过谈话的方式进行交流，系统地评估患者的临床症状和疾病病程，并进一步了解患者对病情的主观感受、性格特点、负面生活事件、人际关系等情况，以评估患者的主要疾病类型。

（2）精神量表

精神量表是检查神经官能症等精神科疾病的常用检查方法。医生会安排患者做一些精神量表，通过量表能较客观地反映出患者当前状况下的精神心理状态。医生会对量表进行专业解读，可帮助判断疾病类型和病情严重程度。

（3）其他辅助检查

如患者有躯体不适症状，可选择进行相关辅助检查，如血常规、尿常规、肝肾功能检查等实验室检查，胸片、心电图、脑电图、B超、CT头颅扫描等影像学检查。通过上述检查可排除身体器质性病变，同时可帮助患者消除不必要的患病疑虑。

3. 诊断

神经官能症的诊断主要以患者临床表现为主，医生通常会耐心、详细地了解患者性格特点、负面生活事件、人际关系等情况，还会让患者做相关精神心理量表评估，根据患者临床症状特点、严重程度，结合相关辅助检查排除身体组织或器官出现器质性病变导致相关症状的可能，最终进行确诊。到源头顺势梳理就不乱了。

4. 治疗：神经官能症的有效治疗方法有哪些？经过治疗后会复发吗？

（1）神经官能症的有效治疗方法有哪些？

该病的主要治疗方法包括心理治疗和药物治疗。常见的心理治疗包括心理疏导、行为治疗、认知疗法、森田疗法等，同时配合抗焦虑、抗抑郁等药物进行治疗，可有效缓解患者症状。

（2）神经官能症是由什么引发的？

此病的病因和发病机制未完全阐明，与心理社会因素有关，凡是能引起长期内心矛盾和持续紧张情绪的因素，都可造成患者神经活动处于持久的紧张状态，显著增加神经官能症的发生风险。凡是能引起长期内心矛盾和持续紧张情绪的因素，均可造成患者神经活动处于持久的紧张状态，超过神经系统可承受限度时，则会导致神经官能症。

（3）神经官能症经过治疗后会复发吗？

有可能。患者在经过规范化治疗后，可有效改善症状，但患者可因自行减药、间断服药、擅自停药，或持续存在家庭不和睦、人际关系不和谐等负面生活影响，容易导致病情反复发作。

5. 自我心理调适

（1）自信

自信是治愈焦虑症的必要前提。因为焦虑症患者对自己解决问题、适应环境的能力往往持怀疑态度，无限度地夸大自己的失败、忧虑、紧张、盼望得到别人的支持。内心具有强烈的依赖性。这些都不利于消除焦虑症。相信自己的能力，减低自卑感。每增加一分自信，就可使焦虑程度降低一分，同时也会使自己更自信。

（2）自我反省

有的焦虑症是由于患者对曾经历过的情绪体验或欲望进行压抑，压抑到无意识中去。但这些被压抑的情绪体验仅仅是被压抑却并未从根本上消失，它潜伏在内心的某一角落，持续累积便产生了病症。患者只知道痛苦、焦虑，而不知其因，所以才产生一种莫名其妙或不知中了什么邪的感觉。在这种情况下，应进行自我反省，把潜意识中引起痛苦的事情说出来。适当的情绪倾诉、发泄可以减轻或消除焦虑。倾诉、发泄的方式有向他人诉说、写日记、唱歌、吟诗、绘画、书法、跳广场舞等等。

（3）注意转移

患了焦虑症后，脑中常常胡思乱想、坐立不安、百思不得其解、痛苦异常。如果总是注意自己的病状，有害而无益。应当转移注意力，如制定一个有意义的活动计划并把该计划分解成若干个小的项目，并全力以赴去实现。当你沉浸在新的活动中时，注意力被分散就无暇顾及焦虑了。

（4）默想色彩法和默想音乐法

色彩和音乐对人的情绪是有影响的。采用默想色彩法减轻焦虑的具体做法是：在安静的环境中，闭上双眼，想象自己的身体受到光线照耀，以红色光线代表紧张与疼痛，以蓝色的柔和光线代表松弛、安宁的体验；再想象红光与蓝光在自己身上的不同部位交替更迭随着想象的进行，集中注意自身的感受。达到这个意境后，就把想象中的光线全部转为蓝色，即可体验到全身的松弛。默想音乐法的具体做法：选择一段柔和、宁静的音乐、在一个舒适、宁静的环境中，闭上眼睛来聆听这段音乐。排除杂念，全身放松，将注意力集中于音乐，想象着音乐所展现的优美、柔和、宁静的意境。待音乐终止后，自我对比聆听前后的身心状态。如此反复进行，可以减轻或消除焦虑。

（汪春霞　张茜）

第三章

慢性呼吸性疾病预防与治疗

导语

人只有能够自由地呼吸，吸入新鲜的空气，保证全身获得充足的氧气，才能够健康地生活、工作和学习，实现自己的理想。呼吸是生命存在的表现，也叫生命指征。慢性呼吸性疾病都见过，听过：老慢支、哮喘、气管炎，很多名人的健康与生命都与呼吸性疾病有关。例如，我国台湾歌手邓丽君。我国是香烟消费大国，而抽烟是慢性呼吸性疾病的主要病因。下面我们先从“人类四大致死病因”之一的慢阻肺说起。

第一节　沉默的杀手：慢阻肺

慢阻肺的通俗叫法，在中国，中年人几乎个个知晓：“老慢支或老慢气”（或）“肺气肿”。医生为什么形象地称为“沉默的杀手”？据世界卫生组织统计数据，慢阻肺是“世界四大慢病”之一，同时也是“人类四大致死病因”之一。我国慢阻肺患病率之高十分惊人，不仅死亡率居世界各国之首，40 岁及以上人群慢阻肺的患病率也是全球之首，而且这个患病数据这些年来有增无减。在无声无息中就这样夺去了一个人的生命。

1. 导致慢阻肺的常见因素

慢阻肺，全称为慢性阻塞性肺疾病，英文简称 COPD。特征是持续存在的呼吸系统症状和气流受限，原因是气道和（或）肺泡异常、通常与毒性颗粒和气体相关。进一步发展出现了不完全可逆的气流受限疾病。所以叫：慢——阻——肺。其常见因素是：

（1）长期吸烟

长期吸烟的人，气道受到香烟中多种有毒物质的刺激后发生慢性炎症，是慢阻肺最常见的危险因素。

（2）长期接触生物燃料

在一些地区，人们使用晒干的木头等作为燃料烹饪。长期接触生物燃料烟雾可反复刺激气道引起慢性呼吸道炎症，导致慢阻肺。

（3）吸入职业性粉尘和化学物质

板材加工厂、化工厂、鞋业加工厂工人，在缺乏防护的情况下，长时间接触或反复吸入浓度过大的石灰粉尘、有机及无机粉尘、化学剂和其他有害烟雾，也可导致慢阻肺的发生。

（4）空气污染

长期生活在空气污染严重地区的人，呼吸道不断受刺激，导致气道慢性炎症，也是引起慢阻肺发病的一个重要因素。

（5）感染

反复严重的呼吸道感染可引起气道黏膜的免疫功能下降引发慢阻肺。

（6）家族史

家族中有人患慢阻肺病者可能更容易发生慢阻肺，原因是这种家族中可能存在 α1- 抗胰蛋白酶基因的缺乏。α1- 抗胰蛋白酶是肺正常膨胀所需的一种酶，研究显示，重度 α1- 抗胰蛋白酶缺乏可能会引起肺气肿。

2. 易患慢阻肺的人群

首先是吸烟的人特别是吸烟指数（每天吸烟支数 × 吸烟年数）在 400 支以上的人，是慢阻肺的高发人群；其次就是某些特殊职业人群或有环境有害物质接触史的人，像长期接触烟雾、粉尘、有害颗粒或空气等；最后就是有家族史的人群，特别是父辈有慢阻肺病史的，其又在年轻时出现反复咳嗽、咳痰者。

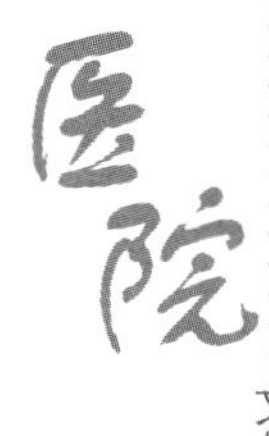

3. 慢阻肺常见的表现

（1）慢性咳嗽、咳痰

慢阻肺病人最早会表现为咳嗽、咳痰，常早晨咳嗽明显，一般为白色黏液或浆液性泡沫性痰。慢性咳嗽、咳痰在感冒后会加重，痰量更多，痰更浓，多数在天气变化或冬春季节更容易发生。

（2）气短或呼吸困难

气短或呼吸困难是慢阻肺的典型症状。典型表现为上坡困难、不能提重物、不能耐受较为剧烈的运动。这时候应该警惕有早期的慢阻肺。

（3）喘息和胸闷：在某些诱因刺激下慢阻肺病情急性加重，部分病人会出现喘息，喉间可闻及“呜呜”的喘息声，重度病人除了喘息、胸闷外还有濒死感。

（4）全身性症状

慢阻肺病人由于气促明显，耗氧量较正常人明显增加，晚期病人常出现体重下降、食欲减退、消瘦。

4. 判断自己患有慢阻肺的知识

慢阻肺的发病初期常无明显不适，许多患者常常等到呼吸困难严重时才求医，而这时病情已经进展到中度以上，采用以下患者自测题有助于早期发现：

①经常每天咳嗽数次？

②经常有痰？

③是否比同龄人更容易感觉气短？

④年纪是否超过 40 岁？

⑤现在是否吸烟，或者曾经吸烟？

如果有 3 个以上问题回答“是”，即应向医生咨询，并进行肺功能检查，肺功能检查是慢性阻塞性肺疾病诊断的重要手段，有助于早期诊断，早期治疗。

5. 慢阻肺该怎么治疗

（1）早期干预

早起预防中最重要的措施是戒烟。吸烟是导致慢阻肺的主要病因之一，戒烟后咳嗽、咳痰等症状会减轻，也能延缓肺功能逐年减退的速度。

（2）稳定期治疗

治疗方法主要包括药物治疗及非药物治疗。

①药物治疗

可使用的药物有吸入性糖皮质激素、支气管扩张剂、β_2受体激动剂、抗胆碱药物、甲基黄嘌呤类等。

②非药物治疗

所有慢阻肺病人均应进行戒烟、体力活动和肺康复等非药物治疗。此外，还应及时发现和减少危险因素的暴露，如戒烟，减少职业粉尘、烟雾和室内外空气污染的暴露。

（3）急性加重期治疗

慢阻肺病人常在秋冬季出现急性加重，表现为咳嗽、痰量增多，出现脓痰或呼吸困难加重等。此时必须积极就医，遵医嘱酌情使用抗生素、祛痰剂和支气管扩张剂等，积极治疗并发症。

6. 预防慢阻肺，远离会呼吸的痛

（1）保持室内空气新鲜，定时开窗通气

室内定期做空气消毒如熏醋等；避免烟雾粉尘的刺激，吸烟者劝其戒烟，改善生活环境。

（2）在寒冷季节或气候骤变时，注意保暖，防止受凉感冒，预防呼吸道感染；增强体质，进行耐寒锻炼。

（3）加强口腔护理

慢阻肺继发真菌感染时极易并发口腔真菌感染。平时可使用 2%碳酸氢钠溶液漱口，每日 3~4 次；如果已有口腔白斑或溃疡，可联合应用制霉菌素加开塞露涂于患处，每日 2~3 次。

（4）对于并发了慢性呼吸衰竭稳定期的慢阻肺患者可采取长期家庭氧疗。正确的方法是给予低流量吸氧（2~3L/ 分），每天 15h 以上。

（5）稳定期的慢阻肺患者，每天有计划地进行体育锻炼，如散步、跑步等。

（6）腹式呼吸锻炼

通过腹肌主动的舒张与收缩来加强腹肌运动，从而提高肺的通气量，减少耗氧量，减轻呼吸困难的症状，提高患者运动耐力。

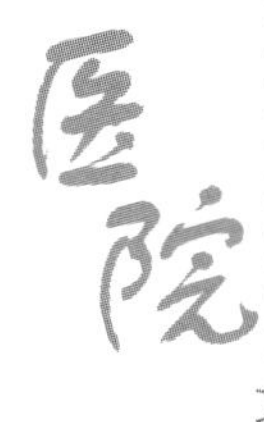

（7）积极心理调节

慢阻肺患者多少都有不同程度的心理障碍，如烦躁、焦虑、抑郁或对治疗失去信心。医护人员及家人要关心、体贴患者，帮助患者消除焦虑、紧张、烦躁和抑郁情绪，以配合治疗。

（8）重视饮食营养

建议患者摄取易消化，富含高蛋白、高热量、高维生素的食物。如果已存在蛋白营养不良，则要给予一定量的白蛋白静脉输注，以帮助改善全身营养状况。

慢阻肺是严重威胁人民健康的主要慢性呼吸道疾病，应引起社会各界的重视，增强防治的信心，让大家能够正确地认识，通过全社会的努力使每个患者“轻松呼吸，不再无助”。

第二节　从零开始认识哮喘

哮喘病是常见病，很多孩子都经历过。哮喘病使人无法自由地呼吸，目前，全球哮喘患者约 3 亿人，中国哮喘患者约 3000 万人，哮喘是影响人们身心健康的重要疾病，治疗不及时、不规范，哮喘可能致命，哮喘时刻威胁着哮喘患者的生命安全，从零开始去认识这个疾病。

1. 什么是哮喘？

哮喘，又称支气管哮喘，可发于任何年龄段，其中儿童、青少年相对多见。是指气道在各种因素的作用下发生阻塞的慢性疾病。其特征为可逆性气道阻塞，气道炎症和对多种刺激的气道反应性增高，多数患者可经治疗缓解。哮喘如诊治不及时，随病程的延长会发展为合并慢阻肺，甚至发展为肺心病等严重后果。

2. 患上哮喘的原因

目前没有明确的指标来预测什么样的人容易得支气管哮喘，什么样的人不容易得支气管哮喘。但是，支气管哮喘的发病和加重是由个体因素、环境因素等多方面共同作用的结果，这一观点是明确的。

（1）个体因素

①遗传因素：有哮喘家族史的人容易得哮喘。

②性别和年龄：15 岁以下男童和 30 岁以上女性为两个发病高峰。

（2）环境因素

环境污染或较少接触某些类型的细菌，可能影响儿童免疫系统的发育，进而增加患过敏和哮喘的风险。成人哮喘也可能与工作时接触的物质有关。另外，空气、环境污染、吸烟及被动吸烟，煤气、油烟、杀虫喷雾剂等，均可诱发哮喘。

（3）免疫反应：过敏反应会引起哮喘症状。

诸多因素在支气管哮喘发病和加剧中往往起到触发和推波助澜的作用，使病情恶化。

3. 哮喘的典型症状

典型表现为发作性的喘息、气急、咳嗽等，常在夜间或清晨发作或加剧。症状通常是发作性的，大多数可自行缓解或经治疗缓解。不是所有的哮喘患者都有典型表现，而且每个患者表现也会有所不同。有些患者开始没有喘息症状，仅表现为干咳，当出现喘息后咳嗽反而减轻；还有些患者只有咳嗽没有喘息；少数患者还可能以胸闷、胸痛为主要表现，可能是由于喘息导致呼吸幅度过大，呼吸肌肉拉伤而引起胸痛。

4. 哮喘的治疗

虽然目前哮喘不能根治，但长期规范化治疗可使大多数病人达到良好或完全的临床控制。

（1）确定并减少危险因素接触

部分病人能找到引起哮喘发作的变应原或其他非特异刺激因素，使病人脱离并长期避免接触这些危险因素是防治哮喘最有效的方法。

（2）药物治疗

应用于支气管哮喘的吸入药物目前主要有三种：糖皮质激素、长效 β_2 受体激动剂和抗胆碱能药物。

①糖皮质激素

能减少呼吸道炎症和黏液的分泌，降低肺部对诱发因素的敏感性。这种药物需要每天使用，即使感觉症状好转，也不能自行停药或减量，而应当咨询医生是否调整药物剂量。

② β_2 受体激动剂

可松弛呼吸道长达 12h，但需要配合糖皮质激素使用，以有效控制哮喘。

③抗胆碱能药物

通过阻断因吸入性刺激物引起的反射性支气管收缩，从而起到舒张支气管的作用。

5. 哮喘发作时的自救操作

患者平时应随身携带几种扩张支气管的气雾剂，如 β_2 受体激动剂类（喘乐宁、喘康素、沙丁胺醇气雾剂等），抗胆碱药类（爱全乐气雾剂）等，以备不测。

哮喘急性发作时，首先应保持镇静，不要惊慌紧张，就地或就近休息，并立即吸入 β_2 受体激动剂类气雾剂约 2~4 喷。此后依据病情可以每 20min 重复一次；1h 后若仍未能缓解，应口服缓释茶碱类药（舒弗美、葆乐辉等），配合吸入糖皮质激素气雾剂如必可酮 400ug 左右，并继续每间隔 4h 左右吸入一次 β_2 受体激动剂，必要时可以去医院就诊。

除药物外，患者还可以采取一些非药物疗法。还可以用力做吞咽动作数次，对有的患者会有所裨益。

6. 哮喘患者的自我管理

（1）重视自己的哮喘疾病，了解支气管哮喘的相关知识，提高对支气管哮喘的认识水平。

（2）尽量避免或减少接触危险因素，可以预防发作和症状加重，做到：

①不吸烟，避免被动吸烟；

②保持室内清洁

③避免接触鲜花；

④避免吸入刺激性气体；

⑤避免食物过敏或刺激性食物；

⑥避免药物的过敏；

⑦早期明确生活或职业性致敏原，并防止进一步接触：

⑧避免剧烈运动与情绪激动；

⑨室内温度、湿度要适宜，避免受凉、避免呼吸道感染。

（3）规范用药

要掌握相关药物的基本用途和正确使用方法，以及正确使用吸入气雾剂的方法。

（4）定期复诊

患者应在初诊、明确诊断并给予治疗方案后 1 周内复诊一次，评估治疗情况，由医生再次健康教育并指导药物的规范使用。病情初步得到控制后 2~4 周回访，以后每一个月随访一次。出现哮喘发作时应及时就诊，哮喘发作后 2~4 周内进行回访。

（5）身体锻炼

若条件允许，支气管哮喘患者应进行耐寒锻炼、呼吸功能锻炼及全身体能锻炼；这样可以提高机体的耐寒能力、增强体质、预防或减轻过敏状态、加强呼吸肌功能及全身体能，提高免疫力、预防外感。耐寒锻炼有冷水浴、冷水洗脸、冷水灌洗鼻腔等多种形式；呼吸功能锻炼以呼吸操为主，包括缩唇呼气、腹式呼吸等；体育锻炼的形式以慢跑、骑车等有氧运动为主。

哮喘的症状复杂多变，需要经过专业医生的诊断才能确定，若发现胸闷气短等不适症状，应该及时到医院检查，也要注意保持健康的生活方式，切勿讳疾忌医，以免耽误病情。防治哮喘，珍惜每一次健康呼吸。

第三节　支气管扩张的来龙去脉

支气管为什么会“扩张”？扩张以后还能再缩回来吗？支气管扩张属于呼吸科的一种常见疾病，但是在生活中很多人得了这种疾病都会害怕，以为是自己的呼吸系统出问题。其实，支气管扩张只是被感染了，经过合理的治疗和预防是可以治好的，不会对寿命有影响。据报道，随着慢性阻塞性肺疾病发病率的增高，作为其合并症的支气管扩张发病率有上升趋势，尤其是近几年我国肺结核发病人群未见明显下降趋势，继发于肺结核的支气管扩张人群也会不断增加。

1. 什么是支气管扩张？

支气管扩张是指支气管树的异常扩张，是一种常见的慢性支气管化脓性疾病，大多继发于呼吸道感染和支气管阻塞，尤其是儿童或青年时期的麻疹、百日咳后的支气管炎，使支气管管壁破坏，形成管腔持续扩张和变形。主要的临床症状是慢性咳嗽、咳脓痰和反复咯血。

2. 支气管扩张的主要病因

支气管扩张的主要病因是肺组织感染和支气管阻塞。下呼吸道感染是儿童及成人支气管扩张最常见的病因，占 41%~69%。支气管扩张也可能是由先天发育障碍及遗传因素引起的，但较少见。另有约 30% 支气管扩张的患者病因未明，可能与机体遗传、免疫失衡或解剖缺陷等因素有关。

3. 支气管扩张的表现

（1）慢性咳嗽、大量咳痰

50%~75% 的患者具有典型咳嗽、咳脓性痰的症状。

（2）发热

患者反复感染可引起全身中毒症状。早期可不发热，当分泌物引流不畅炎症蔓延，引起肺炎、肺脓肿、胸膜炎或脓胸时，患者可高烧。

（3）反复咯血

部分支气管扩张病人在咳嗽咳痰的同时，往往会伴有痰中带血，甚至咯血，有的病人则无明显咳痰，仅以咯血为主要特征，这是由于支气管感染严重，损伤到与支气管并行的血管，从而引发咯血。

（4）体征

早期支气管病变轻，范围小，可无明显体征，病变明显时，在病变部位可闻及持续性湿啰音，排痰后啰音可暂时消失。

（5）其他

支气管扩张急性感染加重时，因痰液或血阻塞气道，还会出现胸闷气急、呼吸困难等。常伴有乏力、食欲减退、消瘦、贫血以及焦虑和生活质量下降。

4. 如何判断是否患有支气管扩张

一般来说，根据有慢性咳嗽、大量脓痰、反复咯血和肺部同一部位的反复感染等病史，肺部查体听到固定而持久的局限性粗湿性啰音，再结合幼年有诱发支气管扩张的呼吸道感染病史，一般临床可做出初步诊断。胸部高分辨 CT 检查若显示支气管扩张的异常影像学改变，即可明确诊断为支气管扩张。

5. 怎样治疗支气管扩张

支气管扩张的治疗包括内科治疗、外科治疗及介入治疗三个主要方面。

（1）内科治疗

①由于支气管扩张是一种慢性感染性疾病，首先要消除引起感染的原因，也就是致病的微生物，主要是细菌，其次还有病毒等。要合理使用抗生素控制感染。

②痰多患者应进行排痰治疗。

③如果出现咯血应给予积极止血治疗，根据咯血量多少可口服止血药，或者肌注、静脉使用止血药。

④有胸闷、气促、呼吸困难患者可使用支气管舒张剂，如氨茶碱等缓解症状，同时，支气管畅通后也有利于痰液的排出。

⑤支气管扩张通常继发于其他疾病，所以要对这些疾病及时进行治疗。例如，由肺结核引起的支气管扩张，若结核还没治好，就需要同时抗结核治疗。

⑥加强营养支持治疗，增强体质，合理安排休息，戒烟，避免劳累、受凉，预防呼吸道感染，可以减少反复感染和急性发作。

（2）外科手术治疗

如反复感染、大量咯血，内科治疗效果差，病变范围又比较局限，可根据患者病情及病变范围等情况考虑手术治疗。

（3）介入治疗

对于不能手术或者不愿意手术，反复大咯血的支气管扩张患者，可考虑介入手术栓塞支气管动脉达到止血目的。这是近年发展的“新式武器”，效果不错。

6. 支气管扩张的健康管理

①天冷应注意保暖避免受凉感冒，注意休息，避免疲倦。

②痰量多时宜采取体位引流，每日 2~3 次，每次约 5~10min。

③咯血亟需轻轻将血咳出，切忌屏住咳嗽以窒息，同时不要进行过于刺激的运动，防止血管壁二次伤害，最好选择侧躺，咯血之后要尽快

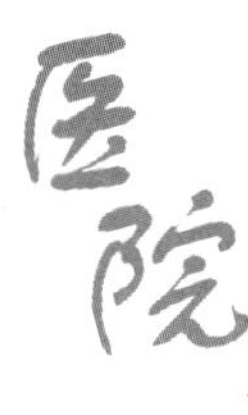

前往医院，找出咯血是因为什么发生的并且及时地进行治疗。

④戒除烟酒：香烟可直接刺激气道，引起呼吸道炎症及痉挛，加重通气障碍。酒能扩张外周血管，并能增快心跳，加大耗氧量，加重肺的供氧负担，所以，支气管扩张的患者应坚决戒除烟酒。

⑤饮食避免过于辛热和寒凉。

⑥多摄入高蛋白食物：如瘦肉、肝、蛋、家禽、大豆及豆制品等，增加热量，提高抗病力。

⑦根据平日身体状况，针对性地选择食品：如痰多、食欲差、舌苔白腻，宜选食南瓜、莲子、山药、糯米、芡实、茯苓等来补脾利湿；如有多汗、易感冒，宜选食动物肺、蜂蜜、银耳、百合来补肺。

支气管扩张病情复杂，症状各异，易反复，并发症多，难根治，而且发作次数越多，病情会越来越严重。临床上很多患者并不很重视，延误了治疗时机，或治疗不规范，导致反复发作，使得病情加重。因此，要注意，一定要及时规范地治疗、加强日常护理、增强体质。所谓“三分治，七分养”。

第三节　关于肺炎的“肺”话

伴随着新型冠状病毒的全球流行，呼吸道等肺部传染病令人闻声色变。据世界卫生组织（WHO）统计资料表明，急性呼吸道感染（主要是肺炎）列居诸多感染性疾病之首，引起肺炎的病原体有细菌、真菌、衣原体、支原体、立克次体、病毒等微生物以及较少见的原虫、吸虫、绦虫等多种寄生虫，其中细菌性肺炎占全部肺炎的半数左右，在我国成人肺炎中占80%。据报道，我国每年细菌性肺炎发生约250万例，年均死亡率5%，占各种死亡原因的第五位。

1.什么是肺炎?

肺炎（pneumonia）是指肺组织的炎症或肿胀，肺泡中充满了脓液或其他液体，阻碍肺中的样达到血液。细菌性肺炎是最常见的肺炎，也是最常见的感染性疾病之一。在抗菌药物应用以前，细菌性肺炎对儿童及老年人的健康威胁极大，抗菌药物的出现及发展曾一度使肺炎病死率明显下降。但近年来，尽管应用强力的抗菌药物和有效的疫苗，肺炎总的病死率不再降低，甚至有所上升。

2.肺炎的形成和传播

（1）肺炎的形成

肺炎由感染病原体（造成疾病的微生物）导致，以细菌性病原体最为常见。由于病原体侵犯肺的各级支气管，使其过度生长超出原有的防御能力，导致肺泡腔内出现渗出物，引发炎症。

（2）肺炎的传播

通过下列途径可引起社区获得性肺炎：

①空气吸入；

②血行播散；

③邻近感染部位蔓延；

④上呼吸道定植菌的误吸。

通过下列途径可引起医院获得性肺炎：

医院获得性肺炎除了以上感染途径，还可通过误吸胃肠道的定植菌而引起感染，通过人工气道吸入环境中的致病菌引起肺炎。

3、肺炎发生的隐患

（1）好发人群

①好发于两岁以下的儿童和65岁以上的老人。

②好发于免疫力低下者，尤其是长期卧床以及具有呼吸系统慢性病的人。

③好发于有不良生活习惯者，例如吸烟、酗酒、长期劳累。

④好发于居住条件差的人群。

（2）诱发因素

①吸烟：吸烟会损害肺部组织对细菌和病毒的天然保护屏障。

②环境因素：长期居住在拥挤、潮湿的室内或者长期接触烟雾粉尘。

③个人因素：如淋雨、劳累、酗酒等。

④免疫功能低下：获得性免疫缺陷病或防御机制出现障碍时。

4、肺炎可能会出现的症状

肺炎的症状和体征从轻微到严重程度不等，取决于引起感染的细菌类型、年龄和整体身体健康状态等因素。轻症以呼吸系统症状为主，主

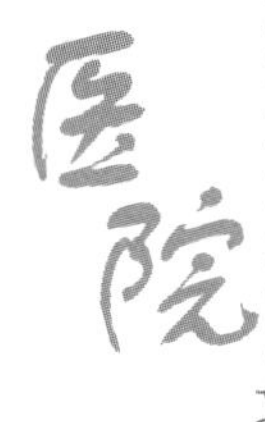

要为发热、咳嗽、气促。

（1）发热

多为不规则的发热，新生儿或重度营养不良了不发热。

（2）咳嗽

较频繁，早期会出现刺激性干咳，以后有痰，新生儿、早产儿变现为口吐白沫。

（3）气促

多发生于发热咳嗽之后，呼吸加快，每分钟可达40~80次，鼻翼扇动，部分患者口周、指甲轻度发绀。

除呼吸道症状外，患者可伴有精神萎靡，烦躁不安，食欲不振，哆嗦，腹泻等全身症状。胸部体征早期常不明显，或仅有呼吸音粗或稍减低。以后可听到中、粗湿啰音，有轻微的叩诊浊音。并发胸腔积液者，患侧胸部叩诊浊音，语颜减弱，呼吸音减弱。

5. 肺炎患者的治疗

如何治疗肺炎取决于病因和症状的严重程度主要包括抗感染治疗、对症治疗、支持治疗以及并发症治疗。具体需要根据患者病情进行选择。短期治疗，一般7~14天。

（1）抗感染治疗

如果是细菌性肺炎，医生会开具抗生素治疗，初次治疗后根据病人的反应、细菌培养以及药物敏感试验，给予特异性的抗生素药物，预防并发症。

（2）对症治疗及支持治疗

如祛痰、止咳、吸氧以及维持水电解质平衡等。痰量过多时，可用祛痰药物或使用气道雾化治疗；发烧时服用退烧药（布洛芬或乙酰氨基酚）。

（3）并发症治疗

出现败血症、毒血症、感染性休克，患者需接受抗休克治疗；出现肺脓肿、呼吸衰竭等患者，需接受相应的治疗。

6. 肺炎的预防

肺炎是可以预防的呼吸系统疾病，建立良好的生活习惯、避免诱因、接种疫苗等，均有利于预防疾病发生或避免疾病进一步加重。

①加强体育锻炼，增强体质，减少危险因素，如吸烟、酗酒等，要经常开窗通风，保持空气流通。

②流感高发季节避免长期处于人口密集区域，有咳嗽、喷嚏时，需要戴口罩或用纸巾、衣物遮挡口鼻。

③注意个人卫生，饭前便后应该勤洗手，减少细菌病毒感染的概率。

④年龄大于65岁者可注射流感疫苗，对年龄大于65岁或不足65岁，但有心血管疾病、肺疾病、糖尿病、酗酒、肝硬化和免疫抑制者，可注射肺炎疫苗。

第四节 “白色瘟疫”——肺结核

肺结核俗称肺痨，是由结核分枝杆菌感染人体肺部引起的一种慢性传染病，是结核病中最常见的一种，主要传播途径是呼吸道传播。正常人接触肺结核病人后，若吸入肺结核病人呼出的带结核菌的飞沫，有可能感染疾病。此病曾肆虐全球，与黑死病相比，因为患者苍白的面色，结核病也被称为“白色瘟疫”。

一代才女林徽因、著名文学家思想家鲁迅、著名钢琴作曲家肖邦等，都曾是肺结核患者。那么肺结核是怎么来到呢？在历史上，有许多对人类及人类社会文明造成巨大打击的传染病，结核病是其中最为古老的传染病之一，该病菌可能侵入全身各器官，但以肺部最为明显。自2007年以来，位居单一传染性疾病死因之首。截至2019年，结核病仍然是全球十大死因之一。

1. 人是怎样得肺结核的？

肺结核是一种慢性流行性传染病，在传播流行的过程中与其他传染病一样，也存在三个必要的环节：传染源、传播途径和易感者。

（1）传染源

就是有能排出结核杆菌的患者。

（2）传播途径

肺结核的传播途径是呼吸道，患者通过咳嗽，打喷嚏将病菌传给他人。

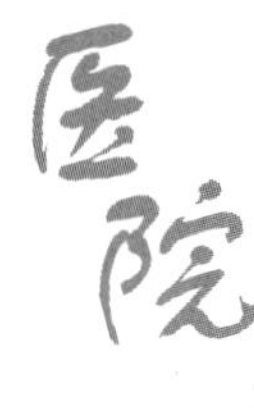

（3）易感者

如小孩、老年人、体弱者等都容易得病。如果对这 3 个环节不加以控制，肺结核就会流行。

2. 肺结核的早期信号

咳嗽、咳痰两周以上或痰中带血是肺结核的常见可疑症状，部分患者还会出现咯血、胸痛及呼吸困难的表现。此外，发热、午后低热、食欲减退及体重减轻也是肺结核的主要表现。如出现以上症状需尽快进医院就诊检查是否患有肺结核。

3. 如何诊断肺结核

症状、体征及影像学特点即可诊断为肺结核。具体如下：

（1）症状体征

①呼吸系统症状：咳嗽、咳痰两周以上或痰中带血是肺结核常见症状。约 1/3 患者有咯血，少数伴有呼吸困难。

②全身症状：发热为常见症状，多为长期午后低热，部分伴有乏力、盗汗、食欲减退。

③体征：轻者可无任何体征，肺实变者有触觉语颤增强，叩诊浊音，听诊可闻及支气管呼吸音。

（2）影像学诊断

胸部 X 线检查是诊断肺结核的常规首选方法，病变多发生于上叶的尖后段、下叶背段和后基底段，易形成空洞和播散病灶。

4. 肺结核的治疗

（1）药物治疗

药物治疗的主要作用在于缩短传染期、降低死亡率、感染率及患病率。对于每个具体患者，则为达到临床及生物学治愈的主要措施，合理化治疗是指对活动性结核病坚持早期、联用、适量、规律和全程使用敏感药物的原则。

①早期治疗：一旦发现和确诊后立即给药治疗；

②联用：根据病情及抗结核药的作用特点，联合两种以上药物，以增强与确保疗效；

③适量：根据不同病情及不同个体规定不同给药剂量；

④规律：患者必须严格按照治疗方案规定的用药方法，有规律地坚持治疗，不可随意更改方案或无故随意停药，亦不可随意间断用药；

⑤全程：乃指患者必须按照方案所定的疗程坚持治满疗程，短程通常为6~9个月。一般而言，初治患者按照上述原则规范治疗，疗效高达98%，复发率低于2%。

（2）手术治疗

当前肺结核外科手术治疗主要的适应证是经合理化学治疗后无效、多重耐药的厚壁空洞、大块干酪灶结核性脓胸、支气管胸膜瘘和大咯血保守治疗无效者。

肺结核患者经过有效规范的治疗均可治愈，能够减轻或消除呼吸道症状，维持正常的生活质量。

5. 预防肺结核

肺结核虽然是呼吸道传染性疾病，但是其是可防可控疾病，及时控制传染源，切断传播途径，保护易感染人群，可以降低结核的发病率。

①早期筛查，对肺结核高危人群或有肺结核密切接触史的人应查胸部X线、查结核菌素试验，尽早发现结核患者。

②新生儿进行卡介苗接种可有效预防肺结核重症疾病。

③平时注意体育锻炼，增强体质，提高自身免疫力。

④生活日用品、衣物、被褥等应注意晾晒。

6. 得了肺结核怎么办?

结核病主要是通过吸入传染性肺结核病人的咳嗽、大声说话时喷出的飞沫而感染。一个未经治疗的传染性肺结核病人，一年可传染10~15个健康人。因此，预防肺结核病应注意以下几个方面：

①及时发现结核病人和可疑症状者并及早治疗；

②肺结核病人的家属及密切接触者应接受相关的检查；

③初生婴儿就进行卡介苗预防接种；

④养成良好的生活习惯，不随地吐痰、戴口罩、勤洗手、与他人保持适当距离；

⑤注意居住场所的通风和环境卫生；

⑥注意营养和休息，并适当运动。

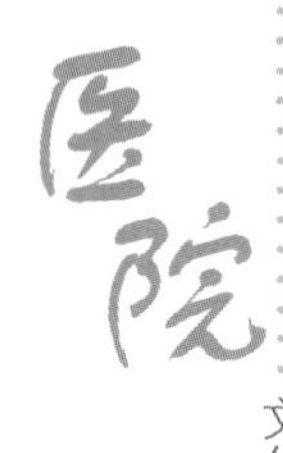

⑦肺结核标准治疗半年后，应该追踪治疗，复查肺部 CT 及痰结核菌涂片。

肺结核是我国重点防控的呼吸道传染病之一，一旦怀疑得了肺结核请及时到专业的结核防治机构就诊，以利于早发现早治疗。携手同行，筑好预防肺结核的长堤，为终结肺结核流传，守护自由健康呼吸而努力。

第五节　肺部的“头号杀手”

肺部的“头号杀手”是谁？肺癌。如今身边的癌症患者越来越多，恶性肿瘤发病第一位的是肺癌。2018 年美国癌症学会数据指出，肺癌是发病率位居第一的癌症，并呈逐年上升趋势。世界卫生组织（WHO）报告指出，癌症有三分之一是可以通过早发现、早诊断、早治疗预防的，有三分之一病人通过适当治疗，可以延长生命时间和提高生活质量。肺癌也一样。肺癌从肺组织的上皮细胞转化成癌细胞开始，随着时间的推移，逐渐形成原发性肿瘤肿块，继而肿块长大并侵入其他组织，甚至扩散到肺和身体其他组织的恶性肿瘤。值得注意的是从别的器官转移到肺部的肿瘤不能称之为肺癌，只是肺转移瘤，几乎所有肺癌的癌细胞都来源于肺组织的上皮组织。

1.肺癌发生的原因？

吸烟：吸烟是导致肺癌的最常见的原因，烟草在燃烧的过程中，会产生大量的焦油以及亚硝酸铵等多种致癌性物质，这些致癌性物质长期接触肺组织，就会引起肺部的病变，导致癌症的发生。

环境中的有害物质：工作或生活环境中接触石棉、砷等有害物质，以及空气污染等，都会增加肺癌的发生风险。

家族史：如果家族中有人患肺癌，那么，个体发生肺癌的风险会比普通人群更高。

有基础肺病：有慢性阻塞性肺病（COPD）等基础肺病的患者，发生肺癌的风险也会升高。

饮食：不健康饮食会增加多种癌症的发生风险，包括肺癌。

2. 肺部的“警报”

①咳嗽虽不是肺癌特有的症状，但通常是首发症状和初期信号，如果是顽固性、刺激性干咳，经抗炎治疗 1~2 周症状仍无改善时，应引起高度重视。

②血痰表现为痰中带血丝或者血块，少见大量咯血。对 40 岁以上男女，既无咯血病史，突然出现不能解释的血痰，应高度警惕。

③胸痛初期为不定时的胸闷，压迫感或钝痛，有时甚至无法描述疼痛的性质和具体部位。

干咳，咯血，胸背痛，痰中带血，胸闷气短是肺癌最早期的症状，尤其是在没有感冒和咽炎等情况下干咳，胸痛以及声音嘶哑、头颈上肢水肿以及低热、恶液质等晚期症状。干咳超过两周，必要时要做 CT 检查，如果出现咯血和胸背痛等情况，就更加提示肺癌的可能。

3. 肺癌缠绕着自己的因素

常见因素如下：

①吸烟≥ 400 支 / 年（包括戒烟时间不足 15 年者）；

②被动及环境吸烟者；

③有职业暴露史（石棉、铍、铀、氡等接触）者；

④有肺癌家族史者；

⑤有慢性阻塞性肺疾病或弥漫性肺纤维化病史者。

根据各地区肺癌的发病情况和经济水平，有以上情况者，尤其是 40 岁以上的男女烟民肺癌的早期筛查，建议在肺癌高危人群中每年进行一次筛查。

4. 肺癌的治疗方法

肺癌治疗是以手术为主的综合治疗，外科手术仍是首选的治疗方法，对于不适宜手术患者或术前术后常常需要辅助进行放疗、化疗、生物治疗、中医中药治疗，介入治疗等。

（1）手术治疗

是早期肺癌的最佳治疗方法，分为根治性与姑息性手术。根治性手术切除是非小细胞肺癌首选的治疗方式，术后根据病人最终病理 TNM 分期、切缘情况，选择再次手术、术后辅助化疗或放疗。

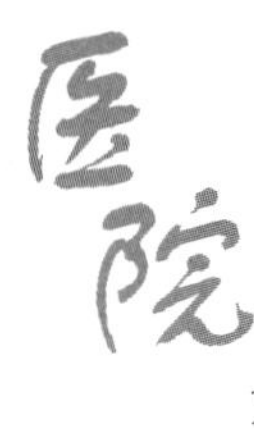

（2）化学治疗

①新辅助化疗，即手术前进行 2~3 周期化疗，以期使肿瘤体积缩小甚至降期，提高手术成功率和长期生存率。

②围术期化疗：术前 3 天起（包括术中）及术后两天，可应用化学药物治疗，以减少手术时癌细胞转移。T3 以上的肺癌手术后宜加用胸腔化疗，以减少术后胸腔转移率。

③辅助化疗：手术后或放射治疗后进行化疗，目前已有充分的证据显示手术后辅助化疗能显著提高手术后长期生存率，并不增加手术并发症发生率。

④常规化疗：进展期肺癌或晚期肺癌病人均需予以化疗药物，以延长生存时间，改善肺癌引起的症状，提高生活质量。

（3）免疫治疗

癌肿病人常呈现免疫功能抑制，而且免疫功能越低，预后越差。应用免疫疗法作为治疗肺癌的一种辅助措施，可能有助于机体对癌肿的抵抗能力。

（4）放射治疗（放疗）

即放疗，通常是从大型放射机器中放射出高能量射线，射线穿过皮肤，抵达肿瘤，杀死癌细胞或者阻止新的癌细胞产生。

（5）其他：

中药治疗，热疗，射频消融，介入治疗等

5. 肺癌术后如何进行康复治疗

（1）保持良好心态

应该要有一个好的心态，首先要有一个战胜疾病的信心，这是最重要的。不要以为自己是一个肿瘤患者，就觉得每天都是压抑的，担心会不会病情进展或者复发等，要保持一个好的心态。实际上，现在肿瘤并不就是绝症，很多肿瘤患者还是能够治愈的。

（2）养成良好的饮食习惯

①规律进食时间，定时定量进餐，坚持少食多餐，以每天 5~6 餐为宜；

②积极参与体育锻炼，比如放松训练和瑜伽，或者根据自己的需要

和爱好选择最适合自己的锻炼方式；

③患者易发生缺铁性贫血，维生素 B 族缺乏，因此可适当食用瘦肉、鱼、虾、动物血、动物肝、绿叶新鲜蔬菜等；

④接受完手术的患者应注意在膳食中补钙，多吃含维生素 D 的食物。

（3）定期复查，防止癌症的卷土重来

复查的项目主要包括病史、体格检查，每 6~12 个月一次，持续两年，如果结果正常，此后每年重复一次；胸部 CT ± 对比度检查，每 6~12 个月一次，持续两年，如果结果正常，此后每年做一次低剂量 CT，不再需要做对比度；血液检查包括营养指标、肿瘤标志物；一般健康检查等。

积极治疗，保持良好的心态是“抗癌利器”。肺癌擅长“潜伏”但好在有迹可循，早一天发现和治疗就多一分治愈的希望。

第六节　聚焦间质性肺疾病

在日常门诊工作中，会有许多患者拿着胸部 CT 报告咨询疾病，而“肺部间质性病变”“肺间质渗出”“增生”“肺部间质性炎症”或“肺部间质纤维化”等描述在报告上较为常见，间质性肺病到底是怎么一回事？

1. 简说间质性肺疾病

间质性肺疾病亦称作弥漫性实质性肺疾病（DPLD），目前已知的有 200 多种。由于间质性肺炎和（或）肺纤维化是其最常见的病理改变，也常称为间质性肺炎或肺纤维化。病变主要侵犯肺间质和肺泡腔，包括肺泡上皮细胞、毛细血管内皮细胞、基底膜以及血管、淋巴管周围的组织，最终引起肺间质的纤维化，导致肺泡 – 毛细血管功能的丧失。

2. 间质性肺疾病的病因

常见病因包括：

①环境因素：甲醛超标，有吸入无机粉尘如石棉、煤；有机粉尘如霉草尘、棉尘；还有烟尘、二氧化硫等有毒气体的吸入，宠物、鸽子等接触。

②病毒、细菌、真菌、寄生虫等引起的反复感染，常为此病急性发作的诱因，又是病情加重的条件。

③药物影响及放射性损伤。

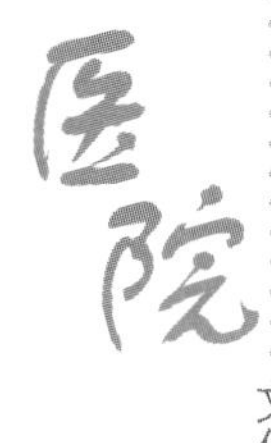

④继发于红斑狼疮等自身免疫性疾病。

3. 间质性肺疾病的症状有哪些?

间质性肺疾病常无症状，甚至疾病有相当进展时仍无明显症状，而是因体检或有其他疾病检查时发现的。间质性肺疾病的主要症状是呼吸困难或气促，患者常描述为“上气不接下气”的感受。许多患者会忽视偶尔或活动时的气短，认为这仅是因为上年纪或体形发胖的缘故，但当病情发展、肺破坏严重时，轻微活动（如洗澡、穿衣、打电话等）后也会发生气短。

其他症状包括频发干咳、体重减轻、肌肉关节疼痛。有些人有流感症状，如疲乏。疾病变化因人而异，过程较难预测。有些人疾病进展缓慢，持续数月或数年；而有些人则进展迅速；有些人则较长时期保持稳定不发展。

4. 什么症状需要及时到医院就诊

注意和重视气短和咳嗽等不适感觉。当出现刺激性干咳、活动后气喘、经常感冒、肺部感染、皮肤发青（称为发绀）、指甲形状发生变化（称为杵状指）、食欲不佳、体重减轻等症状时，应及时到专业医院的呼吸科就医，让呼吸专科医生详细了解发病情况和相关病史，并进行体格检查和相关血液化验、心电图等检查，了解肺脏疾病与全身疾病的关系。临床上高分辨率 CT（HRCT）肺功能检查（弥散功能）是帮助确诊特发性肺纤维化关键的手段。

5. 间质性肺疾病有哪些治疗方法

对于一些有明确原因的间质性肺疾病，首要治疗措施是针对病因的治疗。例如，脱离粉尘的环境、放弃宠物饲养、停用可疑药物等，在祛除病因后，如有必要，联合激素等治疗，病情往往可以得到有效控制；如果是左心衰竭等引起的间质性肺水肿，以抗心力衰竭治疗为主；如果是与结缔组织疾病、血管炎等有关的间质性肺炎，应以治疗原发病为主，随着原发病的控制，肺间质纤维化也可得到改善。

目前没有特效药物可以治疗间质性肺炎，在临床中，间质性肺病的主要治疗方案有药物治疗、氧疗、手术治疗等。

（1）药物治疗

由于自身免疫疾病导致的间质性肺病或者特发性间质性肺炎，主要通过甲泼尼龙、泼尼松等糖皮质激素，配合免疫抑制剂进行治疗，抑制炎症发展，调节人体免疫力。如果肺部有纤维化出现，需要配合口服抗纤维化药物。因病毒感染或支原体感染引发的间质性肺炎，需要根据致病菌不同针对性使用扎那米韦、阿奇霉素等药物进行治疗。

（2）氧疗

常采用持续低流量、低浓度给氧，以提高生活质量和生存率。

（3）手术治疗

对于终末期间质性肺炎患者，进行肺移植是主要的治疗方法，也是延长患者生存期、改善症状的理想方式。

（4）其他治疗

肺康复训练（腹式呼吸，缩唇呼吸，对抗阻力呼吸锻炼等）

6. 如何正确面对间质性肺疾病

（1）以科学的态度，积极的心态面对疾病

（2）规律运动

如简单的散步等，可使肌肉会变得更有力，更能对抗疲劳。规律训练能帮助患者学会使用更有效的方法去完成工作，使得结果完成同样的工作需氧减少，气短也会减轻。

（3）保持良好的营养和适当的体重

一些慢性肺疾病患者因为怕吃饭时气短，所以进食减少，导致营养不良，低营养使呼吸肌乏力，从而气短加重。另一方面，体重超重会增加心肺供氧到全身的负担，也会导致气短，而且超重会增加膈肌的压力而使呼吸不足。因此，慢性肺疾病患者应注意合理膳食，在保证营养的同时，保持适当的体重。

（4）避免感染

感染会加重病情。慢性肺疾病患者应该及时向医生汇报新发的症状或症状的新变化，以及时采取治疗。

（5）戒烟

吸烟的患者应立即戒烟。戒烟困难者可向医生寻求帮助。此外，被动吸烟同样有害，应劝告家人和朋友戒烟，至少不要在您周围吸烟。

（6）学习和练习放松

慢性肺疾病患者常出现焦虑和悲观情绪，而这些情绪会使病情加重。学会放松有助于控制因气短而产生的恐惧；身体和精神放松可以避免因肌肉紧张而消耗过多的氧气。

（7）氧疗

许多人担心氧疗后会离不开氧，而自行停止使用，这是完全错误的。如果氧不充足，肺脏血管会收缩变窄，导致肺动脉高压和肺心病。补充氧能减少血管和右心的张力、减轻气短感受、改善睡眠等。如果医生建议吸氧，您就应该遵从。

（8）定期随诊

可以使医生了解治疗效果，及时发现病情变化和药物的不良反应，调整治疗方案。患者最好准备一个病情记录本，把身体的不适和服药情况记录下来。此外，在每次门诊时都应携带所有的医疗记录和医疗资料，包括化验、影像资料等。

间质性肺疾病是不容忽视的疾病，如及早发现、及早治疗，能够更有效地逆转其炎症反应过程，预防纤维化形成，从而改善疾病的预后，使患者能够重新回归社会，所以该病值得我们关注和重视。

（杨阳）

第四章
明明白白你的心——心血管病的相关知识

第一节 冠心病——人类健康的杀手

冠心病的全称为冠状动脉粥样硬化性心脏病，指冠状动脉发生了痉挛和粥样硬化病变，血管腔发生阻塞和狭窄，致使心肌缺血、缺氧或坏死而导致的心脏病，又称为缺血性心脏病。随着人们生活水平的提高其发病率随之上升，被称为“人类健康杀手”。发病可出现明显的胸闷、胸痛，有些患者也可因为症状隐匿化而毫无察觉。

1. 导致冠心病发生的原因

冠心病原因多样，包括：

（1）年龄：年龄越高，动脉损伤和狭窄的发生风险越高；

（2）性别：男性发生该病的风险高于女性，女性在绝经后风险增加；

（3）遗传：家族有心脏病史后代发生冠心病的风险会增加；

（4）吸烟：吸烟可促使冠状动脉粥样硬化的形成，发病率和病死率增高 2~6 倍；

（5）高血压：若高血压患者的血压控制不佳，将导致动脉硬化；

（6）血脂异常：患者血液中的胆固醇、甘油三酯高于正常水平，容易出现动脉硬化和动脉斑块。是冠脉粥样硬化重要危险因素。

（7）糖尿病和糖耐量异常：会导致冠心病的风险增加，糖尿病患者

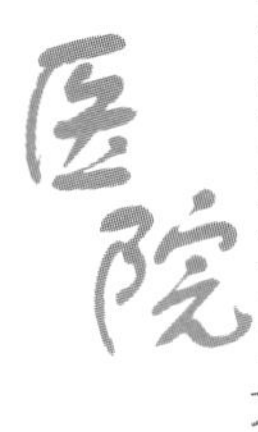

中本病发病率比非糖尿病患者高 2~5 倍；

（8）工作压力大的脑力工作者、经常久坐、缺少体力活动等都会增加风险。

（9）进食高热量、高胆固醇、高糖和高盐食物、饮酒也是导致疾病发生的重要原因；

（10）其他：如自身免疫性疾病、C 反应蛋白升高、睡眠呼吸暂停、A 型性格等。若冠心病的多个危险因素同时存在，会出现累加效应，使冠心病发生风险大幅度增加。

2. 冠心病的临床分型

（1）心绞痛型：胸闷、胸骨后或心前区疼痛伴压迫感，向肩背部放射，休息或含服硝酸甘油 3~5min 可缓解，常由情绪激动或劳累诱发。

（2）心肌梗死型：发生前常有心绞痛症状，疼痛性质和发作时间较之前都有改变，伴乏力等。发作时胸痛程度重，伴压榨感、濒死感，大汗淋漓，有或无头晕、恶心、呕吐等，休息或含服硝酸甘油效果不佳。

（3）无症状性心肌缺血：患者无心绞痛症状，但查心电图或核素心肌显像提示心肌缺血，有突发心梗或猝死的风险。

（4）缺血性心肌病：长期心肌缺血，心肌细胞纤维化，心脏扩大，表现肺循环或体循环淤血，伴各种心律失常发生。

（5）猝死型：突发心搏骤停，室速或室颤，死亡率很高。

3. 冠心病的早期表现

（1）胸闷：是冠心病在早期发作时常见的症状之一，突感心前区闷痛，多为发作性绞痛或压榨痛，患者会感觉胸口犹如被巨石压着。但此类情况并不会持续很长时间，休息后会得到缓解。

（2）心绞痛：是最为常见、也是最为明显的症状。通常在患者体力活动后、情绪激动、劳累状态下诱发，突感心前区疼痛，多为发作性绞痛或压榨痛，也可为憋闷感。疼痛从胸骨后或心前区开始，向上放射至左肩、臂，甚至小指和无名指，休息或含服硝酸甘油可缓解。胸痛放散的部位也可涉及颈部、下颌、牙齿、腹部等。胸痛也可出现在安静状态下或夜间并且在症状产生过程中伴随有烧灼的疼痛感。这种疼痛感极易会横贯至患者的前胸。

（3）因疼痛逐渐加剧、变频繁，持续时间延长，祛除诱因或含服硝酸甘油不能缓解，此时要警惕心肌梗死发生。需第一时间到医院就诊，避免延误最佳治疗时间。

4. 冠心病的识别

（1）在劳累或情绪激动时出现胸闷、胸痛，疼痛有时会转变成紧缩样疼痛，而且会朝左臂、肩辐射，进而产生牵涉疼痛。

（2）在运动过程中，或者是在运动之后长期产生牙痛、腿痛的情况，而在休息一段时间之后，该症状会得到有效消除。

（3）在睡觉时部分患者若枕低矮的枕头会有胸闷、憋气的情况，或者患者保持平卧的姿势会感受到呼吸困难、胸部疼痛。

（4）患者在日常生活中出现心律不齐，或是在原因不明确的情况下产生过快或过慢的心跳。

（5）患者吃得过饱，或者是食物过于寒冷，出现患者胸痛、心悸。在性生活或者是排便过程中，产生胸闷、气促、胸痛等症状。

上述为冠心病的早期症状，如患者占据其中一项或者是几项，需要第一时间到医院进行检查，确定是否已经患上冠心病，通过早发现、早治疗来避免冠心病对患者的日常生活产生严重影响。

5. 冠心病发作时患者的自救

（1）立即停止活动，坐下或者卧位休息。

（2）立即舌下含服硝酸甘油片 0.5mg，如果症状未缓解，每 5min 重复使用。

（3）若舌下含服硝酸甘油 3 片后仍无效应立即拨打急救电话“120”，送至就近的医院。

6. 冠心病的治疗

（1）发作期

①休息和观察：发作时立即休息，一般症状可以缓解。疼痛发作频繁或持续不缓解应立即住院，进行病情监测。

②药物治疗：发作时宜选用作用较快的硝酸酯类药缓解疼痛。常用药物有硝酸甘油、硝酸异山梨酯。

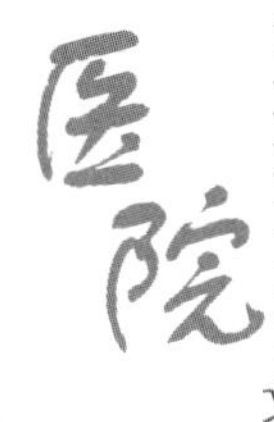

（2）缓解期

①药物治疗：以减轻症状、改善缺血及预后的药物为主，必须在医生的指导下服用药物：β 受体阻滞剂：有倍他乐克、比索洛尔等。硝酸酯类：有硝酸甘油、硝酸异山梨酯等。钙通道阻滞剂：有维拉帕米、硝苯地平缓释片等。抗凝、抗栓药：有阿司匹林、氯吡格雷、替格瑞洛等。降脂药：有辛伐他汀、瑞舒伐他汀等。这些药物可减少心肌耗氧，改善心肌灌注，改善微循环，防止血栓形成，延缓斑块进展，减轻症状。也可以用中药进行辅助治疗。

②经皮冠状动脉介入治疗：用导管疏通狭窄、闭塞的冠状动脉管腔改善心肌血供，包括经皮冠状动脉腔内成形术（PTCA）、经皮冠状动脉内支架植入术、冠状动脉内旋切术和激光成形术。

③手术治疗：冠状动脉旁路移植术。通过选取患者自身的血管引主动脉的血流以改善病变冠状动脉供血状况。

④运动锻炼：合理的运动可提高运动耐量，减轻症状，建议有氧运动，如散步、打太极拳、游泳、慢跑、骑自行车等。

7. 冠心病的预防措施

（1）饮食：冠心病的产生与日常的饮食关系密切，必须重视饮食。患者要养成良好的饮食习惯，尽可能少吃油腻食物，多吃纤维食物、蔬菜、水果等。戒烟酒，避免出现脂质沉积对血液循环造成影响。

（2）运动：可以促进血液循环，加速新陈代谢。根据运动习惯制定合适的运动方案，坚持锻炼，最大程度避免冠状动脉硬化的发生。

（3）作息：若患者在平时经常熬夜，不仅出现内分泌失调，还会造成器官功能障碍。所以，必须保障规律的作息和充足的休息时间，提高自身的抵抗力和免疫力。同时保持良好、积极的心态，进而降低冠心病产生概率。

（4）体检：只有早发现才能尽早开展针对性治疗。患者须定期体检，做到早发现、早预防、早治疗。

心脏是生命活动的根本所在，而冠心病的存在无疑对人们的生命造成严重威胁。所以，若在日常生活中发现自身存在上述冠心病的早期症状，需第一时间到医院就诊，判断是否真正患有冠心病，如有可以得到及时治疗。

第二节 致命的胸痛——急性心肌梗死

1. 什么是急性心肌梗死?

急性心肌梗死又称急性心肌梗塞，是在冠状动脉病变的基础上发生冠状动脉血供急剧减少或中断，使相应的心肌严重而持久地急性缺血导致心肌坏死。患者可出现剧烈而持久的胸骨后疼痛，休息及硝酸酯类药物不能完全缓解，甚至发生心律失常、休克或心力衰竭。起病多为突发性，而且死亡率较高，人们应重视。心脏不适并非无缘无故，多数急性心肌梗死发作前均存在一定诱因，如过劳、情绪不稳等，只要留心便可找到蛛丝马迹，防患于未然。

2. 诱发急性心梗的因素

（1）劳累：过度疲劳或超负荷的体力劳动会使交感神经亢进，导致心脏负荷突然性加重，心肌的耗氧量明显增加，同时容易导致冠脉斑块发生破裂，血管发生闭塞，进而诱发该病。

（2）情绪激动：如过度紧张、愤怒等会引发交感神经兴奋使血压上升并出现大幅度波动，容易使斑块出现不稳定破裂，进而诱发急性心梗。

（3）暴饮暴食：大量进食高脂肪高热量的食物，会导致血脂浓度突然升高，也容易导致冠状动脉发生痉挛收缩。同时饱餐后消化系统需要大量的血氧供给，使得心脏血供减少，心肌耗氧增加，心脏负荷变重。

（4）天气变化：秋冬季节气温变化大，尤其是天气骤然变冷时极易导致血管收缩，血压升高，心率变快，进而诱发急性心肌梗死的发生，这也是秋冬季节急性心梗高发的原因。

（5）便秘：老年人发生便秘的风险极高。便秘时需要屏气用力排便，容易导致心肌收缩增强，进而诱发心肌缺血的发生。

（6）吸烟：吸烟诱发冠状动脉发生痉挛，使得心肌供血供氧减少。还会增加斑块发生破裂的风险。也会导致交感神经兴奋，血压升高，心率加快，心肌耗氧量增加。

3. 急性心梗发病前的先兆

（1）突然发作或者反复出现无明显诱因的胸闷症状，并伴有心慌、气短、呕吐、恶心、烦躁不安等。若症状持续时间较长，超过15min，还伴有大汗、喉头发紧，或者出现晕厥等情况时，需高度警惕是否发生了严重的心梗。

（2）原本就有冠心病的患者，若心绞痛症状频繁发作，疼痛程度加重，且服用平时缓解心绞痛药物也没有效果时，提示可能发生急性心梗。

（3）患有肥胖症、三高且平时腹部没有任何不适的患者，近一段时间上腹部突然出现疼痛或者不适，稍加运动后以上症状就会再次出现，或者加重。

（4）发生和运动以及用力相关的牙痛，持续2~5min，且近1~2周反复性发作。或一段时间出现和运动相关的心律不齐或者心跳加速。

（5）夜间睡觉时在没有任何诱因的情况下，突然恐惧、憋醒，并有胸闷、胸痛、大汗淋漓等不适症状，若出现以上症状需要及时就诊，以排除急性心梗的可能。

4. 急性心梗发生前的表现

急性心梗表现伴随梗塞部位、发展速率以及心脏功能等而轻重程度不一，主要有：

（1）疼痛：是最先出现的症状，疼痛部位和性质与心绞痛相同，但常发生于安静或睡眠时，疼痛程度较重且范围较广，持续时间可达数小时或数天，休息或含服硝酸甘油片无法完全缓解，患者常出现烦躁不安、出汗、恐惧等症状。其中1/6~1/3患者中疼痛性质及部位并不凸显，极易与其他疾病混淆。

（2）胃肠道症状：疼痛剧烈时常伴有恶心、呕吐和上腹胀痛。

（3）心律失常：超过75%~95%的患者会出现心律失常，多发生于起病后1~2天，特别是24h内。以室性心律失常最多，尤其是室性期前收缩，如室性期前收缩频发（每分钟五次以上），常为心室颤动的先兆。室颤是急性心梗早期特别是入院前主要的死因。

（4）低血压和休克：疼痛发作期间常见血压下降，如疼痛缓解而收缩压＜80mmHg，且患者表现为面色苍白、皮肤湿冷、烦躁不安、神志淡漠、心率增快，尿量减少，甚至晕厥则为休克表现。

（5）心力衰竭：发生率约为32%~48%，患者出现呼吸困难、咳嗽、发绀、烦躁。

5. 急性心梗的治疗

对 ST 段抬高的急性心梗，要及早发现，及早入院，并于入院前就地处理。

（1）一般治疗：急性期绝对卧床休息，保持环境安静，减少探视；持续监护；建立静脉通道。保持给药途径畅通；无并发症患者 3 天后逐步过渡到坐在床旁椅子上吃饭、大小便及室内活动。

（2）止痛：可选用哌替啶、吗啡、硝酸甘油等药物尽快解除疼痛。

（3）再灌注心肌：起病 3~6h（最多 12h）内开通闭塞冠状动脉，使心肌得到再灌注。常见方法有：

①经皮冠状动脉介入治疗（PCI）：有急诊 PCI 条件的医院，对所有发病 12h 以内的急性 ST 段抬高型心梗患者均应进行直接 PCI 治疗、球囊扩张使冠状动脉再通，必要时置入支架。

②溶栓治疗：所有在症状发作后 12h 内就诊的 ST 段抬型高心梗患者，若无禁忌症均可考虑溶栓治疗。

③主动脉、冠状动脉旁路移植术：是介入治疗失败或溶栓治疗无效患者的手术选择。宜争取 6~8h 内实施该手术。

（4）控制休克，治疗心衰：补充血容量、应用升压药、应用血管扩张剂、纠正酸中毒、避免脑缺血、保护肾功能。治疗急性左心衰竭。以用吗啡和利尿剂为主，也可选用血管扩张剂减轻左心室的负荷。

（5）其他治疗：抗凝治疗，常用药物为肝素或低分子肝素、阿司匹林或氯吡格雷；极化液疗法，可恢复心肌细胞膜极化状态，改善心肌收缩功能；使用 β 受体阻滞剂、钙通道阻滞剂和血管紧张素转换酶抑制剂。

6. 患者和家属应该掌握哪些自救方法?

急性心梗救治要牢记两个“120”，即立即拨打“120”急救电话、同时把握 120min 黄金救治时间。

（1）及时辨别心梗。胸骨正中或偏左部位出现疼痛是心梗典型症状，有濒死、压迫感，可持续 5~15min 以上，伴有出汗、恶心等。通常胸痛持续超过 15min 以上患者需提高警惕，20min 还未能缓解需高度怀疑心梗。有时心梗还会出现不典型症状，表现为胃疼、牙疼，极易被人们忽视，

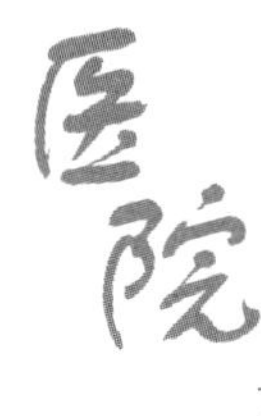

出现上述症状也应重视。

（2）马上拨打急救电话。首先，不要强行自行走动或随意搬动患者，立马拨打急救电话，医生在前往途中可指导患者进行自救。

（3）平静等待救援。患者平卧保持安静，有条件可给予患者吸氧，无条件可开窗通风。发生心梗后最坏的情况是室颤，可能导致猝死。此时应保持患者呼吸道通畅，做好胸部按压和人工呼吸，避免患者出现脑缺氧造成脑死亡。

（4）配合医生工作。患者确诊是心梗后需立即进行手术，因此，家属需积极提供医疗支持，提高配合度，使得医生能尽快开通堵塞的冠状动脉，在最佳抢救时间内使患者得到救治。

7. 急性心肌梗死的预防措施有哪些？

心梗预防是广大心血管病患者最关注的问题之一，主要可通过三方面实现，即控制危险因素、用药预防、改善生活方式。首先，控制危险因素。心梗形成因素较多，其中部分老年人之所以会出现，主要因自身具有其他疾病，如三高。所以平时应加强身体保护，改变饮食习惯，适当进行锻炼，远离三高。其次，用药。药物主要包含三类，降脂药：预防管腔狭窄；扩张血管类药：常用硝酸酯类药物；预防血栓类药：常用阿司匹林。有冠心病史的患者，家庭小药箱中应常备两种药物，即硝酸甘油片、阿司匹林，而且应随身携带。最后，越来越多年轻群体因不良生活习惯患上各类慢性疾病，也出现过劳死亡案例，所以人们应重视心梗，养成良好的生活方式，学习简单急救方法避免发生不良事件。

第三节　高血压病——无声的健康杀手

1. 什么是高血压？

高血压是以体循环动脉压升高为主要临床表现的心血管综合征，是心脑血管疾病的危险因素，常与其他心血管病危险因素共存，可损伤重要脏器，如心、脑、肾，最终导致这些器官的功能衰竭。高血压定义为未使用降压药物的情况下，非同日三次测量，收缩压≥ 140mmHg 和（或）舒张压≥ 90mmHg；既往有高血压病史，现正在服降压药，虽血压＜ 140/90mmHg，仍诊断为高血压。高血压的诊断和治疗不能只根据血压水平，必须对患者进行心血管风险评估并分层。

2. 导致高血压发生的常见原因

（1）家族性：是主要因素之一，也是成人高血压产生的决定性因素之一。高血压具有明显的家族聚集性，父母均有高血压子女发病率高达46%，约60%高血压患者有家族病史。

（2）年龄：高血压发病率随年龄增长而增大，老年人是发生高血压的高危人群。

（3）性别：一般男性血压通常比女性高，女性绝经后高血压发生率变高。

（4）体重：超重或肥胖是血压升高的重要危险因素。

（5）饮食：血压水平与钠盐摄入量有显著关系，高钠促使高血压。

（6）精神应激：从事脑力劳动者和精神紧张度高的职业发生高血压的可能性大，长期受环境噪音及不良视觉刺激者易患高血压病。

（7）吸烟：长期吸烟会使得小动脉持续性收缩，进而导致动脉硬化的发生，引发血压升高。

（8）其他：如服用避孕药的妇女；阻塞性睡眠呼吸暂停综合征（OSAS）患者50%有高血压。

3. 高血压的分类

高血压可分为两类：即原发性高血压和继发性高血压。常说的高血压就是指原发性高血压，约占高血压的95%，是一种高发病率、高并发症、高致残率的疾病。对于原发性高血压的病因，目前尚未完全了解。

继发性高血压又称症状性高血压，是由某些疾病原因引起的高血压，约占高血压的5%。有些继发性高血压，如单侧肾脏病变、肾脏肿瘤、肾动脉狭窄、嗜铬细胞瘤、主动脉狭窄引起的，可通过手术治疗解除病因，缓解高血压症状。

4. 高血压水平的定义和分级

血压水平定义和分级详见下表。

分类	收缩压（mmHg）	舒张压（mmHg）
正常血压	<120 和	<80
正常高值	120~139 和（或）	80~89
高血压	≥ 140 和（或）	≥ 90
1 级高血压（轻度）	140~159 和（或）	90~99
2 级高血压（中度）	160~179 和（或）	100~109
3 级高血压（重度）	≥ 180 和（或）	≥ 110
单纯收缩期高血压	≥ 140 和	<90

5. 高血压急症和亚急症判断的标准

高血压急症是指原发性或继发性高血压患者在某些诱因作用下，血压突然和明显升高（一般超过 180/120mmHg），伴有进行性心、脑、肾等重要靶器官功能不全的表现。高血压急症包括高血压脑病、颅内出血（脑出血和蛛网膜下腔出血）、脑梗死、急性心力衰竭、急性冠状动脉综合征（不稳运型心绞痛、急性非 ST 段抬高和 ST 段抬高心肌梗死）、主动脉夹层、急性肾小球肾炎、股原血管病所致肾危象、嗜铬细胞瘤危象及围术期严重高血压等。少数患者病情急骤发展，舒张压持续≥ 130mmHg，并有头痛，视力模糊，眼底出血、渗出和视盘水肿，肾脏损害突出，持续蛋白尿、血尿与管型尿，称为恶性高血压。

高血压亚急症是指血压明显升高但不伴严重临床症状及进行性靶器官损害。患者可以有血压明显升高造成的症状，如头痛、胸闷、鼻出血和烦躁不安等。血压升高的程度不是区别高血压急症与亚急症的标准，区别两者的唯一标准是有无新近发生的急性进行性靶器官损害。

6. 高血压的表现

高血压时个体出现的症状因人而异。在早期阶段，患者症状不明显，常见的就是头晕、头痛、颈项板紧、心悸和疲劳等，只有在患者处于精神紧张、劳累状态下才会出现血压升高。也可出现视力模糊、鼻出血等较重症状，典型的高血压头痛在血压下降后即可消失。高血压患者可以同时合并其他原因的头痛，往往与血压水平无关。如果突发严重头晕眩晕，可能是脑血管病或者降压过度、直立性低血压。高血压患者还会出现受累器官的症状，如胸闷、气短、心绞痛、多尿等。血压随季节、昼夜、情绪等发生波动。一般冬季比夏季血压高，夜间血压低，也有夜间血压高的患者，清晨起床活动后血压迅速升高形成清晨血压高峰。

7. 高血压病的治疗

（1）非药物疗法：任何治疗方案均应以非药物疗法为基础。高血压很少单独存在，多数并发血脂紊乱、糖耐量异常、肥胖等。非药物疗法包括健康生活方式，消除危险因素。具体内容有控制体重、减少钠盐摄入、合理饮食、规律运动、戒烟酒、保持心态平衡。

（2）药物疗法：遵循“小剂量起始、长效制剂优先、联合用药、个体化”原则。小剂量起始平稳降压，避免降压过快诱发低血压、心绞痛、脑卒中等。长效制剂可有效控制夜间血压与清晨血压高峰，预防并发症。个体化是根据患者的具体情况、耐受性、依从性等选择适合的降压药物，从而精准制定降压方案。常用药物有：

①利尿剂；②钙通道阻滞剂；③管紧张素转化酶抑制剂；④血管紧张素Ⅱ受体阻滞剂；⑤ α 受体阻滞剂；⑥ β 受体阻滞剂。

8. 高血压家庭护理的要点

（1）血压监测：要定期测量血压，家庭需配备血压计并学会正确使用方法。一般患者每天至少测量血压一次，并将血压值记录到笔记本中，作为医生诊断疾病的参考依据。如果血压稳定可以每周测量 2~3 次，每次固定测量时间，最好在晨起服用早餐和降压药之前。血压水平明显升高或下降者，需定时、定体位测量，每天 2~3 次，与前一天的血压值对比，更加准确地了解血压状况。

（2）饮食：高血压患者需重视自身饮食，保证食物中少盐、少热量、少脂肪，控制盐量摄入，一般在 6g 之内最佳。还需控制其他含钠量较高的食品和调味品的摄入，如腌制品等。不吃罐头、动物内脏等，不喝刺激性饮品，戒烟戒酒。适当吃脂肪含量较低的肉类，如鸡胸肉，多吃新鲜的青菜（如红苋菜、羽衣甘蓝和口蘑等）和水果（苹果和西红柿等）。适当吃一些粗粮，如荞麦、玉米渣等，促进消化。

（3）睡眠：高质量睡眠可使血压水平维持稳定，建立良好的生活和睡眠习惯，保证质量的同时保证睡眠时间。如睡眠质量不高，睡前可饮用牛奶改善睡眠。

（4）运动：受病情影响不能进行剧烈运动，可进行规律有氧运动，如慢跑、散步、打太极等。每次30~45min，每周3~5次。不要选择清晨锻炼，傍晚、下午可作为锻炼的主要时间。餐后2h或者下午运动为宜，运动前后不宜大量饮水，避免增加心脏和胃的负担。运动前热身5~10min；运动后拉伸5min。运动后不要马上冲凉并注意补充水分。如运动过程中出现胸闷、头晕、大汗、心悸、呼吸不顺畅情况，则可能是运动强度过大需立即停止锻炼。运动后如果次日早晨感觉疲劳，心率加快或者减慢，血压异常，运动能力下降，要及时到医院就诊。在冬季或者寒冷的清晨，因气温较低，机体血管会发生收缩，一般脑血管疾病均发生在温度低时，因此冬季运动要注意防寒。

（5）用药：高血压人群年龄相对较大，对疾病不了解。会认为自身病情不严重，偶尔一次或者几次不吃药不会影响疾病。常因偶尔不吃药变为长时间不吃药，导致血压水平出现反复情况。高血压疾病属于“定时炸弹”，如情绪激动，会使血压值升高，进而出现中风、血管破裂等情况，因此需定时定量吃药，使血压水平长时间维持稳定状态。按时复诊，在医生指导下依照血压值调整使用剂量，不可以擅自停药和改药。降压药的使用应先从小剂量开始，服用后观察血压的控制情况，如果效果不明显再逐渐加大剂量，若始终不见效果，就不要再加大剂量，避免意外发生。通常不建议患者始终以大剂量服用来达到降压目的，针对这种情况患者应携带药品到医院进行咨询，弄清药品疗效不佳的原因，选择更换药品或采取一定辅助药品来提升疗效。

（6）情绪：情绪与健康存在直接关系，如情绪异常时血压水平明显升高，如到达一定数值，危险性较高。针对心理和精神压力较大的人群，可看书、看电视剧、听音乐、旅游等转移注意力，以乐观积极的态度面对家人和生活。

高血压患者除了需自身重视外，家人也需掌握高血压疾病知识，为患者安排合理生活，有效规避相关风险因素，特别是老年患者，家人应监督患者用药情况，常与患者进行沟通疏导负面情绪及消极心理，使患者保持心理平衡，尽量避免各种不良刺激。监督患者饮食，保证饮食营养均衡、合理，摄入少盐、清淡食物，避免过多摄入盐分以及油脂，监督患者戒烟戒酒。鼓励患者每日进行适当身体锻炼，让患者以开阔的心胸面对生活，帮助病情恢复。

9.高血压患者的质疑

（1）有高血压疾病不治疗可以吗?

不可以。高血压属于心血管病的一种，如不能第一时间治疗，会出现快速发展情况，使动脉粥样硬化情况加重，使相关疾病发生概率增加。因此，一旦发现并确诊为高血压，应积极治疗。

（2）没有明显症状的高血压需要治疗吗?

需要。血压高低的情况跟并发症的症状并不是完全对等的，即便人的血压较高，也有可能并无任何并发症表现，因而人在日常生活上感受不到什么明显的不适。但这种情况下如果不进行血压控制依然十分危险，因日常人的血压如果始终处在高压状态，会导致体内血管逐渐出现病理变性，而逐渐积累最终导致心脑血管疾病，因此即便是高血压患者平时没有不适感，也应当坚持用药控制血压，及时接受治疗。

第四节　心力衰竭——“人类生命的绊脚石”

1.什么是心力衰竭?

心力衰竭简称心衰。它并不是一种单独的疾病，而是许多心脏疾病发展到终末期的一种症候群。是由于任何心脏结构或功能异常导致心室充盈或射血能力受损的一组复杂临床综合征，它代表心脏病变的生理状态，在各种因素影响下心脏功能、结构产生改变，最终会导致心脏供血量减少，无法满足身体各组织的需要，继而造成各种不适症状，威胁患者生命安全。心衰是大多数心血管疾病的最终归宿，也是最主要的死亡原因。根据其发生的时间、速度、严重程度分为慢性心衰和急性心衰，以慢性居多。心衰具有发病率高、危害性强、预后差等特点，因此有人称心衰是生命的绊脚石。心衰的严重程度常采用美国纽约心脏病协会的心功能分级法，分为Ⅰ～Ⅳ级，详见下表。

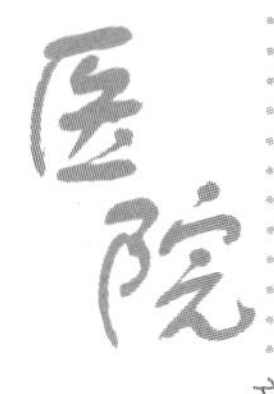

美国纽约心脏病协会（NYHA）的心功能分级

心功能分级	依据及特点
Ⅰ级	患者患有心脏病，日常活动量不受限制，一般活动不引起乏力、呼吸困难等症状。
Ⅱ级	体力活动轻度受限，休息时无自觉症状，平时一般活动下可出现心衰症状，休息后很快缓解。
Ⅲ级	体力活动明显受限，休息时无症状，低于平时一般活动即引起心衰症状。
Ⅳ级	不能从事任何体力活动，休息状态下也存在心衰症状，活动后加重。

2. 导致心衰的原因

（1）原发性心肌损害：包括缺血性心肌损害，如冠心病、心肌缺血心梗；心肌炎和心肌病；心肌代谢性疾病等。

（2）心脏负荷过重：见于高血压、主动脉瓣狭窄、肺动脉高压、肺动脉瓣狭窄、肺栓塞等。还见于心脏瓣膜关闭不全、先天性心脏病、肾性贫血、甲状腺功能亢进症等。

（3）诱发因素：有基础心脏病的患者，其心衰症状往往由一些增加心脏负荷的因素所诱发，如：

①感染：呼吸道感染是最常见、最重要的诱因，感染性心内膜炎也不少见，常因其发病隐匿而易漏诊。

②心律失常：心房颤动是器质性心脏病最常见的心律失常之一，也是诱发心力衰竭最重要的因素。各种类型的快速性心律失常以及严重缓慢性心律失常均可诱发心衰。

③血容量增加：如钠盐摄入过多，输液或输血输入过多、过快等。

④过度体力消耗或情绪激动：如妊娠后期及分娩过程、暴怒、剧烈活动等。

⑤其他：不恰当使用利尿药物或降血压药，风湿性心瓣膜病出现风湿活动，合并甲状腺功能亢进或贫血等。

3. 心衰的表现

（1）咳嗽和呼吸困难：咳嗽具有持续性，经常久咳不愈，具体表现为晚上睡觉时阵发咳嗽，伴有胸闷气短、憋气症状，会因为胸闷引起呼吸困难而被憋醒。痰常呈白色泡沫状，偶见痰中带血丝。程度不同的呼吸困难是心衰最主要的表现。

（2）头晕乏力：生活中高血压、颈椎病、休息不好等都可能让人头晕，但患者头晕时还伴有血压变低的话，要警惕很可能是心衰的表现。症状严重的患者会伴有心源性休克、晕厥等，严重威胁到生命。

（3）夜尿多：心衰患者在心脏排血量变少后体内有效循环血量随之减少，使得肾脏血流不足，白天的尿量较少。但在休息时心脏回血量、输出量增加，导致患者夜尿增多。

（4）水肿：心衰后患者小腿、脚踝、面部、腹部都可能产生水肿症状。其中腿、腹部水肿是右心衰竭的主要表现，严重时甚至会演变为全身性水肿。

（5）焦虑：焦虑等负面情绪方面的症状可视为早期心衰的一大信号，很多患者在情绪稳定时仍然会感觉坐立不安、心慌，原因在于心脏泵血能力退化后脑部血流量、氧气变少，而大脑是控制人行为活动、心理状态的主要器官，脑部缺血、缺氧会使患者情绪波动，产生焦虑、抑郁等。

4. 心衰需要进行治疗

（1）去除诱因：及时处理或纠正各种感染、心律失常、电解质紊乱和酸碱失衡、贫血、药物等引起的心衰；调整生活方式，低盐低脂饮食，戒烟酒，肥胖患者应减肥；适度运动，失代偿期需卧床休息，多做被动运动以预防深部静脉血栓形成。保持健康心理状态，必要时进行心理疏导。

（2）药物治疗：合理使用利尿剂是治疗心衰取得成功的关键因素之一。血管紧张素转换酶抑制剂（ACEI）是公认的治疗心衰的基石和首选药物。β 受体阻滞剂可改善心功能。ACEI、β 受体阻滞剂、醛固酮受体拮抗药三药合用可产生相加或协同作用，被称为治疗心衰的“金三角”。

（3）非药物治疗：心脏再同步化治疗（CRT），可恢复正常的左右心室及心室内的同步激动，改善心功能；埋藏式心律转复除颤器（ICD），能降低猝死率，可用于心衰患者猝死的一级预防。左室辅助装置适用于严重心脏事件后准备行心脏移植术患者的短期过度治疗和急性心衰的辅助性治疗。心脏移植是治疗顽固性心衰的最终治疗方法，但因供体来源及排异反应难以全面开展。

5. 心力衰竭导致的危害

（1）呼吸道感染：心衰最早易发生左心衰竭导致肺部淤血，进而易引发肺炎、支气管炎等呼吸道疾病。

（2）血栓和栓塞形成：部分老年心衰患者需长期卧床容易引发下肢静脉血栓的形成，若血栓脱落随血液流动至肺部可导致肺栓塞，若栓塞较大，可引起患者突发呼吸急促、咯血、血压降低的症状，严重时有生命危险。对于心衰伴有房颤的患者，心房内易发生血栓，栓子脱落时可引起相应的脑、肾等器官动脉栓塞。

（3）心源性肝硬化：长期右心衰竭可导致心源性肝硬化，当长期右心衰竭时静脉血回流受阻，导致肝脏淤血继而缺氧，肝小叶中央开始出现细胞萎缩、脂肪样变等细胞变性的情况，同时该区周围结缔组织增生，最终导致假小叶的形成出现肝硬化。晚期可出现门脉性高压症，具体表现为腹水、脾肿大、下肢水肿等症状，当腹水大量积聚于腹腔时胸腔受挤压使心肺功能异常。

（4）电解质紊乱：常发生于心衰时长期多次使用利尿剂时。①低血钾：出现低血钾时轻者可表现为全身乏力，重者表现为严重的心律失常。②低血钠症：当长期多次大量使用利尿剂并且控制食盐的摄入时可引起失盐性低钠综合征。会出现肌肉抽搐、口渴等症状，严重的可伴有头痛，烦躁不安甚至昏迷的情况。

6. 通过自我管理，可以减少心衰的危害

（1）体重监测：每天监测体重，早上空腹后测得体重较为准确。需在起床解大小便后测体重，这样可根据体重变化判断是否存在水钠潴留情况。若发现体重持续增加或者体重减轻并感头晕，应及时就医。

（2）用药：药物是心衰的主要治疗手段，为保证疗效患者需在医生指导下按时、按量用药，不可私自改变药物的用量和用法。为避免出现漏服现象可在家中张贴用药便利贴，或用手机设置闹钟提醒自己用药。

（3）测量血压：高血压会造成心脏承受的压力变大，要通过定期监测、控制血压避免心衰急性发作。为此患者要使用家用血压计每天测量、记录血压，若血压值波动较大，可及时咨询医生。

（4）减少感染，预防感冒：心衰患者机体抵抗力下降，并且由于肺部淤血，呼吸道感染易引发肺炎和支气管炎，要预防感冒发生。患者外出可佩戴口罩，少去人群密集地。注意保暖，平时应根据天气增减衣物，但不能穿过紧衣物、鞋袜。适当进行活动，锻炼身体。切记活动不能过度剧烈以免给心脏造成负担，使心衰加重。

（5）饮食：饮食宜清淡易消化、少盐、少糖、少油、低热量，多吃蔬菜水果。补充维生素维持机体新陈代谢。要注意适当摄入钠盐和水，钠盐潴留会导致充血性心力衰竭，饮水过多会造成水肿。限制脂肪、碳水化合物的摄入。适当控制每日的进食量，少食多餐，不可一餐过饱。若进食过多，可会导致膈肌痉挛，影响心肺功能。购买食品时尽量选择无盐、少盐食物，少吃或不吃油炸类食物。

（6）复诊：定期到医院随访复查，病情异常时立即到医院就医。若患者突然产生呼吸急促、口吐泡沫样的痰液、脸色发青发紫时，代表患者急性心衰发作，需立即拨打“120”并在医护人员指导下对患者展开急救。

第五节　杂乱无章的心跳——心律失常

1. 什么是心律失常?

心律就是心脏的节律，通俗讲就是心跳。都知道心脏由四个腔室的“一收一缩”完成全身的血液供应，但很少知道心脏的工作也需要有“电路系统”来供电，也就是医生常说的“传导系统”。这个电路的“总司令部”是窦房结（一个长在右心房附近的结构），它负责发电使电流传遍心脏各处，为心脏提供源源不断的动力。心律失常说白了就是心脏“电路系统”出问题了，于是心脏的各个部位就出现问题，比如，窦房结这个司令部被篡权，不能掌控整体系统功能；中间传导系统的电路断路了；线路连接错误了、莫名多出一条电线等，由此表现为各种各样的心律失常，出现心脏的节律紊乱，如心房颤动、房室传导阻滞、室上性心动过速等。

心律失常是一种十分常见的心脏疾患，大多数心律失常不会导致生命危险，但少数严重的心律失常因发病突然，没有及时救治而严重威胁生命，80%的心脏性猝死源于心律失常。心律失常在心脏疾病中排名第三，位居高血压、冠心病之后。近年心律失常患病率升高，它并不是心脏病患者的专利，也不是只有老年人才会得。人的一生都不可避免会发生心律失常，它针对的对象范围很广，只是严重程度不同。

2. 心律失常发生的原因

心律失常常见于已经有心脏病的患者，但也可发生于心脏正常的人。

（1）器质性心脏病：冠心病尤其是急性心肌梗死、心肌炎、心肌病、心力衰竭、风湿性心脏病等。

（2）剧烈运动：剧烈运动时交感神经张力增加，会使心率增快，房室传导改变，心肌耗氧量增加，诱发心律失常。

（3）外界不良刺激：机体突然受寒、受惊吓、神经系统受刺激都可能导致血管突然收缩，血压升高，引起心律失常。

（4）不良进食习惯：有些人在吞咽食物 3~6s 时可突发心悸、头昏甚至昏厥。有的出现心动过速、频繁早搏。有的则发生心动过缓、传导阻滞，“狼吞虎咽”时症状更明显。

（5）体位改变：可能导致心律失常，如由立位到卧位或由卧位到立位，一般较为短暂，立即做心电图检查可见图像有异常。

（6）不良情绪：愤怒、惊恐等不良情绪可通过大脑中枢神经系统，使心脏神经功能及内分泌激素释放失衡，导致心律不齐。

（7）吸烟酗酒：烟草中的多种有害物质可直接刺激植物神经，饮酒过多可加重心脏负担，增加心肌耗氧量，引起心律失常。

3. 心律失常的类型

“心律不齐”只是心律失常的一种表现类型，心率过缓或过快都属于心律失常的范畴。正常成人的心率保持在 60~100 次 / 分，成人心率每分钟低于 60 次属于缓慢性心律失常，常见的有病态窦房结综合征、房室传导阻滞等；高于 100 次属于快速性心律失常，常见的有预激综合征、阵发性室上性心动过速等。除了心率次数外，心跳的节律更是识别心律失常的重要特征。根据心脏“电路系统”功能受损的部位不同，心律失常分为多种类型，比如各类房性、室性、交界性、混合性，以及反复心律、并行心律、房室分离、心房分离等。

4. 心律失常有哪些不适？

心律失常的发病表现各异，轻度心律失常可表现为突然发生的规律或不规律的心悸、胸痛、眩晕、心前区不适感、憋闷、气急、手足发凉，有少部分患者无任何症状，仅有心电图改变或在体检、医生听诊时被发现；心功能不全的患者可出现咳嗽，呼吸困难，倦怠，乏力、水肿等。重度心律失常可发生黑朦，诱发心衰、心肌缺血甚至猝死（如室速、室颤）。其中心率极慢的完全性房室传导阻滞患者，常会由于脑血流量的减少而产生晕厥和抽搐，临床上称为阿斯综合征发作。

5. 心律失常的危害

有些心律失常即便症状严重，但对生命危害极小；而有的心律失常症状轻微，但危害极大甚至猝死。

（1）血液循环异常：心律失常发生时，心房和心室收缩顺序异常改变，使心排血量下降，导致全身各系统供血不足，引起患者心悸、胸闷、无力等症状。这对于合并心力衰竭的患者，无异于“雪上加霜”。

（2）器官缺血和功能衰竭：心律失常导致外周器官循环血管收缩，如频发早搏可使肾血流量减少，导致肾循环血管收缩，引起肾缺血甚至肾功能减退。此外，心律失常对心、脑、肾、胃肠道、肌肉和皮肤的供血功能都会产生影响。

（3）脑血流减少：对于脑循环正常的患者来说尚易于耐受，但对于脑动脉已有病变的患者，则会引起脑血管功能不全的症状和体征，如眩晕、乏力、视力模糊、偏盲、晕厥、局部麻痹或轻瘫，甚至出现抽搐、阿斯综合征和精神异常。

（4）猝死：医院发生猝死最多的原因是心律失常，其中以室性心动过速、室颤及传导阻滞引起猝死的发生率最高。

（5）焦虑、抑郁：心律失常容易导致心理疾病，尤其是有症状的心律失常患者会出现焦虑抑郁，而这些症状会加重心律失常的发生、发展，甚至会使器质性心脏病患者死亡率增加，形成恶性循环。

6. 心律失常会自行恢复吗？

心律失常的类型较多，有时去除病因或诱因后心律失常自动消失。如平时心律正常，偶尔发生几次心律失常也没有其他不适，一般通过休息、改变生活方式可自行恢复。部分人群因压力过大或者焦虑引起的心律失常，通过调整情绪和适当的休息就能够自行恢复。但如果是器质性疾病引起的心律失常则不会自行恢复，如早搏、窦性心动过速、房颤、室颤等，这些需通过药物，或者进行射频消融手术等治疗才能缓解或消失，其中室颤是较为凶险的心律失常，需立即抢救。

7. 心律失常症状的治疗

心律失常的病因和表现不同，是否需要治疗要看具体情况。由于精神紧张、过度劳累引发的早搏，可能就不需要药物干预，通过休息或非药物方法的调整就能治疗。但是，如果出现头晕、心悸甚至昏倒等症状，以及一些比较严重的心律失常，就需要及时进行治疗。

（1）非药物治疗：包括压迫眼球、按摩颈动脉窦、捏鼻用力呼气和屏气等刺激迷走神经的方法，还可用电复律、电除颤。

（2）手术治疗：

①器械置入：包括心脏起搏器治疗和置入型心律转复除颤器（ICD），通过发放电脉冲和电击心脏达到治疗目的。

②导管消融治疗：阻断引起心动过速的折返环路，消除异位兴奋灶。

③其他：通过外科手术切除异位兴奋灶或心动过速生成，根治某些心律失常。

④药物治疗：根据药物对心脏的不同作用原理将抗心律失常药物分为以下四类：

Ⅰ类（钠通道阻滞药），又分为 A、B、C 三个亚类。Ⅰ A 类可适度阻滞钠通道，有奎尼丁等；Ⅰ B 类可轻度阻滞钠通道，有利多卡因等；Ⅰ C 类可明显阻滞钠通道，有普罗帕酮等。

Ⅱ类（β 肾上腺素受体阻断药），代表性药物为普萘洛尔。

Ⅲ类是选择性延长复极过程的药物，有胺碘酮等。

Ⅳ类（钙通道阻滞剂），代表性药有维拉帕米。

8. 心律失常的预防

（1）预防诱因：常见诱因有吸烟、酗酒、过劳、紧张、激动、暴饮暴食，感冒，高盐，低血钾等。控制各种危险因素，如高血压、高血脂、糖尿病等，控制和预防风湿活动，戒烟酒，不饮浓茶、咖啡。避免受凉、细菌感染等，积极预防和治疗引起心律失常的基础疾病。

（2）合理用药：心律失常治疗中强调个体化用药，而有些患者接收病友的建议而自行改药、改量，这样做是危险的。患者必须按要求服药，并注意用药后的反应。

（3）饮食应以易消化、清淡、营养丰富为主，遵循少食多餐、低盐低脂、多种维生素、定时定量原则，进食纤维素丰富的食物，保持大便通畅。

（4）适当体育锻炼，保持体重。切勿过劳、熬夜等；按时睡觉、起床，保证充足睡眠，劳逸结合。保持平和、稳定的情绪，精神上不过度紧张。

（5）定期门诊随访，检测心电图，学会自测脉搏，自我监测病情，家属学会心肺复苏术，以备应急。

（6）安装起搏器者，外出时随身携带诊断卡，注明姓名、家庭住址、电话号码、起搏器型号，以备急用。

（颜琼）

第五章

扰乱生活的消化系统疾病

导语

“民以食为天”。我们的生活从来都离不开衣食住行，而“食”扮演着至关重要的角色。“人是铁饭是钢，一顿不吃饿得慌”说明了这一点。尤其是美味佳肴，让当代青年人中被称为“吃货”的人垂涎欲滴。在品尝美食的过程中，品尝者想到的只是色香味美、甜酸麻辣，没有去想想：我的胃是否受得了。牙好不见得胃就好，胃肠道一旦有疾病就扰乱了一个人乃至一个家庭的正常生活。悄悄地告诉你，有一种胃病是会传染的！

第一节　消化性溃疡病

1. 简单地认识：消化性溃疡、胃溃疡、十二指肠溃疡

溃疡是什么样子？是什么味道？凡是患过口腔溃疡的都有疼痛的感受。那个样子就叫做溃疡。消化性溃疡，则是因为产生于消化道。因此而命名为消化道溃疡，外表也和口腔溃疡很像，创面呈白色圆形，大小不一。

消化性溃疡主要发生于胃和十二指肠。食物经食道到达了胃。往下就是十二指肠了。胃的外形像一个口袋一样装纳我们吃下的食物，食物

经过胃消化之后就进入我们俗称的“肠子”，人的“肠子”包括小肠和大肠，全部加起来的长度大概有6.5~8.5m。十二指肠就是与胃连接的第一段小肠，它的长度大概是十二个指头并在一起的宽度，因此叫做十二指肠。简单地说：胃加溃疡，称胃溃疡；十二指肠加溃疡，称十二指肠溃疡。

胃溃疡与十二指肠溃疡的鉴别

鉴别项目	胃溃疡	十二指肠溃疡
胃酸分泌	正常或降低	增多
发病机制	主要是抵抗力减弱	主要是破坏力增强
发病年龄	中老年	青壮年
幽门螺旋杆菌检出率	80%~90%	90%~100%
疼痛特点	餐后1h疼痛—餐前缓解—进食后1h再痛	餐前痛—进食后缓解—餐后2~4h再痛—进食后缓解，午夜痛多见

2. 容易得消化性溃疡的人

每个人都可能会得消化性溃疡。这句话让人很失望，全世界每100个人就大约有一个人得过这个病。那就好好地做99%的那一群吧。

与生活中不良的饮食习惯有很大关系，经常暴饮暴食，饮食不规律，喜欢吃一些火锅、麻辣烫、冰棍等辛辣、刺激、过冷过热的食物，喜好烟酒、饮料，产生过多消化液持续刺激胃肠道内这层脆弱的表皮，那么它就会抵挡不住这些刺激，开始受伤，形成溃疡。与治病服药有关，长期吃阿司匹林、布洛芬等伤胃的药的人群；与有消化性溃疡家族史的以及精神压力较大的人群有关。与季节有关，秋冬和冬春之交是本病的高发期，天气冷会刺激产生消化液，与不喜欢运动有关。

胃溃疡与十二指肠溃疡相比，患十二指肠溃疡的人会更多一些，大约是胃溃疡的3倍。十二指肠溃疡多见于青壮年，胃溃疡多见于中老年。两种溃疡男性患病较女性多。

3. 消化道溃疡与幽门螺旋杆菌

越来越多的患者都知道，有一种名叫幽门螺旋杆菌的细菌与消化性疾病，口臭都与它的感染有相关性，它是导致许多胃肠病的罪魁祸首，比如：胃炎、肠炎、甚至胃癌。患有胃溃疡，可能伴有幽门螺杆菌感染，

有幽门螺杆菌感染，不一定会导致胃溃疡。胃溃疡一般分为良性溃疡和恶性溃疡，需要在胃镜下，取活检进行病理检查，区别良恶性。

幽门螺杆菌是导致一系列胃部疾病的细菌，比如慢性胃炎、萎缩性胃炎、胃溃疡、十二指肠溃疡以及胃部肿瘤等。发现有幽门螺杆菌感染，应及时根治，可以有效预防胃溃疡及其他胃病的发病。

4. 消化性溃疡会有什不舒服的表现

最常见和典型的就是肚子痛，疼痛位置一般在肚脐以上，胃溃疡有时会偏左一点，十二指肠溃疡会偏右一点。疼痛的感觉因人而异，可能会有被钝物敲打的疼痛感，或者胀痛、剧痛、烧心感、饥饿痛。溃疡疼痛与饮食之间的关系具有明显规律性，十二指肠溃疡表现为空腹痛即餐后 2~4h 或（及）午夜时分疼痛。胃溃疡则常在餐后 1h 内发生，经 1~2h 后逐渐缓解，直至下餐进食后再复出现上述节律，午夜痛也可发生，但较十二指肠溃疡少见。

除了典型的腹痛症状外，会有口水变多、经常打嗝、恶心、呕吐、反酸、烧心等胃肠道反应，还可导致失眠、脉搏减慢、多汗等。食欲多保持正常，但有些人尤其是儿童因进食后疼痛发作而害怕，以致体重减轻，此时父母应该给儿童心理安慰，鼓励进食，可做一些温凉的流质饮食，如：面条、炖蛋汤、肉饼汤等，以免营养不良。久而久之，疼痛加剧，可能发生胃出血、胃或肠穿孔、幽门梗阻、癌变等并发症。

5. 怎么判断是否得患了消化道溃疡？轻度不适疡可以不治疗吗？

胃肠镜和胃肠黏膜活检是诊断消化性溃疡的首选和主要方法。胃镜就是直接从嘴巴插入一根带内视镜的管子，肠镜则由肛门插入，直接就能看到胃肠黏膜有没有溃疡。活检就是取胃肠部发生溃疡的一部分组织下来单独检查，能确定溃疡的严重程度及良性恶性。另一种检查方式 X 线钡餐适用于不能做或不想做胃镜检查的人，通过 X 线照射直接观察胃肠道的影像，但是它不够直观准确，很难查看到微小病变，而且不能直接做切片，如果想做活检就需要再做一次胃肠镜，所以一般不作为首选。另外，常规情况下还需要做幽门螺旋杆菌的检测。

很多人认为消化性溃疡不是什么大病，吃点胃药就能缓解，没有必要去医院，虽然消化性溃疡有时确实会自行痊愈，但若未接受治疗，很容易复发，所以应及时接受正规治疗。一旦发现有持续上腹痛、腹胀、反酸、烧心等症状且一周未缓解，黑便、呕咖啡色或血样内容物或无诱因短期内体重明显减轻应及时前往医院的消化科就诊。就诊前清淡饮食或禁食禁饮，避免剧烈运动，注意休息，停止服用损伤胃黏膜的药物，同时未经医生允许，勿擅自服用自认为的一些“胃药”。

一般症状比较轻的溃疡，按医嘱服用药物，保持健康的生活和饮食习惯，勤锻炼，恢复较快。一些慢性溃疡，严重者需住院治疗，根据医师给出的治疗方案进行治疗。

药物主要使用的是一些消炎、护胃、提高黏膜保护力方面的药，主要是为了减少消化液产生和刺激、提高胃肠道黏膜抵抗力、根除幽门螺旋杆菌。常规用药是用一种护胃药加两种消炎药和一种提高黏膜保护力的药一起吃，联合用药，疗程为10~14天。但须注意的是，具体治疗方案应根据自身情况而定，在专业机构听医生的医嘱服药，切不可凭经验私自服药。治疗溃疡使用的药物在服用时间上有许多注意事项，且有许多服用禁忌和一定的副作用，副作用因人而异，如头晕、食欲不振等，所以一定要严格遵医嘱用药，并注意观察药效及不良反应，不良反应严重者应告知医生，遵医嘱停药或改用其他药物。且根除幽门螺旋杆菌感染并不容易，不按疗程服药不仅影响病情，还容易导致细菌耐药，药物失去效果。

溃疡期间要学会观察病情变化，如有疼痛加重、解黑便、呕血等情况请及时就医，遵医嘱定期复查。宜选择营养丰富易消化的食物，少食多餐，每天进食4~5次；避免进食一些坚果、菠菜等坚硬或高纤维食物，以免增加胃肠蠕动加重溃疡；避免餐间进食和睡前进食，使胃酸规律分泌。一旦症状得到缓解，应尽快恢复正常饮食规律。

6. 如何预防消化性溃疡？

饮食和生活上注意点：

避免幽门螺旋杆菌感染。消化性溃疡的主要病因就是幽门螺旋杆菌感染，所以此步尤为关键。幽门螺旋杆菌的主要感染途径是经口传播因此，平时需要避免食用不洁食物，不喝生水；在生活方式方面，尽量实行分餐，避免共用餐具、水杯、牙具等。

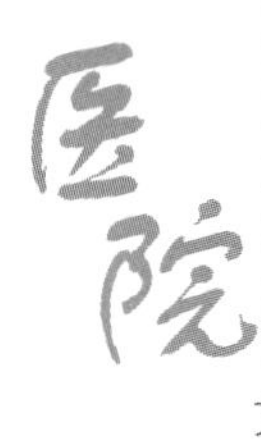

避免饮食不规律，切忌饱一餐饿一餐，过饱或饥饿，应细嚼慢咽，避免急食，避免食用纤维过粗的蔬菜和加工粗糙的食品，并避免饮用咖啡、浓茶、浓肉汤和食用刺激辛辣生冷食物。

避免长期服用一些如阿司匹林、布洛芬等伤胃的药物，如果因为病情原因必须服用此类药物，询问医生有无可以替代的药物或者在服用时加服一些护胃药，并注意是否有不适反应。

避免精神紧张，长时间精神紧张焦虑或者情绪激动不利于食物的消化。因此，生活中保持开朗、乐观的心态，生活规律、劳逸结合，保持轻松愉快的心境，是预防溃疡病的关键。

养成良好的生活习惯，戒烟戒酒，平时保持运动的好习惯，坚持锻炼身体，提高免疫力，可以多做一些有氧运动，如游泳、慢跑、打太极拳等。

重要提醒：消化性溃疡，一般不会传染。对于幽门螺旋杆菌引起的消化性溃疡来说，可能会存在一定的感染概率。但这种感染，并不是直接传染了对方的消化性溃疡，而是感染了对方的幽门螺旋杆菌。有些人感染了幽门螺旋杆菌并不致病，或者是导致慢性胃炎等其他消化性疾病，所以说消化性溃疡会传染并不严谨可靠。

消化性溃疡不属于遗传性疾病，但研究发现，此病具有家族聚集现象，胃溃疡以及十二指肠溃疡患者的家属中本病发病率高于一般人群，所以消化性溃疡本身不会遗传，但是对于有消化性溃疡家族史的，有一定的遗传概率。

7. 消化性溃疡的预后如何？可以根治吗？多久复查？

消化性溃疡可以治好，但是复发率比较高，且病程较长，可达数年或数十年。过去常有“一日溃疡、终生溃疡”“溃疡不得不知道，得了忘不掉”等说法，也反映了溃疡反复发作、久治难愈的特点。

消化性溃疡因为受饮食因素、季节因素、精神因素、环境因素、体质因素、药物等诸多因素所影响，所以为降低复发率，除了药物治疗外，日常生活也应注意纠正饮食习惯，避免过度劳累和精神紧张，慎用对胃肠黏膜有损伤的药物等。一些人待病情缓解或无明显症状后便不遵循医嘱自行停药，而实际上溃疡面并未完全愈合，当遇到刺激因素便会复发。

因此，足疗程的用药对于消化道溃疡的治疗和复查很关键。

8. 说一说知而不晓的胃肠镜

（1）适用人群：40 岁以上的人做癌症筛查，如果有胃部不适，建议 1~2 年做一次胃镜，5 年做一次肠镜，这样可以更早发现问题，解决问题，避免出现恶性的病变。

检查前一天不可吸烟，请您不要开车来院，要有成人家属陪伴守候，若有假牙，术前需取下假牙，22 点以后禁食，0 点以后禁饮，如果禁食禁饮期间出现头晕，心慌，出冷汗等低血糖现象，可以自行含服硬糖。

（2）胃镜后注意事项

胃镜检查过程中为更清楚地观察到黏膜病变，需向胃内注入气体，检查后可能会有轻微腹胀，腹痛，这也不用太过于担心，待积气排出后症状会自行消失。

检查结束后，无特殊情况，当日可进食少渣、软质食物，次日可恢复正常饮食。若行组织病理活检的患者，禁食 2h，之后进食温凉，软质食物，次日可恢复正常饮食。胃镜报告单下方会有建议，具体情况可参照报告单指导建议。若出现剧烈腹痛，腹胀，呕血，黑便等情况，请您及时入院就诊。

（3）肠镜检查后注意事项

肠镜检查过程中需向肠腔注入气体，检查结束后如有轻微腹痛，腹胀的情况，请多走动并轻轻按摩腹部，待肠道内气体排出后症状就会消失。检查结束后无特殊情况，当日宜进食少渣，软质食物，次日可恢复正常饮食。

若行肠息肉切除或其他肠道治疗的患者，通常需进食一周，流质，半流质饮食一周，卧床休息一周，禁止剧烈活动，具体情况可参照肠镜检查报告单上的指导建议，若持续剧烈腹胀，腹痛或有便血情况，请及时来院就医。

无痛胃镜和无痛肠镜检查结束后当天禁止开车，禁止从事高空作业等精细的工作。

若行组织病理活检或息肉切除的患者，您需要在检查手术结束后至收费处缴纳该部分的费用，检查结束后 30~60min 左右，可以凭就诊卡及缴费单到消化内镜中心取报告处领取胃、肠镜检查报告单。病理报告单请于7个工作日后在门诊1楼自助取报告机打印报告，关注南昌大学第一附属医院微信公众号，7个工作日内会自动推送通知，点击即可查看。

（4）如何预防胃息肉?

①经常吃高脂肪，高蛋白类食物会影响胃的蠕动功能，在消化的时候会产生相应的毒素，有可能会加大产生胃息肉的可能。

②应该多吃新鲜蔬菜水果，吃含膳食纤维丰富的食物，因为这样能够减少毒素的存留时间，因此能够减少胃息肉的发病几率，少食多餐，避免暴饮暴食，忌食生硬，生冷，辛辣等刺激食物。

③戒烟戒酒

除了饮食方面，还应养成良好的生活习惯，经常多运动，脑力劳动和体力劳动相结合，这样可以增强免疫力，劳逸结合，除此之外，一个良好，积极，乐观的心态也很重要，若发现有息肉的产生，切莫慌张，积极治疗，对症治疗即可。

（5）为什么要做肠镜呢?

①发现一例早癌，拯救一条生命，挽救一个家庭，在肿瘤防治中心至关重要，呼吁大家爱护肠道，保护肠道。

②肠镜检查是结直肠癌筛查的金标准，肠道生病了，隔着肚皮，人眼是无法直接看到，那么我们该怎么办呢，别急，那就借助工具肠镜来进行检查吧，肠镜相当于手电筒一样的光，通过这个光可以把肠道看得清清楚楚帮助诊断肠道疾病。

③可以做肠道方面相应的治疗。

（6）如何预防肠息肉?

①不要过多吃腌制，熏制，辛辣，生冷刺激性食物，不能吃过期，变质等食物，多吃新鲜青菜水果。

②养成良好的生活习惯，烟和酒是酸性物质，长期吸烟喝酒的人，极易导致酸性体质，所以需要戒烟戒酒。

③养成良好的作息习惯，生活要规律，尽量不熬夜，熬夜太伤身体了，也会增加肠息肉的风险，特别是对于现在的年轻人来说，改变不良生活习惯很重要。

④保持良好的心态对肠息肉来说也很重要，坚持运动，加强体育锻炼，运动也促进大肠蠕动，也能预防便秘，劳逸结合能加强身体免疫力，积极应对压力，不要过度疲劳，压力过大可使免疫力下降，从而增加患病概率。

第二节 “无胆”、“有胆”识英雄

有关胆的那些事儿

（1）胆在身体的哪里？人体的胆叫胆囊，位于肝脏下面，正常胆囊长约 8~12cm，宽 3~5cm，容量约为 30~60ml。有储存胆汁、浓缩胆汁、分泌黏液的功能。有人说胆与胆量有关，胆切除后，胆量就变小，这是无科学依据可言，胆量是心理素质。胆囊是消化功能。那么，切除胆囊会影响消化功能吗？这种忧虑有道理的。但忧虑并不完全正确，因为胆囊并不是身体中不可缺少的脏器，不少高等动物，如马、鹿、象、鲸等，天生就没有胆囊，它们的生活与一些有胆囊的动物没有很大区别。有少数人，由于胆囊的胚胎发育异常，生下来就没有胆囊，但他们照样过着与正常人一样的生活。当然，做了胆囊手术后身体的恢复及补偿功能的建立要有一个过程，动物脂肪和鸡蛋的摄入量不宜太多，食物中脂肪含量也应逐渐增加，使身体有一个逐渐适应过程。

（2）胆囊结石究竟是什么病？

①胆囊结石是指发生在胆囊内的结石所引起的疾病，是一种常见病。随年龄增长，发病率也逐渐升高，胆囊结石主要见于成人，女性多于男性，40 岁后发病率随年龄增长而增高。

②主要症状表现为腹痛、发热、寒战、黄疸。表现为皮肤、巩膜明显黄染，部分患者小便颜色明显加深呈茶色。其中，多数病人仅在进食过量、吃高脂食物、工作紧张或休息不好时感到上腹部或右上腹隐痛，或者有饱胀不适、嗳气、呃逆等，易被误诊为“胃病”。

肥胖是胆囊胆固醇结石发病的一个重要危险因素，肥胖人发病率为正常体重人群的 3 倍。

③与饮食因素：饮食习惯是影响胆石形成的主要因素，进食低纤维、高热卡食物者胆囊结石的发病率明显增高。

其他因素：某些药物可以导致胆囊结石的形成，但如果用药时间短，结石可以消失；快速体重丧失（>1.5kg/wk），例如不合理的减肥方法，可以导致胆囊结石的形成；代谢综合征如糖尿病、高脂血症患者，胆囊结石的发病率是升高的；还有一些特殊疾病，例如甲状旁腺疾病导致的钙磷代谢异常等等也可以引起胆囊结石的发病。

④治疗：首选腹腔镜胆囊切除治疗，比经典的开腹胆囊切除损伤小，疗效确切。无症状的胆囊结石一般不需积极手术治疗，可观察和随诊。

⑤ ERCP（经内镜逆行胰胆管造影）是在电子十二指肠镜下由口腔经十二指肠乳头插管注入照影剂，从而逆行显示胰胆管的造影技术，是国际公认的胰胆管疾病诊断金标准，是确诊胆管结石的最佳方法。ERCP+EST 微创取石术经十二指肠镜逆行胆胰管造影（ERCP）和在 ERCP 基础上的内镜下乳头括约肌切开术（EST）、内镜下乳头柱状气囊扩张术（EPBD）配合取石网篮、取石气囊或紧急碎石器取石术在临床得到广泛应用，为胆道结石的治疗打开了大门，亦为胆管结石患者带来了福音。

（3）胆结石预防：

①按时合理早餐；日常注意多饮水，每天给自己定下饮水目标。

②规律三餐，每餐应七八分饱，特别是晚餐，严禁暴饮暴食，保持体重在理想范围内。

③多进食高纤维饮食，减少高热量食物的摄入，避免食用高脂肪食物，减少食用高蛋白食物，如动物内脏等。

④避免不合理的快速减肥。

⑤心情舒畅，适时缓解压力。积极锻炼，控制体重。

⑥当出现急性胆绞痛时，应尽快就医，不可自行服用止痛药掩盖病情，治疗不及时易引起感染性休克、胆源性胰腺炎等更为严重的并发症。

⑦早期筛查 体检时常规包含腹部超声，可筛查胆结石。无症状者建议每半年到一年复查一次 B 超。若胆绞痛反复发作，应尽早手术治疗。

（4）胆囊炎是怎么引起?

胆囊结石是引起胆囊炎常见，是胆道系统的常见病。胆道蛔虫、细菌感染、糖尿病、老年性血管病变也可影响胆囊运动，也容易引起胆囊炎。胆囊炎分为急性胆囊炎和慢性胆囊炎。

胆囊结石、胆囊排泌障碍、感染、刺激、血管因素、急性胆囊炎的延续均可致慢性胆囊炎。

急性胆囊炎是由于胆囊管阻塞和细菌侵袭而引起的胆囊炎症。主要会出现疼痛、恶心呕吐、畏寒发热及黄疸等症状。慢性胆囊炎是最常见的一种胆囊疾病，病人一般同时有胆结石，但无结石的慢性胆囊炎病人在我国也不少见。临床表现多不典型、不明显，一般表现为反复发作性上腹或右上腹不适、持续性右上腹钝痛或右肩胛区疼痛。

（5）急性胆囊炎如何治疗与预防

治疗：

①胆囊结石的患者应尽早行溶石治疗或手术切除胆囊；

②早期急性胆囊炎患者应禁食、胃肠减压，纠正水、电解质异常，给予抗生素治疗。

预防：

①注意饮食，食物以清淡为宜，少食油腻和炸烤食物；

②保持大便畅通；

③要改变静坐生活方式，多走动，多运动；

④要做到心胸宽阔，心情舒畅。长期心情不畅的人易引发或加重此病。

慢性胆囊炎多数患者是可治愈的。感染引起的慢性胆囊炎，控制感染源，多数可痊愈。结石引起的胆囊炎，可保胆取石治疗，也可把胆囊和结石摘除治疗，两种方法都可治愈。不是感染和结石引起的且没有恶变的慢性胆囊炎，应调节饮食，改善生活习惯，应用清肝利胆的中成药，可使慢性胆囊炎不发作、不引起症状。

（6）慢性胆囊炎的预防

①清淡饮食、荤素搭配，少食多餐，忌暴饮暴食。多摄入瘦肉、鱼肉、鸡肉等优质蛋白质，少摄入富含脂肪、刺激性、油腻食物。不建议吃辣椒、洋葱、蒜或产气多的食物；

②建议适当运动、劳逸结合，避免熬夜，禁烟禁酒，不要久坐、静止的人。

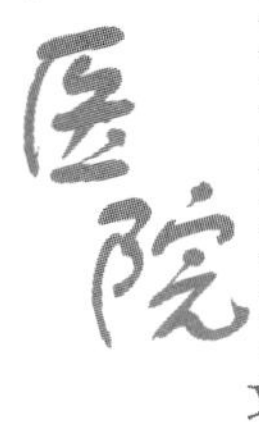

提醒：

胆囊炎的诱发因素：高脂肪饮食。不吃早饭。长期不吃早餐会使胆汁浓度增加，有利于细菌繁殖，容易促进胆结石的形成。

第三节　不可掉以轻心的胰腺炎

胰腺炎是不是只是一个小小的炎症。重症急性胰腺炎（SAP）是临床上最常见的急性重症疾病之一。研究证实，重症急性胰腺炎病死率在10%~85%之间，死亡多发生于病程早期。很多患者对这种病十分陌生，其实，它就在每个人的身边。胆石症是我国急性胰腺炎的主要病因，其次是酒精性胰腺炎。

急性胆源性胰腺炎诊断和处理时机至关重要，尤其应注意胆道微结石。生活水平在提高、饮食结构在改变，高甘油三酯血症性急性胰腺炎日渐增多，并呈年轻化、重症化态势，有超越酒精性胰腺炎成为第二大病因的趋势。告慰大家一句：胰腺炎大部分是可以预防的。接下来我们一起认识胰腺炎，预防胰腺炎。

（1）常见症状：腹痛、腹胀、恶心、呕吐、发热等症状。（其中腹痛是胰腺炎最常见的首发症状，常位于中上腹，向腰背部呈带状放射，取弯腰抱膝位可减轻，进食后加剧痛、阵发性加重，不易被止痛药缓解。）

（2）常见病因：胆道疾病、酗酒和暴饮暴食、手术与外伤、感染。

如何进行预防？

（1）生命在于运动，常做有氧运动，远离疾病。每天适当的运动对一个人的身体健康来说很重要，可以增强人体免疫力，还可以保持体型。但运动适当就好，不要过量。（有氧运动包括：步行、慢跑、走跑交替、广播体操、太极拳、上下楼梯、游泳、骑自行车、跳绳、划船、滑冰、滑雪、球类运动等）

（2）饮食方面食用少油、少糖、少盐、口味比较清淡的饮食，少吃高脂食物，比如肥肉、黄油、奶油、内脏、动物脑、鱼子、动物油及油炸食品，少吃罐头类食品。还需注意少喝加糖或带有色素的饮料。

提醒：①开胃食物山楂，柑橘，橙汁等都有解油腻，消积食，止咳醒酒的作用；苹果，香蕉，木瓜等水果对解腻促消化也有一定的作用。

②萝卜，洋葱等富含膳食纤维的水果蔬菜能有效促进胃肠蠕动，解腻开胃，缓解胃部不适，减少油腻感，降低胆固醇的摄入率。③饭后 1h 喝点大麦茶或者绿茶，能促进胃肠蠕动，减少油腻之物在胃中的停留时间。

第四节　渐行渐远的肝硬化

（1）肝硬化顾名思义是肝脏出了问题，那这个问题是发硬。也就是肝脏渐渐地失去了其作用，肝硬化是临床常见的慢性进行性肝病，由一种或多种病因长期或反复作用形成的弥漫性肝损害，简单的理解就是肝受到了伤害，不能再充分发挥它的作用，从而使得身体各个部位发生问题。它的病因分别有病毒性肝炎；酒精性肝病；非酒精性脂肪性肝病；长期胆汁淤积；药物或毒物；肝脏血液循环障碍；遗传和代谢性疾病；免疫紊乱；寄生虫感染；病因不明确，有一类肝硬化患者，其病史不详、无法明确病因，临床上常称为隐源性肝硬化，占比 5%~10% 左右肝脏在人体中作用太大了，是消毒站、是化工厂。它处在人体右上腹的位置。它有代谢维生素、激素甚至参与水的代谢功能，它有调节酸碱平衡及矿物质代谢的作用，是重要的热能供给器官；还有分泌和排泄胆汁的功能；解毒功能非常多，对人体有着至关重要的作用，所以爱护肝脏要记在心中。

（2）肝硬化的原因很多 . 病毒性肝炎是中国人最常见的肝硬化的原因。研究表明，乙肝和丙肝是导致肝硬化的独立危险因素，我们可以通过接种疫苗预防肝炎，定期检查早期发现肝炎，对于有肝炎的人群，也可以口服抗病毒药物，尽量控制肝炎向肝硬化发展。预防肝硬化的方法有以下几种：

①在我国肝硬化多由病毒性肝炎转变而来，因此，预防肝炎尤为重要。应该注意个人卫生，尽量少地使用血制品或者输血，患病时在正规医院就诊。

②调节情绪，消除思想负担，能够促进肝气运行，进而防治各种肝脏疾病。

③大量饮酒也是导致肝硬化的一个重要原因，要尽量避免过度饮酒，从而减少酒精性脂肪肝和肝硬化的发生。

④健康饮食，控制体重，因为肥胖导致的非酒精性脂肪肝也是导致

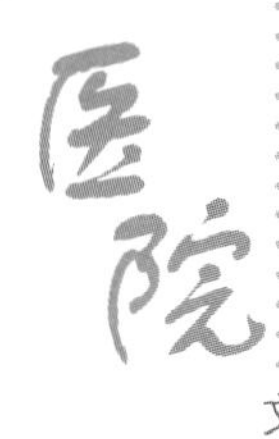

肝硬化的一个重要原因。

⑤使用养肝护肝的药物，如肝泰乐、维生素 C、护肝片、联苯双酯等药物。

⑥运动，缓解压力，保持健康的体重。

⑦肝硬化的病人饮食上采取清淡的，优质蛋白，进食软食或者半流质饮食。因为在肝硬化失代偿期，往往会引起食管胃底静脉曲张出血，如果进食坚硬的食物，会引起食管静脉曲张破裂出血。比如曾经有过食坚果的患者致胃血管破裂，抢救，行胃切除，方救活。肝硬化病人，因为肝功能减退，会出现低蛋白血症，肝功能异常，在进食油腻食物时，不容易出现消化吸收，会出现腹泻症状。肝硬化病人在进食大量的肉类，会引起肝性脑病，所以在进食含有蛋白质的食物时需要少量优质蛋白为主。所以，患了肝硬化的患者要注意积极治疗。好好休息，精选饮食。

（公悦　王平红）

第六章
骨科疾病与甲沟炎的家庭预防

导语

运动系统由骨、骨连结和骨骼肌三部分组成。骨骼是运动的杠杆，肌肉是运动的动力，关节是枢纽。它们除了起运动作用外，还具有支撑体重、保持体形、保护内脏等重要作用。骨、骨连结和骨骼肌任一部分出现问题或三者之间衔接不协调，是运动系统慢性疾病发生的主要原因。

50 岁以上女性椎体骨折患病率约为 15%。50 岁以后椎体骨折的患病率随增龄而渐增，80 岁以上女性椎体骨折患病率可高达 36.6%。运动系统疾病严重危害人体健康，影响生活质量。以骨质疏松症为例，早期流行病学调查显示：我国 50 岁以上人群骨质疏松症患病率女性为 20.7%，男性为 14.4%；60 岁以上人群骨质疏松症患病率明显增高，女性尤为突出。

第一节　常见运动系统疾病的早期筛查

运动系统疾病常常得不到大家的重视，被发现时有相当大的比例已到中晚期，严重影响生活质量。虽然筛查技术和手段已经趋于成熟，但覆盖面较小、未纳入基本公共卫生服务体系，使得运动系统疾病早诊早治工作与西方发达国家相比还有相当大的差距。随着我国人口老龄化的加剧和生活方式的改变，运动系统疾病的发病率呈逐年上升趋势，尤其是运动系统的退行性病变和代谢性骨病。

常见运动系统疾病筛查的技术与方法：

（1）体格检查：体格检查是临床上最基本、最重要的检查方法之一。临床医生需要结合防史体格检查和其他辅助检查结果进行综合判断，指导疾病的诊断和治疗。体格检查的基本内容主要包括：视诊、触诊、叩诊、动诊、量诊和神经系统检查。

（2）影像学检查：影像学检查方法有 X 线检查、CT、MRI、超声、骨密度检查和核素检查等。尽管各种成像技术的原理和方法不同，但都主要是通过检查获取的影像来显示人体内部组织器官的形态和生理功能状况，以及疾病所造成的病理改变，达到疾病筛查和诊断的目的。综合运用各种影像检查技术，多数病变可作出正确的诊断。

（3）电生理学检查：在运动系统疾病筛查和诊断中较常用的是体表电号记录。当电极和体表接触后，可以测到一种微弱的电信号，这种电信号是由机体内部的电活动产生后传导到体表所产生。

（4）完善相关检查：对于风险较高的人群，建议转诊到二、三级医疗机构，由医生进行相应的问诊及体格检查，进行综合评估，根据评估结果开具运动系统疾病相关检查（如 X 片、CT、MI、避共振），进一步验证以确诊。

第二节　常见骨科疾病的运动干预

运动干预是健康管理干预技能的重要部分，目的在于增进或维持身体素质、改善疾病预后、促进健康状况的一个或多个方面。

（1）按健康功能目标运动可以分为：

①减脂运动：通过运动刺激身体能量代谢供能底物结构比例，让脂肪供能比大于 90% 并持续一段时间的运动。

②增肌运动：通过运动刺激达到身体肌肉细胞增生或肥大、肌肉成分比例增加的运动。

③降糖运动：通过运动刺激提升肌肉供氧能力、有效改善肌肉糖代谢、改善胰岛素抵抗的运动。

④降血压运动：通过运动刺激改善血管反应能力、降低血管总外周

阻力、降低血压的运动。

⑤家居功能运动：把日常工作及生活的动作设计为有目的锻炼核心肌群、平衡稳定和拉伸关节韧带，达到延缓身体机能衰退的运动。

（2）急性运动损伤的处理方法

①保护：保护受伤的部位，固定受伤部位，以免加重其伤害程度。

②最佳负荷：应该用一种平衡的、递增负荷的康复运动方案来取代休息。

③冷敷：冷敷既可以减轻疼痛和痉挛，也可以减轻受伤后4~6h内所产生的肿胀。

④加压包扎：如果有出血不能止血，就需要加压包扎。

⑤抬高患肢：是把患部抬高到比心脏高的位置，不仅可以减轻通向损伤部位的血液及体液的压力来促进静脉的回流，患部的肿胀及淤血也会因此而得到相应的减轻。

⑥物理干预：在物理干预师的指导下，使用无热量的超声波等物理干预仪器，对于局部挫伤的软组织和韧带有消肿、促愈合的作用。除此之外，也能用肌内效贴（简称肌贴）的爪形贴法，来干预损伤局部软组织水肿。

⑦药物干预：在医生的指导下，使用非甾体类抗炎药物。

（3）消除运动性疲劳的常用方法

消除运动性疲劳分主动和被动两种方法。主动方法主要包括通过自身心理疏导、拉伸、瑜伽等进行身心整体缓解；被动方法主要通过物理方法温水浴、针灸、拔罐等。

（闵燕）

第三节 患了甲沟炎的脚

“甲沟炎不是病，走一步真要命”。

甲沟炎是一种累及甲周围皮肤皱襞的炎症反应，表现为急性或慢性化脓性、触痛性和疼痛性甲周组织肿胀，由甲皱襞脓肿引起。甲沟炎以第一足趾发生嵌甲最为常见，常反复发作。甲沟炎分为急性甲沟炎，慢性甲沟炎，化脓性甲沟炎，单纯性甲沟炎，嵌甲性甲沟炎，外伤诱发的甲沟炎。急性甲沟炎主要是由金黄色葡萄球菌所引起，少数病例为白色念珠菌造成；初期症状为（指）趾甲局部红肿，轻触红肿部分即会产生刺痛，约数天后开始化脓。

1. 引起甲沟炎的原因

（1）遗传因素；

（2）机械性损伤：挤、压、碰、撞等；

（3）畸形趾甲：灰趾甲、肉包趾甲；

（4）穿鞋不适、修剪趾甲不当。

易发生甲沟炎的人群

（1）常穿尖足高跟鞋；

（2）美甲引起损伤；

（3）指甲修剪不当；

（4）嵌甲；

（5）运动过量、鞋不合脚；

（6）糖尿病足、拇外翻患者。

中青年活动多，脚部受外伤的概率高，有中青年喜欢自己修剪（指）趾甲，喜欢撕扯（指）趾甲，容易导致（指）趾甲断在甲根部，导致发炎红肿，长期不当修剪，撕扯（指）趾甲，使甲床变小，（指）趾甲变形。

2. 急性甲沟炎的治疗

急性甲沟炎要依据严重程度来选择治疗方法。轻度患者（没有出现明显的红肿和渗出）可以外涂碘伏溶液或者百多邦等药物进行治疗。同时，尽量不要按压疼痛的地方。中度患者（只有轻微红肿）可以选择温盐水泡脚。重度患者（局部红肿严重，甚至是有液体渗出）就需要尽早去医院检查治疗，在局部麻醉下切除部分指甲，然后再清除感染坏死的组织，后期还需要进行高渗盐水规律换药（术后隔天一次，第五天一次）。在治疗期间，局部尽量不要沾水，以防止再次出现感染。

备注：温盐水泡脚浓度为 5% 盐水，温度为 30~33℃，时间为两次 / 天，每次 5min。

3. 甲沟炎的预防

（1）正确修剪指（趾）甲：长度平齐或稍超过甲床，当指（趾）甲板长度超过甲床 3mm 以上时可适当修剪、打磨，但不能短于甲床，尤其是指（趾）甲板端部两侧角区不能修剪太多。

（2）如修甲不当造成损伤，及时就医或向医务人员咨询，在医务人员指导下及时处理指（趾）甲外伤及感染灶。

（3）不随便挖甲沟、拔倒刺。甲周围有倒刺时，用指甲剪齐根剪掉，不要用手撕扯。

（4）防患于未然。木刺、竹刺、缝衣针、鱼骨刺等是日常生活中最易刺伤甲沟的异物，参加劳动或忙于家务时，应格外小心。

（5）选择大小合适、轻便舒适的鞋子，保护脚的干燥，预防灰指甲。

（6）局部出现红、肿、痛、化脓或渗液、渗血及时就诊。

（7）足部或手部真菌感染的患者应及时治疗，避免诱发甲沟炎。

（8）尽量不做美甲，因为美甲过程中整理甲上皮、把甲上皮推后等操作常引起甲上皮损伤。

（谢艳娇）

第四节　警惕骨肿瘤

骨肿瘤的八大早期信号：

（1）骨关节位置出现较硬的肿块，静息时不能消退，持续增大；

（2）骨和临近关节出现疼痛和肿胀，夜间加重，且疼痛严重程度与活动无关；

（3）出现发热、体重减轻，以低热为主，肿胀部位皮温显著升高等；

（4）不明原因持续性背痛或脊柱区域疼痛，休息不能缓解，难以用常见的颈椎病、腰椎病解释；

（5）肢体远端有麻木感或顽固性放射痛，无力，甚至功能障碍；

（6）发生病理性骨折或肢体变形，甚至出现无明显诱因的一处或多处自发性骨折；

（7）出现抽搐，肌肉痉挛，血钙增高；

（8）中老年人出现不明原因的四肢痛、腰背痛，且有进行性加重的趋向时，要警惕出现转移性骨肿瘤，尤其既往有肿瘤病史者（特别是发现时分期较晚的肺癌、乳腺癌、前列腺癌、甲状腺癌和肾癌等）。

（周玉琛）

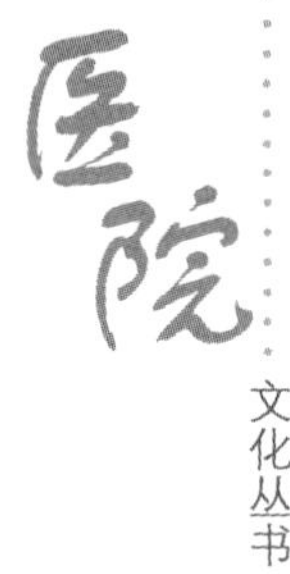

第七章

糖尿病居家管理

导语

目前我国已成为全球糖尿病患者最多的国家。特点是人年龄年轻化、发病率逐年上升。糖尿病是一组由多病因引起的以慢性高血糖为特征的代谢性疾病。若未及时发现可导致全身组织器官，特别是眼、肾、心血管及神经系统的损害及其功能障碍和衰竭，甚至死亡。因此，对于糖尿病，应该早发现、早诊断、早治疗。

第一节　话说 2 型糖尿病

所谓 2 型糖尿病是有别 1 型糖尿病而命名的糖尿病。1 型糖尿病主要由于体内胰岛功能受损，引起胰岛分泌功能下降，胰岛素分泌不足所致。血清胰岛素，及 C 肽水平低下，需胰岛素治疗，口服降糖药往往无效，且易出现糖尿病酮症酸中毒、糖尿病高渗等急性危重的并发症。

2 型糖尿病主要因胰岛素抵抗，胰岛素相对不足导致，血清胰岛素及 C 肽水平正常或偏高，使用口服降糖药后能有效控制血糖，并发症常发生于中老年人，以糖尿病肾病、糖尿病血管病多见，相对较轻。

生活中有大部分 2 型糖尿病患者可能没有任何临床症状，所以定期体检尤为重要，特别是大家不要忽视餐后 2h 葡萄糖检测，这样有助于早发现、早诊断。

大多数以上的 2 型糖尿病患者在疾病的早期无明显临床表现，可借助最新《中国糖尿病风险评分表（2020 年）》（详见下表）进行自我风险筛查。该评分表适用于 20~74 岁人群，如累计总分≥ 25 分，则提示属于糖尿病高危人群，则需重点预防、早期诊断等。

中国糖尿病风险评分表（2020 年）

评价指标	分值	评价指标	分值
年龄（岁）		体重指数（kg/m^2）	
20~24	0	<22.0	0
25~34	4	22.0~23.9	1
35~39	8	24.0~29.9	3
40~44	11	≥ 30.0	5
45~49	12	腰围（cm）	
50~54	13	男 <75.0，女 <70.0	0
55~59	15	男 75.0~79.9，女 70.0~74.9	3
60~64	16	男 80.0~84.9，女 75.0~79.9	5
65~74	18	男 85.0~89.9，女 80.0~84.9	7
收缩压（mmHg）		男 90.0~94.9，女 85.0~89.9	8
<110	1	男 >95.0，女 >90.0	10
110~119	1	糖尿病家族史（父母、同胞、子女）	
120~129	3	无	0
130~139	6	有	6
140~149	7	性别	
150~159	8	女	0
>160	10	男	2

糖尿病会有一些症状：

（1）典型症状：三多一少（多食、多饮、多尿、体重减轻）；

（2）非典型症状：伤口不容易愈合、视力减退或视物模糊、皮肤瘙痒、感下肢麻木等。

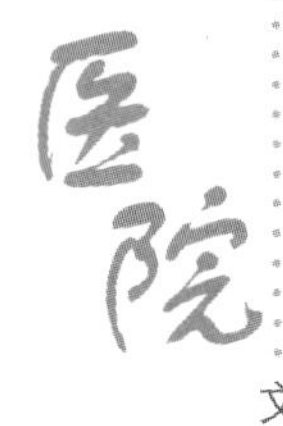

1. 需特别提醒的是：

若具有以上典型症状，且同时存在以下情况中的一种或多种，即可诊断为糖尿病。

（1）随机血糖≥ 11.1mmol/L；

（2）空腹血糖≥ 7.0mmol/L；

（3）OGTT（葡萄糖耐量试验）餐后 2h 血糖≥ 11.1mmol/L；

（4）糖化血红蛋白 HbA1c ≥ 6.5%。

提醒注意以下几点：

（1）在做葡萄糖耐量试验时，只有 2h 的血糖值作为诊断标准，其他时间点均不能作为诊断标准。如果仅仅只是化验指标偏高，但没有糖尿病典型症状的话，还不能确诊为糖尿病，则需要改日复查确认。

（2）所有的血糖指的是血浆葡萄糖（采用静脉采血方法），而非指尖末梢电脑血糖。

（3）空腹状态指至少 8h 没有进食；用来诊断空腹血糖受损或糖耐量异常；随机血糖指不考虑上次用餐时间，一天中任意时间的血糖，不能用来诊断空腹血糖受损或糖耐量异常。

（4）糖化血红蛋白检测需在严格质量控制的实验室，采用标准化检测方法才有效。

2. 糖尿病会引发并发症。急性并发症有：

（1）糖尿病酮症酸中毒

（2）糖尿病高血糖高渗状态

（3）糖尿病乳酸酸中毒

（4）低血糖

3. 低血糖分级

（1）血糖警惕值：血糖≤ 3.9mmol/L。

（2）临床显著低血糖：血糖≤ 3.9mmol/L，提示有严重的低血糖。

（3）严重低血糖：没有特定血糖界限，但伴有严重认知功能障碍且需要其他措施来帮助恢复的低血糖。

5. 如何预防？

（1）定期监测血糖，保持良好的血糖控制状态（详见下表）。

（2）需熟悉低血糖的症状以及自我处理低血糖症的方法。

（3）糖尿病患者家属及照顾的人员要充分了解患者使用的降糖药，监督患者不误用或过量使用。

（4）老年患者血糖不宜控制太严。

（5）避免酗酒和空腹饮酒，应随身备有碳水化合物类等含糖食品，一旦发生低血糖症状时，应立即食用。

（6）如使用 α－糖苷酶抑制剂（拜糖平、阿卡波糖）时出现低血糖时，则需服用糖水、蜂蜜、牛奶进行救治。

（7）糖尿病患者外出时应随身佩带病情告知卡，以便发生低血糖昏迷能在第一时间内得到他人帮助。

中国 2 型糖尿病综合控制目标

检测指标	目标值
血糖 ×（mmol/L） 空腹	4.4~7.0
非空腹	＜ 10.0
HbA1c（%）	＜ 7.0
血压（mmHg）	＜ 130/80
TC（mmol/L）	＜ 4.5
HDL-C（mmol/L） 男性	＞ 1.0
女性	＞ 1.3
TG（mmol/L）	＜ 1.7
LDL-C（mmol/L） 未合并冠心病	＜ 2.6
合并冠心病	＜ 1.8
体重指数（BMI，kg/m^2）	＜ 24.0
尿白蛋白 / 肌酐比值（mg/mmol）	
男性	＜ 2.5（22.0mg/g）
女性	＜ 3.5（31.0mg/g）
尿白蛋白排泄率	＜ 20μg/min（30.0mg/d）
主动有氧运动（分钟 / 周）	≥ 150

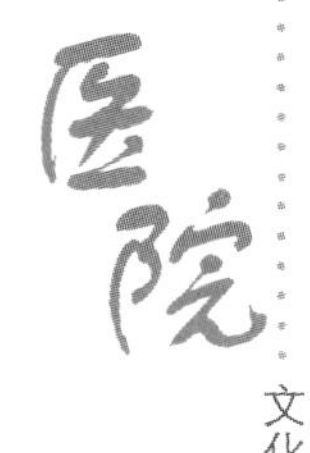

第二节　糖尿病慢性并发症与糖尿病足的预防

糖尿病慢性并发症很多。常见的有：

（1）糖尿病肾脏病变

（2）糖尿病视网膜病变

（3）糖尿病神经病变

（4）糖尿病伴心脑血管疾病：①糖尿病冠心病；②糖尿病合并高血压；③糖尿病合并血脂异常。

（5）糖尿病下肢血管病变

（6）糖尿病足

重点说说糖尿病足。糖尿病足是指糖尿病患者因下肢远端神经异常和不同程度的血管病变而导致的足部感染、溃疡和（或）深层组织的破坏。其主要临床表现为足溃疡和坏疽。是糖尿病的严重慢性并发症之一，具有发病率高、截肢率高、花费巨大、难治可防的特点，是糖尿病患者尤其是老年糖尿病患者最痛苦的一种慢性并发症，也是患者致残、致死的主要原因之一。

①常见诱因有：鞋创伤、切割伤、温度创伤、重复性应激、压疮、医源性创伤、血管堵塞、甲沟炎及其他皮肤病、皮肤水肿等。

②高危因素有：合并有周围神经病变和自主神经病变、合并周围血管病变、合并有视网膜病变、合并有肾脏病变特别是肾功能衰竭、老年人特别是男性、独居、既往有足溃疡史、截肢史、足畸形、足底压力增加、足部皮肤异常、关节活动受限、胼胝、糖尿病知识缺乏、糖尿病病程超过10年、糖尿病控制差、职业危害、不能进行有效足部保护、吸烟、饮酒等。

糖尿病足重在预防，尽管治疗困难，但预防却十分有效。

首先，全面控制血糖、血脂、血压：戒烟、限酒；每年至少进行一次足部的专科检查，如足部结构、生物力学、足部供血状况、皮肤完整性、保护性感觉的评估等。

其次，足部的自我检查　在光线充分的情况下进行检查，眼睛不好者戴上眼镜，看不清的地方，请家人帮忙，看不到的地方，可借助镜子。

重点检查足趾、足底、足变形部位，是否有损伤、水泡，皮肤温度、颜色，是否干燥、皲裂，趾甲有无异常，有无鸡眼、足癣及足部动脉搏动等。

最后，做好足部的日常护理：

每日用温水（<40℃）洗脚1~2次，洗的时间不要太长，10min左右，不要用脚试水温，可用手、手肘或家人代试水温，洗完后用柔软的浅色毛巾擦干，尤其脚趾间。

双脚涂上润肤霜，保持皮肤柔润，不要太油，不要涂在脚趾间和溃疡间：有皮肤皲裂者，可擦含有尿素成分的皲裂霜；脚出汗较多者，可用滑石粉置于鞋中或脚趾间擦酒精，再以纱布隔开，以保持脚部的干爽。

进行下肢、足部的按摩，动作较柔，避免搓、捏等损伤的动作。

适当运动，改善肢端血液循环。

冬天要防止冻伤、烫伤，不要用热水袋或电热毯取暖，不要烤火及热水烫脚。夏天要防止蚊虫叮咬。

不要自行处理伤口，不要用鸡眼膏等化学药物处理鸡眼或胼胝：

避免足部针灸，防止意外感染。

不要盘腿坐、不要跷二郎腿，不要光脚走路。

不要吸烟。

穿鞋前，要检查鞋内是否有异物，防止足部损伤。不要赤脚穿鞋，也不要穿脚趾外露的凉鞋。出现任何症状应及时就医，如水泡、陷甲、足癣、甲沟炎、鸡眼、胼胝、皮肤破损等

修剪趾甲时应确保在看得清楚的情况下，平着修剪，不要修剪得过短，挫圆边角尖锐的部分。

选择适合的袜子，如吸水性、透气性好的棉袜、羊毛袜，浅色，不宜太小或太大，袜口不要太紧，内部接缝不要太粗糙、无破洞。

选择适合的鞋子，如选择柔软、透气性好的面料，圆头、厚底、系带的，鞋内部平整光滑最好能放下预防足病的个性化鞋垫。禁穿尖头，高跟鞋、凉鞋，最好下午买鞋，双脚需穿着袜子同时试穿。新鞋穿20~30min后应脱下检查双足皮肤是否有异常，每天逐渐增加穿鞋时间以便及时发现潜在皮肤问题。

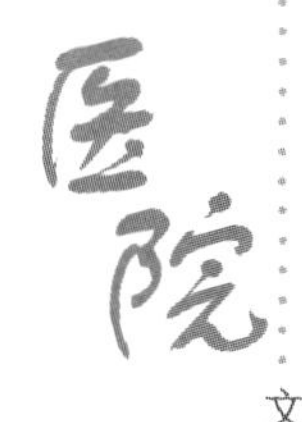

第三节　糖尿病与胰岛素治疗

胰岛素治疗是控制高血糖的重要手段。1 型糖尿病患者需依赖胰岛素维持生命，也必须使用胰岛素控制高血糖并降低糖尿病并发症的发生风险。2 型糖尿病患者虽不需要胰岛素来维持生命，但当口服降糖药效果不佳或存在口服药使用禁忌时，仍需使用胰岛素，控制高血糖并减少糖尿病并发症的发生危险。

1. 胰岛素选什么注射器?

（1）胰岛素专用的注射器其刻度即胰岛素单位，不易出错。

（2）胰岛素注射笔，采用专用的胰岛素笔芯，剂量可在尾部调整，一按即完成注射，十分方便、精确，不易出错，值得推荐。

2 注射在什么部位?

胰岛素注射在皮下。这是因为不希望它过于快速吸收，要均衡吸收。由于是患者自己或家人注射，所以一般注射在腹部或大腿皮下。如果患者不胖，应该用两个手指把皮肤捏起，将针头斜刺入，可避免注入肌肉。不可用几个手指把皮肤捏得太深，以至于将肌肉也捏起。如果用超细超短针头，不用捏起皮肤也不会进入肌肉，可单手操作，也可注射于手臂。

3 能否注射在同一部位?

由于一天要注射几次，所以注射部位应轮换，避免一直在同一部位注射。即使都在腹部，也应在左右腹部不同部位轮转。因为胰岛素有促进组织生长的作用，如果总是在某一点注射，长此以往可能引起硬结。如再注射在硬结上，会使胰岛素吸收变慢，导致血糖下降减少。有些患者血糖控制不好，原因就在于此。

4. 什么时间注射?

这要看用的是哪一种胰岛素。常用的正规胰岛素，由于注射后在皮下有个从六聚体分散吸收的过程，所以要在餐前半小时注射。预混中效胰岛素也是如此。如果是速效的胰岛素类似物（如优泌乐或诺和锐），则在餐前即刻注射。如应用的是单纯中效或者超长效（如甘精胰岛素），由于吸收峰值很低或没有，可在晚上睡前注射一次。

5. 注射前要不要摇动胰岛素笔？

如果胰岛素是清晰透明的（如正规胰岛素），不必摇。如果是浑浊的（如中效胰岛素及各种预混胰岛素），在注射前要轻轻摇动，使沉淀分散，否则会剂量不准确。

6. 要不要换针头？

如使用胰岛素注射器，因其是一次性制品，应该连针筒及针头都更换。如果是胰岛素笔，笔虽是长久可用的，但针头应该换。有些患者认为，反正是自己一个人用，不会有交叉感染，就一直用下去；或者出于经济原因，一个针头用很久，这些都不好。

那么，胰岛素笔不换针头有何危害？举以下两个例子。2005 年 8 月，天津的一位老患者由于重复使用胰岛素笔的针头，导致针头断在了皮下。因针头太细，X 光、CT 检查都找不到，最后经螺旋 CT 才在腹部找到，通过美容手术刀将针头取出。老人为此花了本不需要支出的 5000 多元费用。另一位北京的糖尿病合并肾病的患者，也是因多次重复使用针头而折断在皮下，医生在定位部位切开后却找不到针头，如此细小的针会在体内游走，而切开的伤口却迟迟不能愈合，给患者造成了很大痛苦。因此，针头久用后折断于体内是非常严重的危害。

7. 注射的注意事项：

（1）只能用 75% 的酒精消毒皮肤，禁用碘酒（碘和胰岛素的相互作用会降低胰岛素的效果）。

（2）未使用的胰岛素 2~8℃冷藏保存，不可冷冻，使用之前必须提前 30min 取出，以免引起注射部位疼痛。

（3）已开封的胰岛素，室温保存（15~30℃），有效期 30 天（胰岛素笔应在约 25℃常温下保存，避免潮湿、日光直晒，不需放入冰箱）。

（4）注射完毕后应将针头取下，以免温度变化造成药液外溢。

（5）每次注射前，针尖都应向上，排尽空气。

（6）笔芯上的色带表示胰岛素不同剂型，注射前应仔细查对，确认无误后方可注射。

（7）根据皮下脂肪厚度选择合适的胰岛素注射笔针头，建议采用安全型针头，推荐使用 4~5mm 注射针头。

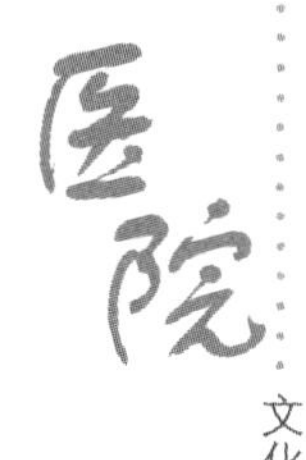

（8）外出时需随身携带胰岛素，不得进行托运，且避免剧烈震荡。

8. 血糖监测

血糖监测不仅是调整治疗策略的依据，也可在患者教育和自我管理、改变生活方式及降低低血糖和并发症发生风险等方面发挥重要作用。正确的血糖监测有助指导饮食、运动和药物方案的调整，评估治疗效果，及时发现高低血糖变化。

《中国血糖监测临床应用指南（2015 年版）》建议，根据不同人群设定不同的血糖监测时间和频率：

口服降糖药控制的患者：每周监测 2~4 次空腹或餐后 2h 血糖，就诊前一周连续监测 3 天，每天监测早餐前后、午餐前后、晚餐前后、睡前血糖。

使用胰岛素的糖尿病患者：基础胰岛素使用者监测空腹血糖；预混胰岛素使用者监测空腹和晚餐前血糖；餐时胰岛素使用者：监测餐后或餐前血糖。

特殊人群：围手术期患者、低血糖高危人群、危重症患者、老年患者、1 型糖尿病、妊娠期糖尿病的监测，应在按上述方法监测血糖的基础上，实行个体化的监测方案。

（冯珊珊　王平红）

第八章
人体常见癌肿小常识

导语

“谈癌色变”的人日渐减少，谈如何预防患癌的人越来越多。更多的人已经知道，一些癌病是可以预防的，关键在自己。2018 年 4 月 8 日在博鳌举行的中日肿瘤防御研讨会上，据介绍 2017 年全国癌症年发病率是 380 万，死亡是 260 万。其中，城市是 226 万，农村是 154 万，城市稍微高一点。发病前五位的癌症中，肺癌、胃癌、肝癌、结肠癌和食道癌男性居多，乳腺癌、肺癌、结直肠癌、甲状腺癌和胃癌女性居多。我国每分钟就有 6 人被诊断为癌症，每分钟就有 5 人死于癌症。全国 20% 的新发癌症病人和 24% 的死亡病人在中国，死亡率比国外高。在科技进步的今天，癌症的治疗手段越来越先进，癌症的发病率和死亡率应该也会明显下降。但恰恰相反，2017 年 2 月由国家癌症中心郝捷院士陈万青教授等人统计的中国癌症研究的数据显示，中国癌症发病率和死亡率持续上升，已经成为最主要的疾病死亡原因。患病率更高的原因除人口老龄化以外，还有生态环境的污染，人们行为方式的变化，如吸烟、酗酒、紧张、焦虑等都使患癌几率上升。中国癌症统计数据显示：我国癌症发病地域分布明显。其中，胃癌高发区集中在西北及沿海各省市，肝癌高发区集中在东南沿海及东北吉林地区，食道癌高发区主要在河北、河南等中原地区，相似的地理位置意味着相似的生活习惯、饮食习惯等。这表明环境对刺激人体癌变有着很大的影响，比如湖南省等很多地方有嚼槟榔的习惯，所以口腔癌发病率居全国第一。根据国家肿瘤管理办公室报道：恶性肿瘤发病率全国 35~39 岁年龄段为 87.07/10 万，40~44 岁年龄段几乎翻番，达到 154.53/10 万；50 岁以上人群发病占全部发病的 80% 以上，60 岁以上癌症发病率超过 1%，80 岁达到高峰。能戒烟吗？少饮酒吗？戒咀嚼槟榔吗？回答承诺的人少！

第一节　头颈颌面部常见癌症

1. 话说头颈部肿瘤

头颈颌面部肿瘤面太宽了。颅内肿瘤。是发生在颅内的肿瘤，包括原发于脑组织、脑膜、垂体、脑神经、脑血管等组织的肿瘤，还有由全身其他器官或组织的恶性肿瘤转移至颅内的继发性颅内肿瘤。它可以发生于各个年龄段，以中老年人为主，病因至今尚未明确，预后与肿瘤类型、部位、大小及治疗方法等因素有关。归属神经外科，也叫脑外科。头部还有鼻咽癌、喉癌、中耳癌。舌癌，颚癌，颊癌，唇癌、等等，前面的属于耳鼻喉科，后面的属于口腔颌面外科，它们共同的特点是生长在头颈部。如果生长在颅内会有头痛、恶心、呕吐、眼底视乳头水肿、癫痫发作、记忆力减退、视力减退、瘫痪、麻木等相似症状。如果生长在颅外大都看得见，或有感觉。

2. 认识颅内肿瘤

顾名思义生长在大脑内的肿瘤。据来源不同，可分为原发性颅内肿瘤和继发性颅内肿瘤。

原发性颅内肿瘤来源于颅脑内组织的变化。继发性颅内肿瘤来源于其他系统肿瘤的转移。

根据良恶性，可分为良性肿瘤和恶性肿瘤。恶性肿瘤主要包括胶质瘤、髓母细胞瘤、室管膜瘤、脑转移瘤等。良性肿瘤主要包括脑膜瘤、蝶鞍区肿瘤、听神经瘤、表皮样囊肿、皮样囊肿等。

颅内肿瘤病因目前尚未明确，临床普遍认为是遗传和环境等多因素作用的结果。颅内肿瘤可发生在任何年龄段，以 20~50 岁年龄段居多，男性发病率高于女性，可能是由于遗传物质的变异，物理、化学、病毒等环境因素导致染色体突变、抑癌基因沉默、癌基因表达等诸多因素导致肿瘤的发生。颅内肿瘤看不见、摸不着，一些症状靠自己感受。建议50岁以上的老年人需要每年进行体检，建议以低剂量CT筛查为主。凡出现原因不明的头痛、恶心、呕吐、视力下降、偏瘫等症状，应尽快就诊于急诊科或神经外科，做头颅X线检查、颅脑CT和MRI检查、脑血管造影等检查明确诊断，并与脑脓肿、脑梗塞等疾病相鉴别。常规体检中发现有颅内占位性病变，或者激素水平异常，应进行进一步检查进行干预，早发现、早诊断、早治疗。

进一步做核磁共振（MRI）与相关检查：

不同组织类型的肿瘤的CT和MRI表现可能不同，CT和MRI检查可以初步确定肿瘤位置、大小、脑室受压、组织移位及肿瘤周围水肿情况等。一般来说良性肿瘤在CT和MRI上不增强，增强者预后相对较差。CT可以更好显示骨质改变，MRI可以更好显示周围软组织和肿瘤关系。

脑血管造影：有助于了解肿瘤供血、肿瘤与颅内重要血管的关系，以及硬脑膜静脉窦的关系，为手术提供预判。

脑电图：肿瘤生长缓慢，未压迫周围组织神经时，脑电图可无异常，当肿瘤生长相当大，产生压迫症状时，脑电图可呈现慢波。对于初发症状为癫痫或者并发癫痫的颅内肿瘤，脑电波还可以辅助诊断。

放射性核素影像学检查：早期诊断肿瘤，了解颅内肿瘤全身转移情况，预判良恶性，对于颅内转移瘤也有一定辅助作用。

内分泌检查：对于部分垂体腺瘤，内分泌检查可以辅助诊断。

组织活检 ：怀疑是颅内肿瘤时，可以行超声引导下定位穿刺活检，病理确认肿瘤组织类型，明确下一步治疗方案。

3. 甲状腺癌

凡有下述情况之一者，均有高发甲状腺癌风险：

（1）童年期头颈部放射线照射史或放射线尘埃接触史；

（2）由于其他疾病，头颈部进行过放疗；

（3）有分化型甲状腺癌（DTC）、甲状腺髓样癌或多发性内分泌腺瘤病2型、家族性多发性息肉病及某些甲状腺癌综合征的既往史或有血缘关系的家族史；

（4）甲状腺结节 >1cm，且结节生长迅速，半年内增长到 1cm 以上；

（5）甲状腺结节 >1cm，伴持续性声音嘶哑、发声困难、伴吞咽困难或呼吸困难，并可排除声带病变（炎症、息肉等）；

（6）甲状腺结节 >1cm，伴颈部淋巴结肿大；

（7）降钙素高于正常范围；

（8）网织红细胞基因突变。

筛查方法有哪些？

（1）甲状腺筛查要同时进行功能检查和形态检查。

（2）临床颈部体检：20~29 岁每 2~3 年一次，30 岁以后每年一次。颈部超声检查：30 岁后每年一次（包括甲状腺、颈部、锁骨上）。

（3）甲状腺癌高危人群颈部超声（包括甲状腺、颈部、锁骨上）检查，每年一次。

（4）女性孕前和哺乳期结束时，建议分别进行一次颈部超声检查。

如何做好预防？

（1）避免头颈部放射线照射和放射性尘埃接触史；

（2）健康生活，合理饮食，增加运动；

（3）合理疏导不良情绪。

4. 鼻咽癌

鼻咽癌可以发生于任何年龄段，但常见于 40~50 岁的成人。早期症状有：

①头疼；

②鼻咽癌向周围侵犯引起鼻塞、鼻涕中带血或痰中带血；

③堵塞两侧的咽鼓管开口而引起分泌性中耳炎，尤其单侧分泌性中耳炎反复发作；

④鼻咽癌向颈部淋巴结转移为首发表现，出现颈部肿块；

⑤病理提示鳞状细胞癌转移需进行鼻咽镜或 CT 的检查。

鼻咽癌的原因：

（1）病毒感染

EB 病毒感染主要通过感染人类口腔上皮细胞和 B 细胞，整合到人体细胞的 DNA 中，阻止受感染细胞的凋亡，同时激活其生长，引起鼻咽癌。

（2）家族聚集性

鼻咽癌患者有明显的家族聚集性，可能与基因细胞改变有关。

（3）遗传因素

多数鼻咽癌患者有明确的家族遗传病史，是会增加患病的概率以及风险。较没有家族病史的人群患病率要高。

（4）环境因素

空气污染的地区，因为鼻咽部是空气进入体内的必经之地，空气中的有害物质在经过鼻咽腔时，可能会停留在鼻咽腔。

（5）饮食因素

腌制食物是鼻咽癌的高危因素，因为在食品研制过程中会产生 2A 类致癌物亚硝酸盐，从而导致鼻咽癌的发生。

鼻咽癌的治疗

（1）以放化疗为主

①放射治疗是鼻咽癌首选的治疗方法，适合于全身状态中等以上，颅底无明显骨质破坏以及无远处转移这一类的患者。治疗时照射野需要将鼻咽部以及邻近的窦腔、间隙、颅底以及颈部包括在内，但是各照射野之间尽量使剂量不要重叠或者遗漏。目前临床上可选择的放疗技术有腔内近距离放疗、三维适形放疗、适形调强治疗、伽马刀治疗，可根据病人自身的情况以及医生的建议来进行选择；

②化学药物治疗：主要用于中、晚期或者放疗后未能控制以及复发的患者，所以它是一种辅助性的或者姑息性的治疗。常用的药物有氮芥、环磷酰胺、5- 氟尿嘧啶、塞替派，可单独使用一种药物或联合用药；

③手术治疗：手术治疗不是主要的治疗方法，只是在少数情况下进行。当鼻咽癌局限性的病变在放疗后不消退或复发的，或者颈部转移性的淋巴结放疗后不消退，呈活动的孤立性的包块，鼻咽癌原发灶已控制，这个时候可以行颈部淋巴结清扫术。

（2）免疫治疗

近年来，以 PD-1/PD-L1 免疫检查点抑制剂为主的免疫治疗逐渐渗透各种肿瘤的综合治疗当中，也为鼻咽癌患者，尤其是复发转移鼻咽癌

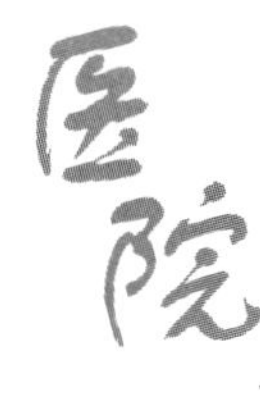

患者带来新的希望。

分子靶向治疗能特异性阻断肿瘤细胞生长过程的信号传导通路，阻止肿瘤细胞生长，达到治疗目的，是一种全新的肿瘤治疗模式。鼻咽癌常用的靶向药物是 EGFR 单克隆抗体，包括西妥昔单抗和尼妥珠单抗，对部分中晚期患者或者无法耐受化疗的老年患者，可进步提高疗效。

5. 口腔癌

口腔癌是发生于口腔黏膜组织的恶性肿瘤，是世界上常见的癌症之一，据世界卫生组织（WHO）研究表明，全球每年口腔癌新增患者人数超过 26 万，我国每年新发病例约为 4.56 万人。口腔癌的发病率在不同国家、地区之间明显不同，口腔癌是头颈部最常见的癌症，约占头颈癌的 1/3 以上。常见的口腔癌包括唇癌、颊癌、舌癌、腭癌、牙龈癌，口底癌、口咽癌、一般认为，口腔癌多与吸烟、饮酒、咀嚼槟榔、口腔卫生不良都会增加患口腔癌的概率。

病毒感染与口腔卫生习惯紧密相关其发病原因较为复杂，是多种综合因素导致的结果。其致病因素可能与生活方式、环境因素、生物因素等有关，部分癌前状态也可能与口腔癌有关。如果局部出现了长期的溃疡性病变、颌骨隆起并且有明显的疼痛感觉；舌头疼痛，明显运动受限，影响说话或吞咽困难。出现以上情况以后，及时到口腔科门诊就诊，有必要的话可以切取一块送病理化验，明确诊断。

生活中最常见的原因是：

（1）慢性损伤和刺激

牙齿残冠残根与不良的修复体，就是质量差的假牙，对舌、颊黏膜反复刺激，以及慢性炎症形成长期不愈合的溃疡；经常咀嚼槟榔的刺激；吸烟对嘴唇的刺激成为白斑。红斑，白斑特别是溃疡型或者是疣状性改变。

（2）遗传因素

口腔癌患者某些癌基因突变，后代口腔癌发病风险增加。

（3）口腔卫生不良

不注意个人卫生容易导致口腔细菌滋生、牙石沉积，造成长期口腔慢性炎症。

（4）长期接触紫外线

容易造成皮肤黏膜病变，增大患癌概率。

口腔癌的治疗：

口腔癌方式分为手术切除、放射线治疗及化学治疗。早期的口腔癌如未见颈部淋巴转移，则单独使用手术或放射治疗均有不错的治疗成效。中晚期的口腔癌，较适合使用外科手术合并术后与放射线治疗。

放射线治疗是利用癌细胞对辐射伤害修复能力较正常细胞慢的差异，逐渐减少癌细胞的数目，而正常细胞可借二次照射中隔时间，把受伤的细胞予以修补，如是肿瘤周围之正常细胞组织，就在可耐受高量放射线的情形下完成治疗，癌细胞则可能在治疗结束时仍有极少量残存，这些残存的癌细胞应已无生殖或分裂的能力，最后这些残余的癌细胞将会随着细胞生命周期的结束而消逝。

（桂芬　庄织逆　康琼琴）

第二节　呼吸系统的肺癌

（1）哪些人是肺癌高危人群?

年龄 >40 岁，至少合并以下一项危险因素者：

①长期吸烟，每天两包，20 年以上；

②有职业暴露史（石棉、铍、铀、氡等接触者）；

③有恶性肿瘤病史或肺癌家族史；

④有慢性阻塞性肺疾病或弥漫性肺纤维化病史。

（2）如何进行筛查?

①对于高危人群，建议行低剂量螺旋 CT 筛查，尽可能使用 64 排或以上多排螺旋 CT 进行肺癌筛查。扫描范围为肺尖至肋膈角尖端水平；

②若检出肺内结节，根据结节不同特征，磨玻璃、亚实性、实性结节及多发结节的具体情况进行 低剂量螺旋 CT 复查。

（3）预防建议

①建议戒烟；

②有职业暴露危险的人群应做好防护措施；

③注意避免室内空气污染，比如被动吸烟、明火燃煤取暖、接触油

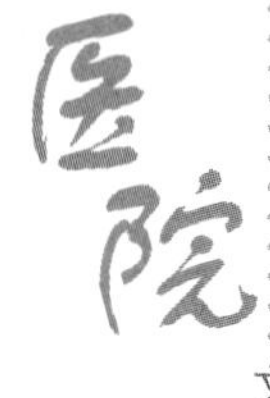

烟等；

④大气严重污染时，避免外出和锻炼；

⑤有呼吸系统疾病者要及时规范地进行治疗。

第三节　消化系统恶性肿瘤

1. 结直肠癌

（1）结直肠癌的信号

①有大便潜血阳性，一级亲属患结直肠癌病史，肠道腺瘤病史，大便习惯改变，凡是有其中一项的就是高风险人群；

②慢性腹泻，便秘，黏液血便，慢性阑尾炎，慢性胆囊炎，长期精神压抑，低热，消瘦，贫血，以上只要有两项即为高风险人群。

（2）早期发现结直肠癌的措施

①一般人群：从 45 岁开始，无论男女，每年一次大便隐血检测，每 10 年一次肠镜检查；

②有肠癌家族史的直系亲属：一级亲属患有明确高级别腺瘤或癌（发病年龄小于 60 岁），位及以上一级亲属患有明确高级别腺瘤或癌（任意发病年龄），40 岁开始（或比家族最小发病者发病年龄小 10 岁开始）筛查，每年一次大便潜血试验检查，每 5 年一次肠镜检查；有一级亲属家族史的高危对象（仅 1 位，且发病年龄高于 60 岁）：40 岁开始筛查，每年一次大便潜血试验检测，每 10 年一次肠镜检查。

③遗传性肠癌家族成员：有腺瘤性息肉病和遗传性非息肉病性结直肠癌患者家族成员，当家族中先发病例基因突变明确时，建议行基因突变检测。基因突变检测阳性者，20 岁以后，每 1~2 年进行一次肠镜检查；基因突变检测阴性者，按照一般人群进行筛查。

（3）直肠癌预防措施

①运动可有效减少肿瘤发生，坚持体育锻炼，避免肥胖；

②健康膳食，增加粗纤维、新鲜水果摄入，避免长期高脂高蛋白饮食，少吃红肉和加工肉；

③戒烟，避免其对消化道的长期毒性和炎性刺激。

2. 肝癌

（1）肝癌高风险的人群

男性 35 岁以上、女性 45 岁以上的下列任一人群：

①慢性乙型肝炎病毒（HBV）感染或慢性丙型肝炎病毒（HCV）感染者；

②有肝癌家族史者；

③血吸虫、酒精性、原发性胆汁性肝硬化等任何原因引起的肝硬化患者；

④药物性肝损患者；

⑤遗传性代谢病患者，包括：血色病、α1– 抗胰蛋白酶缺乏症、糖原贮积病、迟发性皮肤卟啉病、酪氨酸血症等；

⑥自身免疫性肝炎患者；

⑦非酒精性脂肪肝（NAFLD）患者。

（2）肝癌如何进行筛查?

男性 35 岁以上、女性 45 岁以上的肝癌高危人群应进行筛查，联合应用血清甲胎蛋白（AFP）和肝脏 B 超检查，每 6 个月筛查一次。

（3）肝癌预防的常见方法?

①接种乙肝疫苗；

②慢性肝炎患者应尽早接受抗病毒治疗以控制肝炎病毒的复制；

③戒酒或减少饮酒；

④清淡饮食，减少油腻食物摄入；

⑤避免发霉食物的摄入。

3. 胃癌

（1）胃癌发展几种相关因素

①幽门螺杆菌感染者；

②中度及重度萎缩性胃炎；

③慢性胃溃疡；

④胃息肉；

⑤胃黏膜巨大皱褶征；

⑥良性疾病术后残胃；

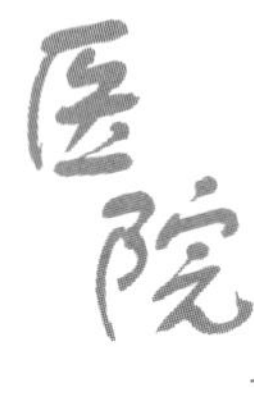

⑦胃癌术后残胃（术后 6~12 个月）；

⑧幽门螺杆菌感染者；

⑨明确胃癌或食管癌家族史；

⑩恶性贫血；

⑪有家族性腺瘤性息肉病（FAP）、遗传性非息肉病性结肠癌（HNPCC）家族史。

（2）有哪些情况需要筛查?

年龄 >40 岁有腹痛、腹胀、反酸、烧心等上腹部不适症状，并有慢性胃炎、胃黏膜肠上皮化生、胃息肉、残胃、胃巨大皱褶征、慢性胃溃疡和胃上皮异型增生等病变以及有肿瘤家族史的对象，应根据医师建议定期进行胃镜检查。

（3）如何预防胃癌呢?

①建立健康的饮食习惯和饮食结构，不暴饮暴食；

②根除幽门螺杆菌感染；

③避免食用生冷、辛辣、过热、过硬的食物及熏制、腌制等高盐食物；

④戒烟酒；

⑤放松心情，合理减压。

4. 食管癌

哪类人群容易患上食管癌?

年龄 >40 岁，并符合下列任一项危险因素者：

（1）有上消化道症状，如恶心、呕吐、腹痛、反酸、进食不适等症状；

（2）有食管癌家族史；

（3）患有食管癌前疾病或癌前病变；

（4）具有食管癌高危因素如吸烟、重度饮酒、超重、喜食烫食、头颈部或呼吸道鳞癌等；

（5）患有胃食管反流病；

（6）有人乳头瘤病毒（HPV）感染。

怎样进行筛查？

①普通内镜检查，每两年一次；

②内镜检查病理提示轻度异型增生，每年一次内镜检查；

③内镜检查病理提示中度异型增生，每半年一次内镜检查。

怎样预防食管癌？

①改变饮食习惯，不食用烫食或饮用烫水；

②吸烟，少量饮酒或不饮酒；

③合理饮食，多食用新鲜水果蔬菜；

④增强运动，保持健康体重；

⑤不蹲着进食，减少腹腔压力。

5. 胰腺癌

胰腺癌常常隐匿起病，早期那没有特殊的症状，等患者出现症状的时候，病程多数已经是晚期，整个病程短，病情发展快，迅速恶化，导致死亡。

哪些人容易患上胰腺癌？

（1）有胰腺癌家族史、糖尿病史；

（2）有长期吸烟、饮酒、高脂肪和高蛋白饮食史；

（3）无明显诱因的中上腹饱胀不适、腹痛，出现食欲不振、乏力、腹泻、消瘦或腰背部酸痛等症状；

（4）慢性胰腺炎反复发作，尤其合并胰管结石的慢性胰腺炎；

（5）幽门螺旋杆菌阳性。

如何进行胰腺癌筛查？

上述人群尤其是有家族史者和已有胰腺病变者每年一次 CT 或上腹部 MRI 检查。CA19-9、CA125、CEA 等肿瘤标志物的血液检查结果结合腹部 CT、MRI 进行筛查，B 超也能提供相应的帮助；胰腺癌最常见的症状就是腹痛，早期腹痛较轻或者部位不清，以后逐渐加重，而且腹痛的部位相对固定。典型的腹痛就是持续性、进行性加剧的中上腹或者持续的腰背部剧痛，可以有阵发性的绞痛，餐后加剧，还有体重减轻、黄疸、食欲不振和消化不良等症状。

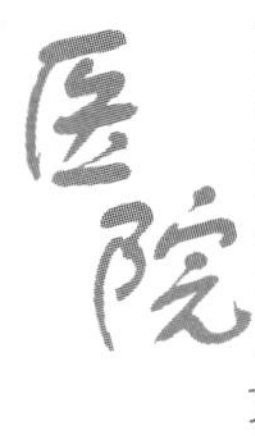

预防胰腺癌做好以下几点：

（1）戒烟、控酒；提倡清淡、易消化、低脂肪饮．多食禽类、鱼虾类食物，提倡食用蔬菜，如青菜、白菜、萝卜、西兰花等。

（2）为防止良性病变恶化，有胰管结石、导管内黏液乳头状瘤和囊性腺瘤或其他胰腺良性病变患者应及时就医。

胰腺癌如果是早期，应该争取手术切除，但是对于不能手术切除的常常做姑息性治疗。胰腺癌的预后比较差，在症状出现后平均的寿命大约为一年左右，死亡率是很高的。

6. 胆囊癌

容易患胆囊癌的人

（1）慢性结石性胆囊炎患者（结石越大风险越高）；

（2）长有胆囊息肉（直径超过 1cm，特别是单发、宽蒂息肉）者；

（3）瓷化胆囊或胆囊萎缩者；

（4）胆胰管汇合异常或先天性胆管囊肿患者；

（5）胆囊腺肌症患者；

（6）慢性伤寒感染人群；

（7）原发性硬化性胆管炎人群；

（8）炎症性肠病人群。

如何做好筛查及预防？

（1）高风险人群：建议每6个月行血清CEA、CA199和肝胆B超检查。

（2）一般人群：建议每年行血清 CEA、CA199 和肝胆 B 超检查，尤其是女性。

（3）超过 1cm 的胆囊息肉、超过 1cm 的胆囊腺肌症患者，建议限期行胆囊切除术；有症状的慢性结石性胆囊炎、胆囊萎缩、瓷化胆囊及小于 1cm 的胆囊腺肌症病患者，建议尽早行胆囊切除术。

第四节　泌尿系统恶性肿瘤

1. 膀胱癌

易患膀胱癌的人群有哪些？

（1）膀胱癌家族史者；

（2）长期使用导尿管者；

（3）油漆、染料、金属或石油产品等职业接触史者；

（4）接受过盆腔部位放射治疗者；

（5）曾使用过环磷酰胺或异环磷酰胺等抗癌药物者；

（6）饮水中砷含量高者；

（7）饮用氯处理过的水者；

（8）反复急慢性膀胱感染史，包括血吸虫引起的膀胱感染者。

针对以上人群如何做好预防？

（1）减少环境和职业暴露；

（2）增加饮水量，注重饮水质量；

（3）戒烟；

（4）避免长期使用药物带来的药物毒性；

（5）养成良好的生活饮食习惯，提高免疫。

2. 前列腺癌

前列腺癌高危因素的男性：

（1）年龄：年龄 >50 岁的男性；年龄 >45 岁且具有前列腺癌家族史的男性；年龄 >40 岁且前列腺特异性抗原（PSA）>1 μg/L 的男性；建议对 40 岁以上男性人群进行筛查。

（2）建议对身体状况良好，且预期寿命在 10 年以上的男性开展基于 PSA 检测的前列腺癌筛查，且在筛查前应详细说明前列腺癌筛查的风险和获益。

（3）血清 PSA 检测每两年进行一次，根据患者的年龄和身体状况决定 PSA 检测的终止时间。

（4）对于前列腺癌高危人群应尽早开展基于血清 PSA 检测的筛查。

如何有效预防前列腺癌？

（1）避免不良生活与饮食习惯；减少高动物脂肪的食物摄入，因为这些食物中含有较多的饱和脂肪酸，增加蔬菜水果摄入；避免过于辛辣的食物，因为这些食物会造成前列腺的过度充血；日常生活中多饮水、勤解尿，避免憋尿、久坐不动。

（2）建议适度体育运动。

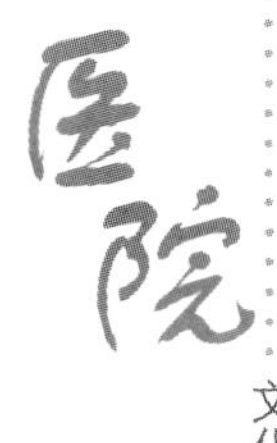

第五节 常见的女性肿瘤

1. 乳腺癌

哪些女性属于高危人群?

（1）既往有乳腺导管或小叶不典型增生或小叶原位癌的患者。

（2）30 岁前接受过胸部放疗。

（3）有明显的遗传倾向：一级、二级亲属中有 BRCA1/BRCA2 基因突变的携带者（一级亲属指父母、子女以及同父母兄弟姐妹，二级亲属指叔、伯、姑、舅、姨、祖父母、外祖父母）；家族中有发病年龄在 45 岁前的乳腺癌患者；家族中有两人发病年龄在 45~50 岁的乳腺癌患者（1 人双侧或两个单侧）；家族中有两人或两人以上患乳腺癌、或卵巢癌、或输卵管癌、或原发性腹膜癌患者；家族中有男性乳腺癌患者；曾患有乳腺癌、或卵巢癌、或输卵管癌、或原发性腹膜癌者。

乳腺癌的筛查：

一般建议女性 40 岁开始每年做一次乳腺彩超，两年做一次乳腺钼靶，对于高危人群 20 岁开始乳腺彩超钼靶。

预防建议：

（1）养成健康的生活方式，远离烟酒，合理营养，保持健康体重，坚持锻炼；

（2）适时生育，母乳喂养；

（3）养成每月一次的乳房自查。

2. 宫颈癌

宫颈癌高发人群有哪些?

（1）有多个性伴侣者；

（2）性生活过早者；

（3）人乳头瘤病毒（HPV）感染者；

（4）免疫功能低下者；

（5）有宫颈病变史的女性。

预防或早期发现宫颈癌的方法：

开始筛查年龄是 21 岁，如果结果是正常的，3 年后再进行下一次宫颈细胞学检查，宫颈 HPV 检测联合宫颈细胞学检查用于 30 岁及以上的宫颈癌筛查，如果连续两年结果正常，则 3~5 年后进行下一次联合筛查。

（1）宫颈细胞学检查（TCT），推荐 21~65 岁进行此项检查。

（2）HPV 检测，用于发现高危 HPV 感染。

如何做好预防？

（1）接种 HPV 疫苗；

（2）不吸烟或戒烟；

（3）安全与健康性行为；

（4）及时治疗生殖道感染疾病；

（5）增强体质。

3. 卵巢癌

卵巢癌多发人群：

（1）遗传性乳腺癌——卵巢癌综合征（即 BRCA1 或 BRCA2 胚系致病变异或疑似致病变异）患者；

（2）携带 RAD51C 或 RAD51D 或 BRIP1 胚系致病变异或疑似致病变异者；

（3）林奇综合征（遗传性非息肉病性结直肠癌综合征）患者；

（4）一级亲属确诊上述遗传性肿瘤综合征或携带上述基因致病或疑似致病变异，而未行或拒绝检测者；

（5）卵巢癌、乳腺癌、前列腺癌、胰腺癌家族史或子宫内膜癌、结直肠癌及其他林奇综合征相关肿瘤家族史经遗传咨询、风险评估建议接受基因检测而未行或拒绝检测者；

（6）具有显著的卵巢癌及相关肿瘤家族史（多人发病），虽经遗传基因检测，家族患病者中未检出已知致病或疑似致病基因者（注：目前的基因检测及数据解读仍具有局限性）。

卵巢癌如何做好筛查？

（1）对尚未接受预防性输卵管——卵巢切除手术的上述高危女性进行定期筛查：①高危女性于 30~35 岁起，可以考虑接受定期的卵巢癌筛查；②筛查项目：血清 CA-125 检查及经阴道超声检查；③筛查间隔：每 3 个月一次到每年一次。

（2）已经出现腹胀、腹痛、阴道不规则出血等不适症状的女性，应尽早就医接受临床评估。

卵巢癌的预防：

（1）经遗传咨询及风险评估后需要进一步接受遗传基因检测的个体，尽早接受检测，明确肿瘤发病风险。

（2）携带有增加卵巢癌发病风险致病变异或疑似致病变异的高危女性，完成生育后，于相应的年龄段预防性切除卵巢和输卵管以降低卵巢癌发病风险。

（3）生育、母乳喂养；保持良好的生活习惯，规律作息，合理饮食，减少食用高脂肪、高胆固醇的食物，加强体育锻炼。

第六节　说说肉瘤

1. 肉瘤的简释

（1）恶性肿瘤另一种叫肉瘤。与癌达到区别是来源不同。癌是源于上皮组织；肉瘤是上皮细胞以外的细胞发生的，是由结缔组织和肌肉产生的恶性肿瘤。血液内的白血病等也是肉瘤的一种，因此称为血液的恶性肿瘤。

（2）易发生出血、坏死、囊性变等继发性改变。临床上常见的肉瘤有横纹肌肉瘤、骨肉瘤、平滑肌肉瘤等。肉瘤因生长较快，常伴有钝痛。如果肿瘤累及邻近神经则疼痛为首要症状。肉瘤出现疼痛常预后不佳。

（3）可通过 X 线检查、CT 扫描、MRI（核磁共振检查）、骨扫描检查可对各种肉瘤进行初步诊断，必要时应进行穿刺和取组织活检明确诊断。

实验检查部分病人可出现贫血和中性粒细胞增多，血沉增快，骨肉瘤和尤文肉瘤患者血清碱性磷酸和乳酸脱氢酶可升高，软骨肉瘤可能有糖耐量试验异常。

（4）早期可以手术切除，但是极易出现复发及转移，预后也是很差。

（5）肉瘤的预后取决于其类型、治疗早晚、手术彻底与否、对化放疗的敏感度和有无转移。肉瘤是一种少见的恶性程度很高的肿瘤。一般五年生存率小于 20%，80% 的病人在确定诊断时，有镜下肿瘤播散和转移，最常见转移部位是肺。预后不理想。

2. 肉瘤的治疗

（1）首选外科手术，截肢或根治术是最常用方法，但疗效仍不理想，仍有约 50% 的病人死亡，部分切除疗效也不理想，目前国内外均倾向保留肢体局部大部分切除再进行化放疗。

（2）化疗：可行术前和术后化疗但有效率均不高，副作用大。

（3）局部放疗，对一些肉瘤患者也可选择性进行放疗，但有效率低，一旦肺部转移疗效更差。

3. 患软组织肉瘤可能原因

（1）异物的刺激；如石棉、二噁英等化工材料长期接触史；

（2）EB 病毒，HIV 等感染病史；

（3）化学物质刺激如长期接触聚氯乙烯，除草剂；

（4）辐射或放射治疗史。

4. 早期检查

（1）查体：一般根据肿物的部位、大小、边界、活动度、有无压痛、皮温和伴随症状等方面对肿物进行初步定性。

（2）影像学：B 超、X 线、CT、MRI 等。四肢软组织肉瘤首选 MRI 检查而非 CT。高危患者应行胸部 CT 以排除肺转移。同时应检查区域淋巴结情况。

（3）活检：软组织肉瘤活检，包括穿刺活检和切开活检。细针或粗针穿刺，必要时 CT 或 B 超引导。穿刺困难或失败可实施手术切开活检。

第七节　肿瘤化疗小常识解答

手术、放疗，是目前治疗恶性肿瘤的一套组合拳。放化疗副作用很多、很大。这节做一些简要的解答。

1. 关于白细胞下降的问题

化疗药物易导致骨髓抑制，容易造成白细胞降低，若患者骨髓抑制反应严重，则白细胞会明显降低，临床上可以使用粒细胞刺激因子使白细胞升高。可以在正常用药的情况下，应多吃补气血的食物，如动物内脏、蛋黄、瘦肉、鱼、黄鳝、鸡等，同时可配合药膳，如党参、黄芪、

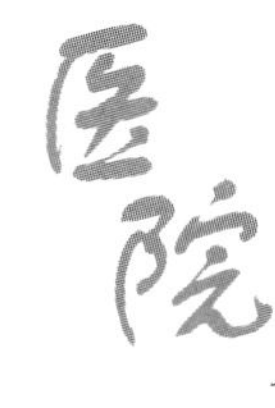

当归、红枣、花生等，并适当吃一些新鲜蔬菜和水果。日常饮食可以起到调理身体的作用，但升白细胞的效果比较微弱，不能只用饮食而忽略正常用药。

注意休息，合理饮食，加强营养，提高机体免疫力和抵抗力，预防受凉及呼吸道感染，同时进一步检查局部变化。这是化疗后自我护理的原则。

2. 化疗如何减轻脱发症状?

传统化疗药物从静脉注射入体内后，杀灭癌细胞的同时，无差异地攻击正常的细胞。这就是常见的副作用，包括掉头发。脱发有两种方式。一种是化疗最大剂量时头发渐渐变细，然后从中间断裂。另外一种是发根被严重抑制，直接从根部掉下来。有些人是化疗后 1~3 周内所有头发很快全部脱落，而有些人是慢慢地脱落，持续很长时间。这种脱发通常在梳头或者洗头时最为明显，所以洗头不那么频繁的癌症患者可能会在一次洗头时看到大量头发脱落。

尽管化疗后的脱发看起来很可怕，但化疗结束后，通常几周的时间，绝大多数人的头发都会陆续长回原样。半年到一年后，绝大多数的头发会恢复到和以前一样。

减轻脱症状发的应对方法：可以在静脉给药时使用能使头皮温度降到 5 ℃的冰帽。因为头皮降温，使已经接受化疗药物的血液无法大量冲击头发根部的细胞，也就不再有头发脱落反应。平时可以补充维生素 E。维生素 E 可抵抗毛发衰老，促进细胞分裂，使毛发生长。可多吃鲜莴苣、卷心菜、黑芝麻等食物。

3. 化疗远期副作用有哪些?

（1）损伤肝肾

大多数的化疗药物都会损害到肝脏，导致出现肝功能异常，比如肝酶和胆红素升高，患者还可能会出现肝区不适的情况，严重的话会出现肝中毒发炎，有些化疗药物还会引起肾功能损害，患者常会出现腰痛、肾部不适等症状。

（2）损伤神经系统

神经系统布满全身，化疗药物在身体走一遭，会让患者出现头昏、耳鸣、听力下降的情况，少数患者还会出现触觉、味觉丧失的感受。

（3）损伤消化道

化疗患者没有食欲，经常腹泻并且腹泻很严重，几乎是吃什么拉什么。部分体质差的患者化疗就能腹泻一整周甚至更久。

（4）损伤免疫系统

因为化疗药物会损伤身体正常细胞，身体免疫系统自然会顽强抵抗。所以几乎所有化疗药物都会损伤人体免疫力，引起免疫功能下降，血液中的白细胞、血小板，血色素等等都会下降。

4、在化疗期间医结合治疗相互有影响吗？

临床实践告，中医药与放化疗之间不会发生冲突，截至目前也没有患者因为接受中医药治疗而降低放化疗效果的报道。

放化疗期间，西医治疗方法是抗肿瘤治疗的主力军，其治疗本身具有很强的“杀伤力”，不仅能够杀死、抑制肿瘤细胞，对人体正常的细胞也会带来不同程度的损伤，表现为骨髓功能、消化系统、神经系统等方面的不良反应。此时中医治疗处于辅助地位，侧重于为放化疗“保驾护航”。通过益气扶正、填精养血、调理脾胃等治疗方法，改善或减轻患者乏力、失眠、恶心呕吐、食欲减退、便秘、手足麻木、骨髓抑制等不良反应和症状，目的在于使患者的放化疗得以较顺利地进行，所以并不以抗肿瘤为主要治疗方向。

（1）化疗期间饮食有什么需要注意的？

要根据患者的病情、食欲与饮食习惯、消化吸收能力来制定食谱，选用不同的饮食种类，如流食、半流、软食或普食，尽量做到食物多样化、少食多餐且易于消化。适当增加蛋白质的摄入，尤其是优质蛋白，如鸡蛋、牛奶、鱼、虾、瘦肉、豆制品等，还可以多吃一些高热量的水果，如香蕉、芒果。如果患者有饮食方面的嗜好，如想吃咸菜、大蒜、零食等，应尽量满足，以促进食欲，增加进食量。烹调应该多采用清蒸、煮炖、凉拌的方式。化疗期间不要吃带骨、带刺及辛辣刺激性强的食品，以免损伤胃黏膜引起出血。不吃难以消化的油炸食物，少吃高甜度食品，以免食品体内发酵、产酸，引起胃肠道不适。

患者呕吐期间不宜急于进食，而是应该先补充水分。可用温的淡盐

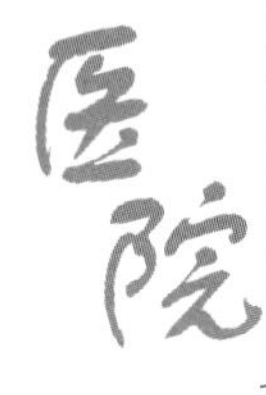

水稍加白糖，少量多次喝下。呕吐停止后，可先喝小米粥或稀藕粉之类食物，以后可以喝米粥或稀面条加肉松等，以易消化和刺激小为宜，不要急于大量进食肉、蛋、奶类食物。

含高分子多糖体的食物可增加癌症患者白细胞的数量，提高人体免疫力，有一定的抗癌作用。此类食品有香菇、冬菇、金针菇、银耳、黑木耳、灵芝等。红枣富含维生素，有助于化疗后红细胞、血红蛋白的升高。芦笋粥具有减轻患者的心烦、失眠的作用。改善肝肾功能的食物有枸杞、牛奶、胡萝卜、莲子、苦瓜、冬瓜、山楂等。

（2）化疗药的恶心、呕吐不良反应可以提前预防吗？

可以。化疗期间止吐药的使用尤为重要，除静脉使用的药物外，遵医嘱口服止吐药，如欧贝片、奥氮平、地塞米松等，化疗前后勿大量进食，饮食宜清淡，少吃多餐，吃一些清淡爽口的生拌凉菜，食物中加些生姜可以止呕，也可以吃开胃的药膳如山楂丁，黄芪、山药、萝卜、陈皮，化疗期间大量饮水也可以减轻药物对消化道黏膜的刺激，预防呕吐。

（3）静脉化疗后皮肤溃烂怎么办？

根据国际静疗标准，所有的化疗药物输注都应选择中心静脉输注。如未置入中心静脉管道，选用外周静脉进行输注时，输注结束后，穿刺侧肢体不能碰温度过高的水，若穿刺部位有红肿热痛，可以自行购买喜辽妥软膏进行涂抹，或者生土豆片覆盖局部。若皮肤溃烂，要及时来医院治疗。

（4）化疗后期还有什么治疗？

化疗后期应遵医嘱按期复查血象，当白细胞低于 4000/mm^3，血小板下降 100000/mm^3 或牙龈出血、皮肤瘀斑、血尿等应及时来院进行治疗。

（5）化疗需要几个疗程？

化疗一般是要 6~8 个疗程，一个疗程是 14~21 天左右。标准化疗是 6 个周期。根据病情有时候可以选择 4 个周期或者是 8 个周期的方法。

（6）化疗期间要注意什么？

①化疗期间应穿宽松棉质衣物，尽量有家人陪护；

②因化疗药物对血管有刺激性、腐蚀性，为防止漏出血管外，造成组织损伤和坏死，请您尽量选择使用 PICC 置管；

③输注化疗药物时尽量减少输液侧肢体活动，如穿刺点有肿胀或疼痛及时通知医务人员，不要自行调节输液速度，以免带来严重后果；

④化疗往往会出现恶心呕吐、食欲减退、头晕、甚至出现便秘、腹泻、血尿等。请患者不要紧张害怕，及时通知医务人员；

⑤化疗可引起白细胞减少，机体抵抗力下降，容易出现感染，应注意卫生，保持口腔及皮肤的清洁，减少探视，勿去人口密集的公共场所，防止交叉感染；

⑥增加营养，可进高蛋白、高维生素、高碳水化合物的食物（瘦肉、鱼虾、新鲜蔬菜、水果等），多饮水。保持心情舒畅。

（7）放化后口腔感染怎么办?

①吃些无刺激性的饮食。最容易接受的食物是大米粥、麦片粥、蔬菜泥、牛奶蛋糊等，如果能吃固体食物，也应该选择柔软的，或能煮烂的食物。在化疗期间避免进食过硬、过粗、过冷、过热和辛辣的食物。防止损伤口腔黏膜；

②注意口腔卫生。每日饭后及睡前应刷牙漱口，日间应多次康复新液含漱。如果刷牙疼痛，可以改用棉花签蘸 60% 的双氧水，轻轻擦洗牙齿，或用碘甘油湿润并保护口腔黏膜。认真的口腔护理和长期的均衡营养，有助于口腔溃疡的愈合；

③口腔溃疡疼痛，一般较剧烈，甚至影响到患者的吞咽和进食，可用 2% 利多卡因喷雾，或制成混悬液含漱；禁忌烟、酒的刺激；

④如果口腔黏膜出现白斑，说明有霉菌感染，大多是长期应用抗生素的结果，在停止使用抗生素的同时，口腔可含漱 3%~5% 碳酸氢钠，并按照医嘱口腔内应用抗霉菌的药物。

（8）化疗期间能饮酒，饮茶吗?

因为酒精对肝脏的损伤作用，影响化疗药物的代谢，癌症患者在治疗期间需要禁酒。保证营养均衡，饮食上忌硬食物或辛辣刺激食物，膳食要营养充足，清淡易消化为主。在化疗期间患者是可以喝茶的，不会对病情造成不好的影响，适当喝些茶对患者的身体也有利，能更好地帮助治疗，比如患者在化疗期间可以喝些蜂蜜芦荟茶，红枣桂圆枸杞茶癌症患者吃了可以补充营养，还能帮助滋阴补虚，加强身体免疫力。

（9）癌症患者能结婚，生育喂奶吗？

癌症病人不论是男还是女，在患病期间最好不要考虑结婚应集中精力治病、养病，等病彻底治好了再考虑婚姻问题。

生育喂奶是应该劝止的。妊娠期间，一是身体消耗，二是内分泌改变，非常容易促使肿瘤发展。即便临床上已经治愈的癌症患者，怀孕后也有相当一部分人出现癌的复发或转移。因此，这样的患者应当坚持可靠的避孕或进行绝育手术。如果怀孕期间发现了恶性肿瘤，一般地说，听说及时进行人工流产或引产终止妊娠。已知有些癌症，如乳腺癌与雌激素有密切关系，就更应当避免怀孕所引起的不良影响。因此，患癌症的妇女，一旦怀孕，就应及早就医，及早采取适当的措施。

（10）癌症怎样才算彻底治愈？

一般来说，肿瘤经治疗后全部消退，并维持五年以上不再复发，且身体一般状况良好，这在医学上叫做“五年治愈”，就算基本上彻底治好了。因为如果肿瘤未被根本消灭或者根本未被消灭，那么，短则半年、一年，长者二年、三年，迟早都会在三五年内复发、死亡，而连续五年平稳，不见复发。以后再复发的可能性就小得多了。因此，等癌症临床治愈后观察五年以上，基本上彻底治愈了。这时，是可以考虑结婚问题的。

（周玉琛、李菊菊）

第九章
认识预防传染病

导语

由各种病原微生物（如细菌、病毒、支原体、真菌等）和寄生虫（原虫和蠕虫）引起的能在人与人、动物与动物或人与动物之间相互传播的疾病叫传染病。传染是需要途径的，每一种病的传染都有着不同的途径。

说话、打喷嚏时产生的飞沫叫呼吸道传播。如常见病有结核病、禽流感、流行性感冒等。通过吃污染的食物，喝被污染的水叫消化道传播。如常见病有伤寒、霍乱和细菌性痢疾等。在被污染的水里游泳，或者是不洁性传播叫接触传播。如常见病有血吸虫、钩虫病、艾滋病等。通过蚊虫叮咬传播。如疟疾、登革热、流行性乙脑叫虫媒传播。母亲患感染性疾病时，病原体可通过胎盘、产道或母乳传给胎儿或新生儿。如乙肝、丙肝、梅毒、艾滋病叫垂直传播血液、体液传播。输入被污染的血液，或者是不安全的性交叫血液传播。常见传染病有乙肝、丙肝、梅毒、艾滋病等。知道了传播途径，就知道如何预防。截断传播途径是最好的预防办法。如隔离、戴口罩等。

如果患了传染病，吃抗生素是不行的，抗生素是针对细菌。传染病的病原微生物多种多样，如果是非细菌病原微生物，即使用很贵且杀菌能力很强的抗生素，也无济于事。滥用抗生素会导致耐药性。凡怀疑是

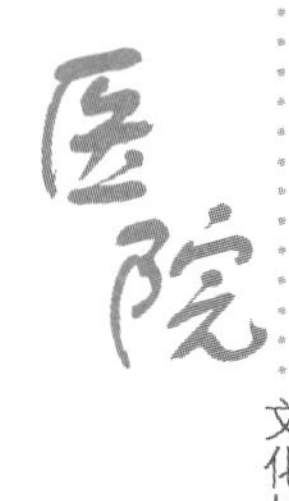

传染病，应去正规医院就诊，在医生的指导下用药。对于传染病，认识它与预防它十分重要。

第一节　常见的流行性感冒

1. 流感

是流行性感冒的简称，是由流感病毒引起的一种急性呼吸道传染病，具有流行面广、传染性强以及发病率高等特点。流感病毒分为 4 个分型：甲型流感病毒、乙型流感病毒、丙型流感病毒和丁型流感病毒。

2. 症状

流感病毒潜伏期一般为 1~3 天，最短为数小时，最长可达 4 天。流感的症状通常比普通感冒更重，主要为咳嗽、流涕、打喷嚏、鼻塞等病情较重者可出现感染、头痛、乏力等全身中毒症状。

3. 流感与普通感冒区别（详见下表）。

（1）如果出现以下图中这些流感症状建议及时就医，及时服用抗病毒的药物，通常最佳时间是 48h 以内，过了这个时间段再吃药效果就会较差。无并发症者一般第 3~4 天后体温会逐渐消退，全身症状好转，但咳嗽和疲倦乏力感会持续数日，恢复通常需要 7~14 天。

（2）如果只是出现普通感冒症状，一般在家多喝热水或者吃点中成药（清开灵颗粒、板蓝根等），好好休息一下可能就好了。

区分普通感冒还是流感

普通感冒症状	流感症状
喷嚏	头痛明显
流涕	发热（体温可达 39~40℃）
咽痛	疼痛明显
头痛较少	食欲减退
体温正常或 <38℃低热	肌肉酸痛、疲劳乏力
轻度到中度干咳	恶心呕吐、腹泻

4. 治疗

流感患者一旦发病，应尽快开始进行抗病毒治疗，常用药是奥司他韦，最好是出现症状48h以内开始用药，一般疗程5天左右。早诊断、早治疗是提高流感治愈率、降低病死率的关键。

5. 预防

（1）流感疫苗接种是预防流感的有效手段。

（2）流感流行期间在公共场所及室内应加强通风与环境消毒，可选用合格消毒液消毒。

（3）在人群密集处及接近患者时应当戴口罩，避免密切接触，注意个人卫生。

（4）加强户外锻炼，提高身体抵抗力，秋冬天气多变，注意保暖。

（5）多注意休息、多饮水，单间隔离，减少与他人的接触，隔离至体温正常后2日或患病7日后方可解除隔离。

（6）吃维生素E和C。维生素E在人的免疫系统中占有重要的地位，但它多存在于动物脂肪和植物油当中。那些不爱吃肉、吃油的人摄入得少。需要补充一些维生素E类的食品。维生素C有减轻感冒症状及程度的作用，可以口服一些，但别过量。

第二节　介绍几种青少年儿童常患的流行病

1. 流行性腮腺炎

（1）疾病：腮腺炎分为细菌性腮腺炎和病毒性腮腺炎。细菌性腮腺炎是一种细菌感染，它没有传染性。病毒性腮腺炎又称为流行性腮腺炎，俗称流腮，是由腮腺炎病毒引起的急性呼吸道传染病。早期的患者及隐性感染者均为传染源，并主要通过飞沫传播，患者主要是学龄儿童。从医学角度上看，由于症状开始前数天患者体内就已经开始有了病毒感染，腮腺肿胀消退之前是会传染的，肿胀消退以后传染性就不那么强了。但是这一个时间段，还可以从唾液中分离出病毒，所以还是有一定传染性的。所以在临床上对于病毒性腮腺炎，一般隔离至腮腺肿胀完全消退即可，腮腺肿胀完全消退以后还传染给别人的例子是很少的。所以流行性腮腺炎的传染期一般是2~3周，这一段时间都会有比较强的传染性，需要隔离治疗。流行性腮腺炎呈全球性分布，全年均可发病，以冬春季为主，常发生在儿童和青少年中。

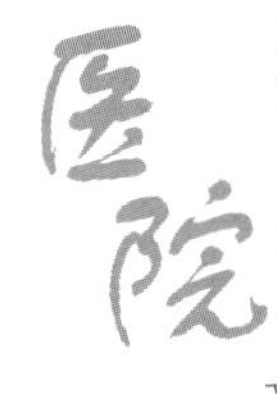

（2）症状：腮腺肥大，一般是以耳垂为中心，一般持续 7~10 天，常一侧先肿大 2~3 天后，另一侧也出现肿大，并伴有疼痛和热感。在张口及吃东西时疼痛加重。肿痛约一周后消退，腮腺肥大时大部分有 3~5 天的发烧。男孩并发睾丸炎。

（3）治疗：流行性腮腺炎患者应及时就医并隔离治疗。患者应注意口腔卫生，多饮开水，饮食主要以稀饭、面条等软的食物为宜，避免长时间咀嚼，不能吃辛辣食物，要保证营养。孩子患了腮腺炎后，要与健康儿童隔离，暂停上学，隔离休息，以免传染。要隔离至腮肿完全消退为止。病儿用过的食具、毛巾等可煮沸消毒，病儿的居室经常通风换气，这样既能使居室内空气新鲜，又可以达到消毒目的。

①重症病儿因高热，精神及体力都很差，应当卧床休息以减少体力消耗，有助于康复。轻症的病儿，常常不能引起家长的重视，不注意对他们进行隔离与护理，任其自由活动，造成疾病传播。病儿没有得到很好的休息，容易导致发生并发症。

②应给病儿吃富有营养易消化的食物，不要给病儿吃酸、辣、甜味过浓及干硬食物，因为这些食品易刺激腮腺使腮腺分泌增加，刺激已红肿的腮腺管口，使疼痛加剧。

③对于发热 39℃以上的病儿，可采用头部冷敷、温水擦浴的方法退热，或在医生指导下使用退热药和清热解毒的中药。在腮肿的早期，可用冷毛巾局部冷敷，使局部血管收缩，从而减轻炎症充血的程度，达到减轻疼痛的目的。

（4）预防：

①接种疫苗。流行性腮腺炎是一种可预防的疾病，接种疫苗是预防流行性腮腺炎最为简单有效的方法。儿童应当在一岁半时接种一针，6 岁时接种一针。15 岁以下的儿童都可以接种。

②不要去人多的场所。在呼吸道疾病的流行期间，身体抵抗力差的人要尽量少去人员复杂拥挤的公共场所，出门戴口罩。

③养成良好的个人卫生习惯。勤洗手，家中勤通风，勤晒衣服和被褥，平时要多补充水分。

④积极锻炼身体。多晒晒太阳，提高身体的免疫力，根据自身的情

况选择适合自己的运动。

⑤及时发现疾病。发现孩子出现了发热头痛，食欲不振，腮腺肿胀等疑似流行性腮腺炎的症状，及时去医院就诊，早期诊治。

⑥发现孩子患了腮腺炎，一定要和健康的孩子隔离，以免传染。孩子用过的食具毛巾都要煮沸消毒。居住的房间要经常通风换气。

2. 流行性脑脊髓膜炎

（1）疾病：流行性脑脊髓膜炎简称流脑，是由脑膜炎双球菌引起的化脓性脑膜炎，是急性呼吸道传染病，多见于秋冬季，小于 15 岁的儿童多见，6 个月至两岁儿童为易感者。早发现、早诊断、早治疗和早隔离是十分关键的措施。一般隔离到临床症状消失后 3 天，但不少于发病后 7 天，密切接触者，应进行医学观察 7 天。

（2）症状：轻型“流脑”只表现为“上呼吸道感染”，出现咽痛、咳嗽或轻度发热等症状。典型的“流脑”则表现为急起高热、头疼、呕吐、皮肤黏膜瘀点及脑膜刺激症状。一旦孩子在发热的同时又出现皮疹，应及时就医，如不及时抢救，可在 24h 内死亡，婴幼儿病情更凶险。

（3）预防：

①流脑流行期间，要搞好环境与个人卫生，居室注意通风换气，保持空气流通。流行期间避免儿童到公共场所，托幼机构和中小学尽可能不组织大型集会，以减少传播。

②预防接种：6 个月至 15 岁小儿按时接种脑膜炎球菌 A 群多糖菌苗，有一定预防效果。

③药物预防：与患者密切接触者可就医请教预防用药。

3. 水痘

（1）疾病：水痘是由水痘—带状疱疹病毒引起的原发感染，是以较轻的全身症状和皮肤黏膜上分批出现的斑疹、丘疹、水疱和痂疹为特征的急性传染性皮肤病。多见于儿童，其传染力强，接触或飞沫均可传染。

（2）症状：症状较轻，可有低热、头痛、流涕、吃不下东西等上呼吸道感染症状。1~2 天后出现皮疹。皮疹先见于躯干、头部，逐渐延及面部，最后达四肢。皮疹分布以躯干为多，面部及四肢较少，呈向心性分布。整个病程短则一周，长则数周。

（3）治疗：得了水痘应立即隔离，隔离到出疹后7天，疱疹全部结痂。发热者应卧床休息，给予易消化食物和充足水分。患病者皮肤应注意清洁，由于皮肤瘙痒，防止抓伤，应剪短指甲，戴手套；皮肤瘙痒者，可涂2%碳酸氢钠溶液或炉甘石洗剂；口服阿司咪唑、氯苯那敏等止痒；若疱疹破裂，可涂甲紫或抗生素软膏。早期使用阿昔洛韦、更昔洛韦等抗病毒治疗。

（4）预防：

①接种水痘疫苗是最有效的预防手段。

②减少接触，防止感染：水痘高发时期，家长应尽量少带孩子去医院及其他公共场所，避免孩子接触水痘或带状疱疹病人，以防感染水痘。出现水痘的学校、幼儿园要停止举办大型活动，减少传播机会。接触过病人的孩子要观察21~28天。

③注意个人卫生，增强体质：要讲究个人卫生，经常给孩子洗澡、换衣服，保持皮肤清洁，勤剪指甲，勤洗手，坚持体育锻炼，增强抗病能力，运动前后注意及时增减衣服，防止着凉。

④经常开窗通风，保持空气清新：教室、活动室、卧室要勤开窗保持空气流通，值日生扫地应先洒水后扫地。学生课间应到室外活动。有学生出水痘的班级，可用84消毒液配水（比例是1∶100）擦洗课桌椅和学习用具，或用1∶100的84消毒液喷洒教室进行空气消毒，给教室消毒时需要关门窗，也可用紫外线消毒。

4. 麻疹

（1）疾病："麻疹"是由麻疹病毒引起的急性呼吸道传染病，四季都会发病，以冬末春初为多见，患者多为小孩。主要以发热、流鼻涕、咳嗽、眼结膜充血，口腔黏膜柯氏斑及皮肤出现红色斑丘疹为主要临床表现。易感者感染麻疹病毒后约有90%发病，多数人得了一次后可以终身免疫。

（2）处置：呼吸道隔离至出疹后5天，并发肺炎者延长至疹后10天。前驱期及出疹期高热时，不宜采用冷敷或较强烈的退热剂，以防疹子出不透。发热过高可冷敷头部或必要时用少量退热剂，切忌大量发汗与急速降温。卧床休息，室内保持清洁、温暖、空气新鲜，切勿关闭窗户，光线不宜过强，保持口、鼻、眼的清洁，可用生理盐水冲洗。要多喝水，吃好消化的食物，少吃油腻的东西，特别要补充维生素 A，有研究表明维生素 A 可显著降低麻疹的并发症及死亡率的发生。

（3）预防：预防接种。对麻疹患者应及早隔离，做好疫情报告。确诊患者应隔离至出疹后 5 日，有并发症者应延长至第 10 日。对接触麻疹者应隔离 3 周，曾做被动免疫者隔离 4 周。医务人员需洗手，更换外衣或在室外间隔至少 20min 后再进入。

5. 手足口病

（1）疾病：手足口病是一种由多种肠道病毒引起的多发 5 岁以下儿童的急性传染病。全年均 5~7 月为高发期。手足口病一般症状较轻，大多数患者发病时，往往先出现发烧症状，手掌心、脚掌心出现斑丘疹和疱疹（疹子周围可发红），口腔黏膜出现疱疹或溃疡，疼痛明显。部分患者可伴有咳嗽、流涕、食欲不振、恶心、呕吐和头疼等症状。少数患者病情较重，可并发脑炎、脑膜炎、心肌炎、肺炎等，如不及时治疗可危及生命。

手足口病传播途径多，主要通过密切接触病人的粪便、疱疹液和呼吸道分泌物如打喷嚏喷的飞沫等及被污染的手、毛巾、手绢、牙杯、玩具、餐具、奶瓶、床上用品等而感染。如果家里有孩子得了手足口病，可采用以下方法消毒：奶嘴、奶瓶、餐具、毛巾等物品用 50℃以上的热水浸泡 30min 或者煮沸 3min；污染的玩具桌椅和衣物等使用含氯的消毒剂（84 消毒液或漂白粉）按使用说明每天清洗；孩子的痰、唾液和粪便、擦拭用纸等都最好倒入适量消毒剂，搅拌消毒后再丢入厕所。

（2）预防

①家长应教育儿童加强个人卫生，做到饭前便后洗手，勤刷牙，勤漱口，勤洗澡。要饮开水，不喝生水，不吃生冷食物，剩饭剩菜要完全加热后再食用。

②对 3 岁以下婴幼儿，家长应看护好孩子，不要让孩子在地上摸爬玩耍，不要用自己嚼过的食物喂给孩子，同时也应注意做好个人卫生。

③家长应尽量少带孩子到拥挤的公共场所，特别是尽量避免与其他有发热、出疹性疾病的儿童接触，减少被传染的机会。

④服用益生剂类药物（如整肠生等）可有效防疫手足口病。整肠生等益生剂可促进原藉菌（双歧杆菌）的增殖。双歧杆菌是人肠道内重要的微生物种群之一，直接参与身体的消化营养、代谢、吸收、免疫和抗感染过程。整肠生等益生可有效抑制 Ev71 病毒的活性，增强身体的免疫功能。

⑤一旦发现孩子有发热、出疹等表现，应尽早带孩子到正规医院就医。如医生建议住院治疗，应积极配合。如孩子是幼儿园小朋友或学校学生，还应及早告诉老师。孩子未彻底治好前，不要急着到幼儿园、学校上学，防止传给别的儿童。

⑥注意做好家庭室内外的清洁卫生，经常清理垃圾、粪便，加强开窗通风，衣服、被褥要在阳光下暴晒。家禽、家畜要圈养，避免人、畜混住一处，尤其要减少儿童与家禽、家畜的直接接触。

第三节　动物传播的急性传染病

1. 老鼠

（1）疾病：流行性出血热是由汉坦病毒引起的、经老鼠传播的急性病毒性传染病。有下列几种传播方式：带病毒鼠排泄物和分泌物污染的灰尘在空气中形成气溶胶，经呼吸道吸入而感染。接触带病毒鼠的排泄物、分泌物，通过损伤的皮肤黏膜而感染。食用带病毒鼠的排泄物、分泌物污染的食物和水而感染。孕妇患病后可经胎盘感染胎儿。鼠体表螨类吸入带病毒鼠的血后叮咬人引起感染。该病病情重、病死率高，以发热、出血和肾脏损害为主要临床症状。一年四季均可发病，春季和秋冬季为流行高峰，潜伏期最短 4 天、最长 60 天，一般为 7~14 天。所以，要牢记传播方式，严防传播；要彻底灭鼠，截断传播源。

（2）症状：发病初期：发热 38℃以上，出现“三红”：颜面、颈部及胸部皮肤充血潮红。“三痛”：头痛、腰痛、眼眶痛；出血：口内软腭、咽部及眼睛球结膜出血，腋下、胸背部皮下出血，形如搔抓样。典型的流行性出血热临床表现有五期经过：发热期、低血压休克期、少尿期、多尿期和恢复期。严重者可并发尿毒症、肾功能衰竭、颅内出血、肺水肿、脑水肿等，可导致死亡。

（3）预防：①接种出血热疫苗。接种双价肾综合征出血热疫苗是预防流行性出血热见效最快、最安全、最实用的防控措施。

②防鼠、灭鼠。野外作业时要注意防鼠，避免与鼠类及其排泄物、分泌物接触：用鼠药或鼠夹灭鼠；接触死老鼠时应戴手套：死老鼠应深埋焚烧。

③管理好食品。食物要放在老鼠接触不到的地方，以防老鼠排泄物，分泌物污染，剩饭菜必须加热后食用；餐具用前应煮沸消毒等。

④搞好环境卫生。室内外垃圾及时清理，消灭鼠孳生地，打扫卫生时戴口罩、帽子和手套，防止吸入带毒尘埃等。

⑤老鼠咬过抓过的伤口应立即处理，在家可用清洁水或20%的肥皂水反复冲洗伤口，把伤口内的污血挤出；用0.1%新洁尔灭彻底冲洗伤口或瘙痒处，再用75%的酒精或2%碘酒涂擦伤口；最好尽快去正规医院规范处理，并在24h内去疾控中心或者是社区卫生服务中心接种流行性出血热疫苗。

2. 蚊子

（1）疾病之一：疟疾俗称“打摆子”“发疟子”。疟疾是由蚊虫叮咬引起的传染病。当按蚊叮咬疟疾病人时，病人血液里的疟原虫就被蚊吸入，经过大约10天在蚊体内发育后成为有感染性的蚊子，当健康的人体被这种蚊子叮咬后就会得疟疾。寄生人体的疟原虫有四种，国外的疟疾大多是间日疟，从非洲传染的名为恶性疟疾。曾到非洲以及国内在疾高发区务过工的人员，当您有发冷、发热、头痛等疑似疟疾症状时，要尽快去当地疾控中心找医生，验血可查明血液里有无疟原虫和得了哪种疟疾。疟疾治疗有特效药。

①症状：典型症状为先冷、后热、再出汗。发冷时暑天盖了棉被还感觉冷，发热时体温可达40℃以上，并伴有头痛和全身酸痛，几个小时后出一身大汗就退热了。间日疟一般隔天发作一次，恶性疟每天或不规则发作，还可引起脑型疟等，如不及时有效治疗将危及生命。

②预防：防止蚊子叮咬：在疟疾流行季节使用纱门、纱窗、蚊香等防蚊措施，对野外露宿的人员，应使用驱避剂和蚊帐，避免蚊虫叮咬。在发生疟疾暴发时，可采用室内杀虫剂滞留喷洒或用菊酯类杀虫剂浸泡

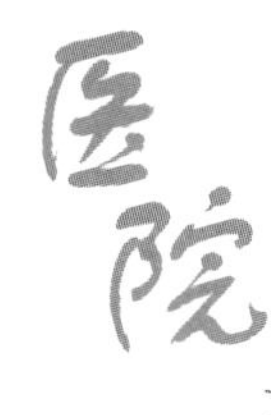

蚊帐进行灭蚊。

预防性服药：进入国内或国外疟疾高传播地区的人员，应于传播季节定期服用抗疟药，但连续服药的时间不宜超过 3~4 个月。药物及用法：氯喹，每次服两片，7~10 天服一次。哌喹，每次两片，每月服一次。疟疾流行区经常夜晚室外作业与野外露宿者，在传播季节也应进行预防服药。

（2）疾病之二：流行性乙型脑炎，经蚊虫叮咬传播又一种疾病。是由乙型脑炎病毒引起，简称乙脑，大家习惯称之为“大脑炎”。是一般发生在夏秋季 7、8、9 月间，是人畜可以共患的中枢神经系统传染病。传播媒介是蚊子，猪是乙脑的主要扩散宿主，感染有乙脑病毒的猪可提供大量病毒给蚊子，再经蚊子叮咬传染给人。

①症状：少数人经这种蚊虫叮咬约 10~15 天后发病，症状轻重不一，一般起病急，突然发烧、恶心、呕吐、嗜睡、头痛，两三天后病情明显加重，常出现昏迷、躁动不安、抽搐、说胡话、呼吸不规则、颈项发硬等表现。极重的病例可因高烧抽搐不止、脑水肿、呼吸或循环衰竭而死亡。也有一部分病孩症状很轻，只有头痛和低烧，几天内就完全恢复正常。大多数病人在 7~10 天内热度渐退，其他症状也随之消失。少数亚重病人可因惊厥、昏迷持续较久，恢复后常留有时间长短不一的精神不正常、智力减退、失语、手脚僵直不能活动等后遗症。

②预防：提高防蚊灭蚊意识，在夏季蚊虫密度高峰时期喷洒杀虫剂灭蚊，重点处理地下室、楼梯背面、盥洗室和厕所等阴暗潮湿的场所。

接种乙脑疫苗是预防乙脑的重要措施，乙脑疫苗目前有两种，乙脑灭活疫苗和乙脑减毒活疫苗。接种对象是儿童及从非流行区到流行区的敏感人群。

室内使用纱门、纱窗、蚊帐、蚊香进行防蚊。野外工作和户外活动人员可在身体暴露部分涂抹驱蚊剂防止蚊虫叮咬染病，提倡不露宿。黄昏户外活动应避免蚊虫叮咬。

当被蚊虫叮咬又出现全身不适、头痛、发烧等乙脑相关症状时，一定要及时在正规医院就诊，千万不能误认为普通感冒而延误治疗，导致严重后果。

第四节　经性传播的疾病

之一

（1）疾病：艾滋病即获得性免疫缺陷综合征，其传播途径是性、血液和母婴传播。这是由人类免疫缺陷病毒感染导致的一种严重传染病。病毒特异性侵犯并损害 CD4+T 淋巴细胞，造成机体细胞免疫功能受损。和艾滋病感染者发生无保护性行为，包括同性及异性间无保护性行为、多个性伙伴等或是输了含有艾滋病的血，与艾滋病感染者共用注射器等，静脉注射吸毒，其他可以引起血液传播的途径，如文身、打耳洞、修脚等用具不消毒，与其他人共用刮脸刀、电动剃须刀、牙刷等都有可能感染艾滋病，艾滋病阳性的母亲可能将艾滋病传给孩子。需要告知的是，日常生活接触是不会感染艾滋病病毒的，例如：

①与艾滋病病毒感染者握手、拥抱、抚摸、礼节性接吻；

②与艾滋病病毒感染者一起吃饭、喝饮料以及共用碗筷、杯子；

③与艾滋病病毒感染者一起使用公共设施，如厕所、游泳池、公共浴池、电话机、公共汽车；

④与艾滋病病毒感染者一起居住、劳动、共用劳动工具；

⑤购物、使用钞票；

⑥咳嗽、打喷嚏、流泪、出汗、撒尿；

⑦蚊子、苍蝇、蟑螂等昆虫叮咬。

（2）症状：艾滋病急性期持续 2~4 周，可无特异性表现，有时有发热，可伴有全身不适、头痛、盗汗、恶心、呕吐、腹泻、肌肉关节痛、神经系统病变等特征，随后进入一个长达 6~8 年的无症状期，最后进入艾滋病期。艾滋病期时，症状表现为患者自身免疫力下降导致的各种感染或肿瘤。

如果不幸感染了艾滋病病毒，生活和情绪可能会受到很大干扰。但是，感染了艾滋病病毒，并不等于是艾滋病病人。艾滋病病毒在体内有很长的潜伏期，感染者潜伏期内跟健康人没有什么两样，关键是要延缓发病时间。只要你做到以下几点，就可以保持免疫力不下降太快，艾滋病病毒数量不增加太快：

①接受事实，不自暴自弃，保持心理的平衡和乐观的情绪；

②定期到医院检查，接受医务人员的指导；

③避免感染和皮肤破损，积极进行有针对性的治疗；

④如果你的身体状况良好，完全可以继续工作。有工作、能劳动，既有利于自己的心理健康，也可保持经济的来源；

⑤保证充分的营养和充足的休息；

⑥戒烟戒酒，适当锻炼身体，过有规律的生活。

（3）预防：HIV 疫苗仍处于实验研究阶段。预防艾滋病最主要的措施是洁身自好，不共用牙具、剃须刀；高危人群使用安全套，规范治疗性病；严格筛查血液及血制品，用一次性注射器等。

暴露以后可以进行预防性的抗反转录病毒治疗，常用的是鸡尾酒疗法，治疗方案是替诺福韦、拉米夫定、依非韦伦联合用药。开始治疗的时间是在暴露后，尽可能在最短的时间内（尽可能在 2h 内）预防性用药，最好不要超过 24h，即使超过 24h 也建议实施预防性用药，用药的方案和疗程是 28 天。

2. 梅毒

（1）疾病：通过性传播接触的一种老疾病梅毒，是由苍白螺旋体或梅毒螺旋体感染引起。主要其临床表现复杂，可侵犯全身器官，造成多器官损害。早期侵犯皮肤黏膜，晚期可侵犯血管。中枢神经系统及全身各器官。可通过胎盘传染给胎儿，发生先天梅毒。本病有“自愈”倾向，但易复发。

（2）症状：一期梅毒，常在感染 2~4 周后出现症状，主要表现为外生殖器部位无痛性溃疡、局部淋巴结肿大，溃疡经过一段时间可自然消失，但如果未治疗或治疗不彻底，螺旋体可进入血液循环，引起皮肤黏膜、骨骼、内脏、心血管等的损害，此时为二期梅毒，大部分二期梅毒的患者可以出现皮疹。早期梅毒未治疗，部分患者可发生三期梅毒。

（3）治疗：原则是早期、足量、规律。早期梅毒可以自愈，治疗越早，效果越好。性伴侣或夫妻也需要进行检查，如果是阳性，要一起治疗。首选长效青霉素治疗，每周肌肉注射一次，连续治疗 3 周，1 个月后复查。

如果梅毒患者发现已经怀孕了，应该尽早到正规医院进行正规治疗。一般只要在怀孕早期的3个月内和怀孕晚期的最后3个月进行青霉素治疗，可以阻止梅毒通过胎盘传染给胎儿。

（4）预防：

①安全的性行为，保持固定的性伴侣，或者戴上安全套阻断梅毒螺旋体进入人体血液中的途径，能大大降低传染梅毒的风险。

②日常生活中，就餐、握手、共用毛巾、马桶、游泳、洗浴一般不会传染梅毒。原则上是梅毒螺旋体没有通过破损的黏膜进入人体血液就不会传染。但也要注意生活中的特殊现象：接吻、共用剃须刀、牙刷这种容易出现黏膜。皮肤破损的情况，会有可能等“无辜梅毒”。

③妈妈的胎盘传染给胎儿梅毒，对胎儿的损害很大。因此，在婚前和孕前一定要做相关检查，患病期间不宜怀孕，经过治疗后好转了可怀孕。

第四节　细菌性痢疾与病毒性肝炎

（1）疾病之一：细菌性痢疾简称菌痢，是由志贺菌感染的肠道传染病，患者会出现腹痛、腹泻、里急后重等主要症状，大便为黏液脓血便。学龄前儿童和青壮年人群尤为易感。

①传染源：菌痢病人及带菌者。细菌性痢疾主要经粪口途径传播。志贺菌随患者粪便排出后，通过手、苍蝇、食物和水等媒介，经口感染。另外，还可通过生活接触传播，即接触患者或带菌者的生活用具而感染。查出病后，即住院治疗。

②预防：在本病流行期间不要与菌痢病人接触，以免感染患病。得了痢疾要早报告，及时隔房，彻底治疗。病人的排泄物、呕吐物及被污染的食物、用具，都要严格消毒。在痢疾的发病季节，也可因地制宜选用马齿苋、大蒜等预防痢疾。

（2）疾病之二：病毒性肝炎是由多种肝炎病毒引起的常见传染病，肝炎病毒通常分为甲、乙、丙、丁、戊型、以疲乏、食欲减退、肝肿大、肝功能异常为主要表现，部分出现黄疸，无症状感染常见。

甲肝和戊肝多为急性发病，预后良好；乙肝和丙肝感染易发生慢性化，危害较大，感染时年龄越小，越容易慢性化；丁肝病毒只有与乙肝病毒同时或在乙肝病毒感染的基础上才可能感染。

①传播途径：

甲肝和戊肝主要经粪—口途径传播，水源或食物被污染可引起暴发流行，也可经日常生活接触传播。

乙肝、丙肝的传播途径包括：血液传播（输血及血制品以及使用污染的注射器或针刺等）；母婴垂直传播；性接触传播。丁肝的传播途径与乙肝相同。中国人约定俗成地给乙肝五项指标排了个队，依次为 HBsAg（乙肝表面抗原）、抗 -HBs（乙肝表面抗体）、HBeAg（乙肝 e 抗原）、抗—HBe（乙肝 e 抗体）、抗—HBc（乙肝核心抗体），俗称“两对半”；又将第一、三、五项阳性（即 HBsAg、HBeAg 和抗—HBc）称为大三阳，将第一、四、五项阳性（HBsAg、抗—HBe、抗—HBc）称为小三阳。

②预防：

接种乙肝疫苗是预防乙肝的最安全、有效的措施。乙肝病毒感染是导致原发性肝癌的主要因素，接种乙肝疫苗还可以降低肝癌的发生。乙肝疫苗全程接种需按 0、1、6 月龄接种 3 针。

日常生活中不共用剃胡刀和牙刷；正确使用安全套，进行安全性行为；拒绝毒品，不共用针具。

甲肝和戊肝病毒主要经消化道传播，注意饮食和饮水卫生、防止“病从口入”可预防甲肝和戊肝病毒感染。甲肝疫苗已纳入国家免疫规划程序，对 18 月龄儿童给予免费接种甲肝疫苗。

丙肝目前无法通过接种疫苗进行预防，但通过采取有效措施切断传播途径，如使用安全的血液制品、不共用注射器、避免不洁医疗行为等，丙肝是完全可以预防的。

第五节　传染病的居家防护知识

1. 居家消毒

优先推荐 75% 的酒精和含氯的消毒水（一般是指以次氯酸钠为主要成分的“84”类无机消毒液）擦拭地面、家具等。

对于家中耐热耐湿的物品，优先推荐使用物理消毒的方法。一是煮。

毛巾、抹布、餐具等可放入大锅，加入清水浸没，加热消毒。沸腾后开始计时，煮沸 15~30min。二是蒸。家里如果有大蒸笼的话，可将需要消毒的物品放入蒸笼内加热消毒，蒸 15~30min 即可。砧板这类较大且不方便蒸煮的物体，可以多烧点开水，反复冲洗。大面积物体表面擦拭或者大面积拖地，可选用 500mg/L 含氯消毒剂。

手机、键盘等，可以用 75% 酒精或者酒精棉球、酒精棉片擦拭消毒。

2. 消毒液的配置

（1）最简单的方法，是购买有效氯含量为 500mg/ 片的泡腾消毒片，往 1 升水里投 1 片，就是完全达到有效氯浓度的消毒液了，然后用抹布蘸湿，进行表面擦拭消毒。

（2）次氯酸钠消毒液的配制。以有效氯含量为 5% 的 84 消毒液为例：将 1000ml 水（两瓶 500ml 矿泉水空瓶装满水）倒入容器中，然后加入 1 瓶盖（10ml）的 84 消毒液，搅拌均匀，即可变成含有效氯浓度为 500mg/l 的消毒液。

（3）以有效氯含量为 10% 的消毒粉为例：将 4000ml 水（8 瓶 500ml 矿泉水空瓶装满水）倒入容器中，然后加入重量 20g/ 包的消毒粉，搅拌使之全部溶解，即可变为含有效氯浓度为 500mg/l 的消毒液。

3. 居家消毒注意事项

（1）清洁为主，避免过度消毒。普通家庭不用频繁消毒。若家人经常进出医院，或是有家人身体不好，需要严防感染，可使用含氯消毒剂进行居家消毒。消毒的时候，要让家里老小避开。

（2）配置和使用消毒剂时务必注意个人防护。整个操作过程中一定要戴手套！消毒液具有一定的腐蚀性，在物体表面使用约 30min 后，一定要使用清水擦拭；配置好的消毒液不可再与其他消毒或清洁用品混用，如洁厕灵、酒精等。

（3）消毒剂应在有效期内使用，现配现用。

（4）含氯消毒剂有漂白作用，对织物进行消毒时要慎重。

（5）使用酒精时要避免明火，以防火灾。

（6）消毒剂应存放在阴凉干燥处，儿童接触不到，并远离火源。

（7）做好居室内通风换气，经常性开窗通风，保持环境清洁，建议

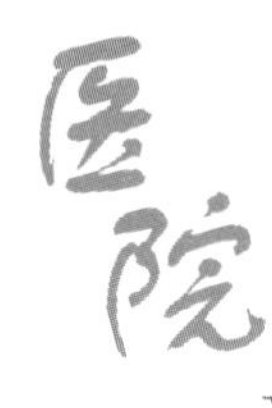

每天 2~3 次，每次 20~30 min，秋冬季节注意人员保暖。此外，空调中容易寄生军团菌等致病菌，夏冬季来临开启空调之前，都需要清洗空调出风口，或者请专业维保人员进行空调消毒。

4. 洗手液与手消毒剂及消毒

（1）选购洗手液、手消毒剂时一定要看产品名称和标签：宣称有抗抑菌功效的就是抗抑菌洗手液；宣称有消毒功效的就是手消毒剂；其余为普通洗手液。

（2）普通洗手液和抗抑菌洗手液可以满足手部日常清洁需要，不建议频繁使用手消毒剂进行手部皮肤消毒。尽量使用流动水洗手。

在接触可疑污染环境后可以使用含酒精速干手消毒剂擦拭消毒，皮肤在接触可疑污染后可选择碘伏进行消毒。饭前饭后、如厕前后、外出回来、前往医院归来、乘坐公共交通之后等都应该洗手。

（黄爱红）

第十章 疫情防范小知识

导语

每当疫情来袭，人们都会陷入担忧和恐惧之中。记忆犹新 2002 年 SARS 是这样，后来的禽流感。近来的新型冠状病毒（以下简称新冠病毒）感染都是如此。这是人类面对灾难时的正常表现。新型冠状病毒是种什么样的病毒？传染源来自哪里？如何科学防治？为了呵护健康与生命，每一个人或家庭了解疫情防范的知识是十分必要的。有了知识，就能够更好的保持身体和心理的健康。新冠病毒疫情防控期间也是信息流行病暴发时期。及时获取官方信息，收集有助于准确判定风险的信息，以正常心态面对消息来源，采取合理的预防措施，避免不必要的恐慌和焦虑。

第一节 认识高致病性禽流

（1）疾病：高致病性禽流感一年四季都会发生，但在冬春季节是人感染禽流感的高发季节，日常生活中我们如何进行有效防范呢？

人感染高致病性禽流感简称人禽流感，是由甲型流感病毒某些感染禽类的亚型引起的人类急性呼吸道传染病。根据禽流感病毒致病性的不同，分为高致病性禽流感病毒、低致病性禽流感病毒和无致病性禽流感

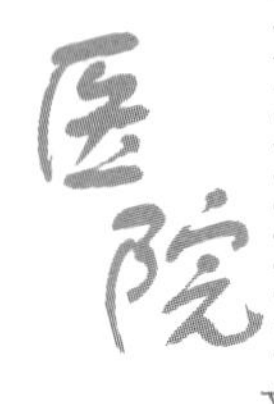

病毒。其中高致病性禽流感病毒感染最为严重，发病率和死亡率高，感染的鸡群死亡率可达100%。

（2）人是怎样感染禽流感的？

①传染源：主要为患禽流感或携带禽流感病毒的鸡、鸭、鹅等禽类，特别是鸡，但不排除其他禽类或猪、猫等作为传染源的可能。病人是否为传染源尚待进一步确定。

②传播途径：主要通过呼吸道传播，或直接接触受禽流感病毒感染的家禽及其排泄物、分影物、组织器官或被带有病毒污染的物品而感染，也可通过眼结膜和破损皮肤引起感染。目前尚无人与人之间传播的确切证据。

③人群易感性：人群普遍易感，H5N1感染者以12岁以下儿童发病率较高，病情较重，H7N9感染者多见于老年人。从事家禽养殖业者，在发病前1周内去过家禽饲养、销售及宰杀等场所者，以及接触禽流感病毒的实验室工作人员为高危人群。

（3）症状：根据现有人感染H7N9和H5N1禽流感病例的调查结果认为，潜伏期一般在7天以内，且起病很急，早期表现为类似普通型流感。主要表现为发热，体温大多在39℃以上，持续1~7天，一般为3~4天，可伴有流涕、鼻塞、咳嗽、咽痛、头痛、全身不适，部分患者可有恶心、腹痛、腹泻、稀水样便等消化道症状。除了上述表现之外，人感染高致病性禽流感重症患者还可出现肺炎、呼吸窘迫等表现，甚至可导致死亡。

（4）预防：

①发现疑似高致病性禽流感时，应立即报告当地畜牧兽医部门，病禽群就地封锁，所用器具及污染地面用2%烧碱消毒。确认后，立即进行严格封锁、隔离、消毒及防治等一系列工作。发病禽群扑杀后要作无害化处理，工作人员进出要全面消毒，病禽群吃剩的饲料或饮水，要烧毁或深埋，禽舍及附近，用2%烧碱、二氯异氰脲酸钠（含有效氯≥20%）、1%~2%福尔马林喷洒消毒，以免散毒。对疫区周围禽，进行紧急接种，用量、注射方法及注意事项须严格按疫苗说明书执行。

②饲养者在禽群及禽类产品离开产地前，必须向当地动物卫生监督机构报检，凭当地动物卫生监督机构出具的检疫合格证明调运。

③加强体育锻炼，多休息，避免过度劳累，不吸烟，勤洗手；注意个人卫生，打喷嚏或咳嗽时掩住口鼻。

④保持室内清洁，保持室内空气流通，应每天开窗换气两次，每次至少 10min，或使用抽气扇保持空气流通；尽量少去空气不流通的场所。

⑤注意饮食卫生，进食禽肉、蛋类要彻底煮熟，加工、保存食物时要注意生、熟分开；养成良好的卫生习惯，搞好厨房卫生，不生食禽肉和内脏，解剖活（死）家禽、家畜及其制品后要彻底洗手。

⑥疫情时，应尽量避免与禽类接触；公众特别是儿童应避免密切接触家禽和野禽。

⑦注意生活用具的消毒处理。禽流感病毒不耐热，100℃下 1min 即可灭活。对干燥、紫外线照射、汞、氯等常用消毒药都很敏感。

⑧若有发热及呼吸道症状，应戴上口罩，尽快就诊，并切记告诉医生发病前有无外游或与禽类接触史。医生指导下治疗和用药

第二节　新型冠状病毒感染

世界卫生组织总干事谭德赛宣布，新型冠状病毒感染将正式被命名为“2019 冠状病毒病”（COVID-19）。

其中，“CO”代表 Corona（冠状），“Ⅵ”代表 Virus（病毒），“D”代表 Disease（疾病），“19”代表疾病发现的年份 2019 年。这种传染病发现后迅速播散全球。该病毒是飞沫传播通过咳嗽、说话时产生的飞沫传播；还可以接触传播含有病毒的飞沫沉积在物品表面，经手接触到口腔、鼻腔、眼睛处等黏膜，进入呼吸道。在相对封闭的环境中，长时间暴露于高浓度含病毒气溶胶的情况下，存在气溶胶传播的可能。

因在粪便及尿中可分离到新型冠状病毒，故存在粪口传播风险。

症状：潜伏期 1~14 天，多为 3~7 天。以发热、干咳、乏力为主要表现。部分患者以嗅觉、味觉减退或丧失等为首发症状，少数患者伴有鼻塞、流涕、咽痛、结膜炎、肌痛和腹泻等症状。重症患者多在发病一周后出现呼吸困难和（或）低氧血症，严重者可快速进展为急性呼吸窘迫综合征、脓毒症休克、难以纠正的代谢性酸中毒和出凝血功能障碍及多器官功能衰竭等。极少数患者还可有中枢神经系统受累及肢端缺血性坏

死等表现。值得注意的是重型、危重型患者病程中可为中低热，甚至无明显发热。轻型患者可表现为低热、轻微乏力、嗅觉及味觉障碍等，无肺炎表现。少数患者在感染新型冠状病毒后可无明显临床症状。多数患者预后良好，少数患者病情危重，多见于老年人、有慢性基础疾病者、晚期妊娠和围产期女性、肥胖人群。儿童病例症状相对较轻，部分儿童及新生儿病例症状可不典型，表现为呕吐、腹泻等消化道症状或仅表现为反应差、呼吸急促。极少数儿童可有多系统炎症综合征（MIS-C），出现类似川崎病或不典型川崎病表现、中毒性休克综合征或巨噬细胞活化综合征等，多发生于恢复期。主要表现为发热伴皮疹、非化脓性结膜炎、黏膜炎症、低血压或休克、凝血障碍、急性消化道症状等。一旦发生，病情可在短期内急剧恶化。

诊断：疑似病例，结合下述流行病学史和临床表现综合分析，有流行病学史中的任何 1 条，且符合临床表现中任意两条。无明确流行病学史的，符合临床表现中任意两条，同时新型冠状病毒特异性 IgM 抗体阳性；或符合临床表现中的 3 条。

（1）流行病学史

①发病前 14 天内有病例报告社区的旅行史或居住史；

②发病前 14 天内与新型冠状病毒感染的患者或无症状感染者有接触史；

③发病前 14 天内曾接触过来自有病例报告社区的发热或有呼吸道症状的患者；

④聚集性发病（两周内在小范围如家庭、办公室、学校班级等场所，出现两例及以上发热和 / 或呼吸道症状的病例）。

（2）临床表现

①发热和（或）呼吸道症状等新冠肺炎相关临床表现；

②具有上述新冠病毒感染影像学特征；

③发病早期白细胞总数正常或降低，淋巴细胞计数正常或减少。

（3）确诊病例

疑似病例同时具备以下病原学或血清学：

①实时荧光 RT-PCR 检测新型冠状病毒核酸阳性；

②病毒基因测序，与已知的新型冠状病毒高度同源；

③新型冠状病毒特异性 IgM 抗体和 IgG 抗体阳性；

④新型冠状病毒特异性 IgG 抗体由阴性转为阳性或恢复期 IgG 抗体滴度较急性期呈 4 倍及以上升高。

（4）有以下情况属重型 / 危重型高危

①老年人；

②有心脑血管疾病（含高血压）、慢性肺部疾病（慢性阻塞性肺疾病、中度至重度哮喘）、糖尿病、慢性肝脏、肾脏疾病、肿瘤等基础疾病者；

③免疫功能缺陷（如艾滋病患者、长期使用皮质类固醇或其他免疫抑制药物导致免疫功能减退状态）；

④肥胖（体质指数≥ 30）；

⑤晚期妊娠和围产期女性；

⑥重度吸烟者。

隔离：

传染病流行的三个基本环节是：传染源、传播途径和易感人群。传染源：能够散播病原体的人或动物；传播途径：病原体离开传染源到达健康人的方式，如呼吸道飞沫、空气传播、食物传播、生物媒介传播等；易感人群：对某种传染病缺乏免疫力而容易感染该病的人群叫易感人群。所以，控制传染病流行需要同时从控制传染源、切断传播途径、保护易感人群三方面入手，对病例进行隔离。

预防：

①避免去疾病流行的地区；减少到人员密集的公共场所活动，尤其是空气流动性差的地方，例如网吧、KTV 等；建议减少走亲访友和聚餐；保护幼儿，帮助小朋友整理口罩时，要做好手卫生，不要用不干净的手触碰小朋友的口罩、脸颊或颜面部；

②正确佩戴口罩：辨别正反，戴口罩前，请将口罩鼻夹侧朝上、深色面朝外，如口罩无颜色区别，可根据口罩皱褶判断，皱褶处向下为外；

严丝合缝，戴口罩时，用双手手指置于金属鼻夹中部，一边向内按压一边顺着鼻夹两侧移动手指，直至将鼻夹完全按压成鼻梁形状，快速吸气检查空气是否有从口罩边缘包括鼻梁处泄露，再调整鼻夹。打喷嚏或咳嗽时不需要摘下口罩，可适时更换；如不习惯可摘下口罩用纸巾或者肘部遮掩口鼻。

如果发现口罩明显潮湿或脏污时，建议立即更换新的口罩，以免影响防护效果。

（3）做好手卫生

手卫生有两种方式，洗手或用手消毒剂。用洗手液（或肥皂）在流动水下洗手。可选用含醇速干手消毒剂或醇类复配速干手消毒剂揉搓双手。可直接用75%乙醇擦拭双手。醇类过敏者，可选择季铵盐类等有效的非醇类手消毒剂。特殊条件下，也可使用3%过氧化氢消毒剂，0.5%碘伏或0.05%含氯消毒剂等擦拭或浸泡双手，并适当延长消毒作用时间。若无消毒剂也可用有效的消毒湿巾擦拭双手。有肉眼可见污染物时应先使用洗手液在流动水下洗手，然后按上述方法消毒。

（4）接种新冠病毒疫苗

接种新冠病毒疫苗，一方面可以有效保护个体，降低发病率，减少重症和死亡的风险；另一方面，可在人群中逐步建立起免疫屏障，从而阻断新冠肺炎的流行，尽快恢复社会经济、居民生活正常运转。根据中国疾病预防控制中心制定的《新冠病毒疫苗接种技术指南》，对于有备孕计划的女性，不必仅因接种新冠病毒疫苗而延迟怀孕计划。备孕期男女双方都可以接种新冠病毒疫苗，不存在因备孕而不能接种新冠病毒疫苗的问题，建议优先接种灭活疫苗；哺乳期可以接种新冠病毒疫苗，接种后可继续哺乳。国家卫生健康委官网3月31日发布的《新冠病毒疫苗接种问答》中指出，虽然目前尚无哺乳期女性接种新冠病毒疫苗对哺乳婴幼儿有影响的临床研究数据，但基于对疫苗安全性的理解，建议对新冠病毒感染高风险的哺乳期女性（如医务人员等）接种疫苗。考虑到母乳喂养对婴幼儿营养和健康的重要性，参考国际上通行做法，哺乳期女性接种新冠病毒疫苗后，建议继续母乳喂养。

（5）接种新冠病毒疫苗的禁忌

对疫苗任何一种成分过敏者，或以前接种本疫苗出现过敏者；慢性疾病急性发作者；发热或急性疾病期患者，应推迟接种本疫苗。下列情况应慎重使用：患有血小板减少症或出血性疾病患者，肌肉注射本疫苗可能会引起出血；正在接受免疫抑制剂治疗或免疫功能缺陷的患者，接种本疫苗后产生的免疫反应可能会减弱；未控制的癫痫、家族和个人有惊厥史者、患其他进行性神经系统疾病者等。

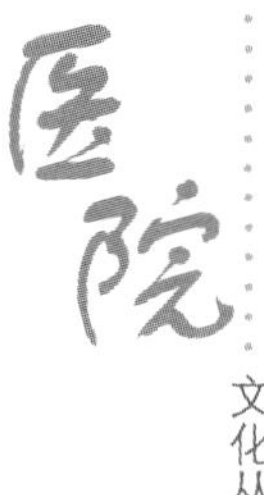

主编余话：携手同心　面对疾病

我老师曾说过：一个好的医务工作者不仅是服务态度好，服务质量好，还要会“带货”，就是要向你的病人传授保健预防知识。例如，病人是来看消化系统疾病的，你是医生，你不仅仅是开处方治疗，还要告知他消化疾病的相关预防知识；如果是传染病，还要告知家庭成员如何预防。这才是好医生，也就是要求每个医生做好医学健康科学知识的工作。本书就是这个目的。健康的起跑线在哪里？家庭是社会的细胞，是维护人体健康的重要环境，人生三分之二以上的时间是在家庭中度过的，家庭的许多问题都直接或间接地影响到健康，家庭结构的破坏、家庭功能的丧失、家庭关系的失调等都会对健康产生重要的影响。所以，健康的起跑线在家中。一本书写作前首先要确定读者对象。这本书就是为所有的家庭成员而写的。写什么？写常见的防病知识与常见病的预防、家庭护理，自我护理，一句话概括：呵护家庭健康。谁来写？我们组织了以副主任护师为骨干力量的护士长们，她们大都是本科生、硕士生、硕士生导师，大都有 20~30 年的工龄，理论有深度，实践有经验。尽管主观上做了努力，客观上还是有很多问题。如内容选择合适吗？语言通俗易懂吗？表达确切科学吗？成书后，又经蒋泽先老师审读，统一了语言风格，调整了章节步篇。

虽然我们经过了三审，有的稿件经过反复修改仍存在缺点。在国外，患者就医时是参与其中，因为他们有家庭医生，他们懂一些医学知识。希望这本有缺点的书能为你的健康起到参谋作用，为你家庭保健尽一份职责。阅读后也能与医生一起携手面对疾病。感谢大家能阅读这本书。欢迎批评指正。

本册主编

（专业终校：王平红）

戴上口罩就出发（歌曲）

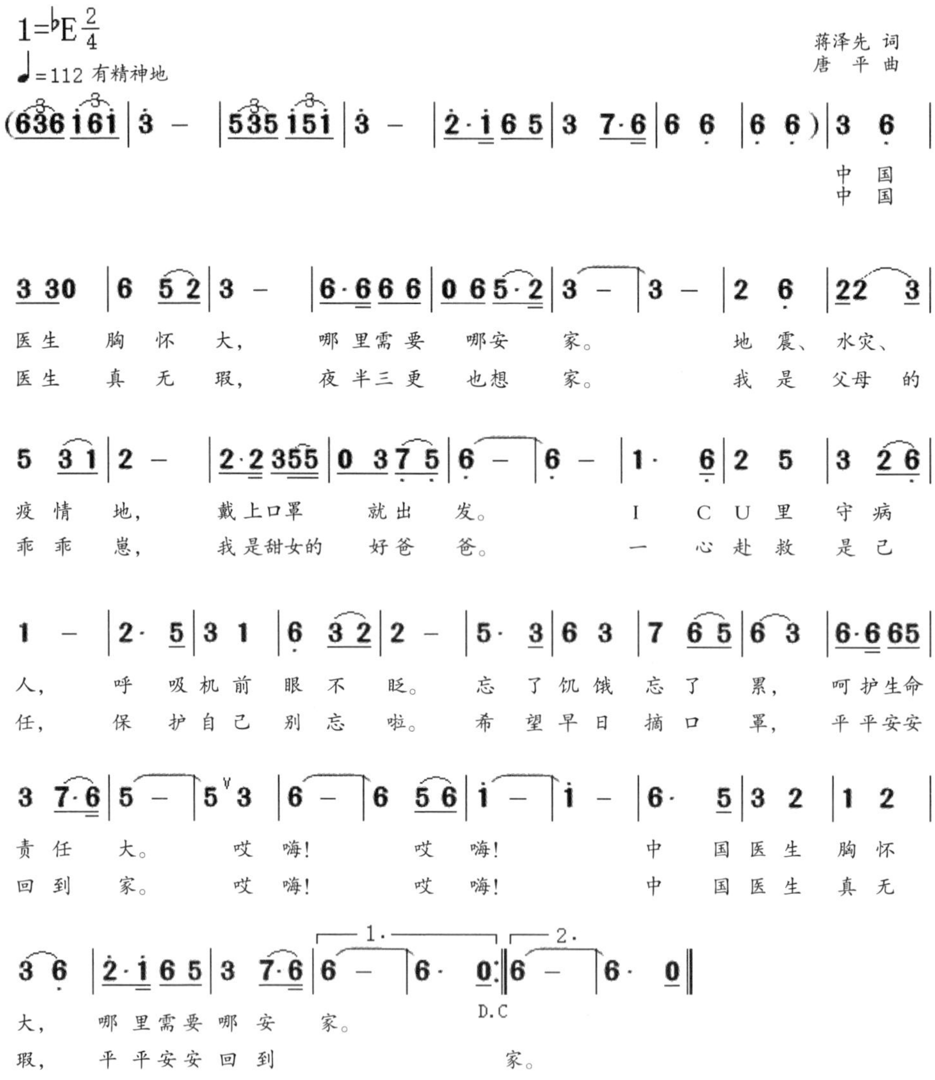

1=♭E $\frac{2}{4}$

♩=112 有精神地

蒋泽先 词
唐 平 曲

(636 161 | 3 – | 535 151 | 3 – | 2·165 | 3 7·6 | 6 6 | 6 6) | 3 6 |

中 国
中 国

3 30 | 6 52 | 3 – | 6·666 | 0 65·2 | 3 – | 3 – | 2 6 | 22 3 |

医生胸怀大，哪里需要哪安家。地震、水灾、
医生真无瑕，夜半三更也想家。我是父母的

5 31 | 2 – | 2·2355 | 0 375 | 6 – | 6 – | 1· 6 | 2 5 | 3 26 |

疫情地，戴上口罩就出发。I C U 里守病
乖乖崽，我是甜女的好爸爸。一心赴救是己

1 – | 2· 5 | 3 1 | 6 32 | 2 – | 5· 3 | 6 3 | 7 65 | 63 | 6·665 |

人，呼吸机前眼不眨。忘了饥饿忘了累，呵护生命
任，保护自己别忘啦。希望早日摘口罩，平平安安

3 7·6 | 5 – | 5 3 | 6 – | 6 56 | 1 – | 1 – | 6· 5 | 3 2 | 1 2 |

责任大。哎嗨！哎嗨！中国医生胸怀
回到家。哎嗨！哎嗨！中国医生真无

3 6 | 2·165 | 3 7·6 |[1.] 6 – | 6· 0 :‖[2.] 6 – | 6· 0 ‖

D.C

大，哪里需要哪安家。
瑕，平平安安回到家。

唐平：著名作曲家，原赣南文工团团长。代表作歌剧《长岗红旗》出版了歌曲集《山里的传说》。

参考文献

［1］陈灏珠．内科学［M］．北京：人民卫生出版社，1997.

［2］冯正仪．内科护理学［M］．上海：上海科学技术出版社，2001.

［3］张龙君．肿瘤防治知识．杭州：浙江大学出版社，2012.

［4］战嘉怡，任学鹃，等．病人家庭护理辅导．北京：气象出版社，2000.

［5］马新翠．我国家庭护理的现状［J］．家庭护士，2007 年（8）.

［6］廖春玲，张迎春：家庭护理的必要性和可行性［J］．卫生职业教育，2003（1）.

［7］章惠玲．浅谈家庭护理的必要性和现实意义［J］．邯郸医学高等专科学校学报，2001 年（1）.

［8］丁兰．家庭护理的特征及其开展条件［J］．中国全科医学，2007（13）.